全国高职高专临床医学专业"十三五"规划教材

（供临床医学、预防医学、口腔医学专业用）

生 理 学

主　编　杨智昉　蔡晓霞

副主编　付海荣　刘晓艳　李超彦　杜广才

编　者　（以姓氏笔画为序）

王红卫（上海健康医学院）

付海荣（重庆三峡医药高等专科学校）

刘晓艳（益阳医学高等专科学校）

杜广才（山东医学高等专科学校）

杨智昉（上海健康医学院）

李　琳（毕节医学高等专科学校）

李晓洁（泰州职业技术学院）

李超彦（漯河医学高等专科学校）

郝　玲（江苏医药职业学院）

骆晓峰（吉林医药学院）

鲁兴梅（甘肃卫生职业学院）

蔡晓霞（红河卫生职业学院）

中国健康传媒集团

中国医药科技出版社

内容提要

本教材为"全国高职高专临床医学专业'十三五'规划教材"之一，系根据生理学教学大纲的基本要求和课程特点编写而成。本教材共12章，包括绪论、细胞的基本功能、血液、血液循环、呼吸、消化和吸收、能量代谢与体温、肾的排泄功能、感觉器官的功能、神经系统的功能、内分泌系统、生殖等内容。每章均设有"案例讨论"模块，引入相关的临床案例，使学生理论联系实际，培养学生分析和解决实际问题的能力；还设有"学习目标""考点提示""本章小结""习题"等模块，可强化学习内容，增强教材的趣味性和可读性。本教材为书网融合教材，即纸质教材有机融合电子教材，教学配套资源（PPT、图片等），题库系统，数字化教学服务（在线教学、在线作业、在线考试），为学生提供生动、形象、便捷的学习资源。

本教材可供全国高职高专临床医学、预防医学、口腔医学专业学生使用，也可作为参加执业助理医师资格考试人员的参考用书。

图书在版编目（CIP）数据

生理学／杨智昉，蔡晓霞主编．—北京：中国医药科技出版社，2018.8

全国高职高专临床医学专业"十三五"规划教材

ISBN 978-7-5214-0112-7

Ⅰ．①生…　Ⅱ．①杨…②蔡…　Ⅲ．①人体生理学-高等职业教育-教材　Ⅳ．①R33

中国版本图书馆CIP数据核字（2018）第060676号

美术编辑　陈君杞
版式设计　麦和文化

出版　**中国健康传媒集团**｜中国医药科技出版社
地址　北京市海淀区文慧园北路甲22号
邮编　100082
电话　发行：010-62227427　邮购：010-62236938
网址　www.cmstp.com
规格　889×1194mm ¹⁄₁₆
印张　17¾
字数　374千字
版次　2018年8月第1版
印次　2021年12月第4次印刷
印刷　三河市百盛印装有限公司
经销　全国各地新华书店
书号　ISBN 978-7-5214-0112-7
定价　**45.00**元

数字化教材编委会

主　编　杨智昉　蔡晓霞
副主编　付海荣　刘晓艳　李超彦　杜广才
编　者　(以姓氏笔画为序)
　　　　王红卫 (上海健康医学院)
　　　　付海荣 (重庆三峡医药高等专科学校)
　　　　刘晓艳 (益阳医学高等专科学校)
　　　　杜广才 (山东医学高等专科学校)
　　　　杨智昉 (上海健康医学院)
　　　　李　琳 (毕节医学高等专科学校)
　　　　李晓洁 (泰州职业技术学院)
　　　　李超彦 (漯河医学高等专科学校)
　　　　郝　玲 (江苏医药职业学院)
　　　　骆晓峰 (吉林医药学院)
　　　　鲁兴梅 (甘肃卫生职业学院)
　　　　蔡晓霞 (红河卫生职业学院)

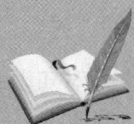

出版说明

为贯彻落实国务院办公厅《关于深化医教协同进一步推进医学教育改革与发展的意见》（〔2017〕63号）等有关文件精神，不断推动职业教育教学改革，推进信息技术与医学教育融合，加强医学人才培养，使职业教育切实对接岗位需求，教材内容与形式及呈现方式更加切合现代职业教育需求，适应"3+2"等多种临床医学专科教育人才培养模式改革要求，大力提升临床医学人才培养水平和教育教学质量，培养满足基层医疗卫生服务要求的临床医学专业人才，在教育部、国家卫生健康委员会、国家药品监督管理局的支持下，在本套教材建设指导委员会和评审委员会顾问、华中科技大学同济医学院文历阳教授，主任委员、厦门医学院王斌教授等专家的指导和顶层设计下，中国健康传媒集团·中国医药科技出版社组织全国80余所以高职高专院校及其附属医疗机构为主体的，近300名专家、教师历时近1年精心编撰了"全国高职高专临床医学专业'十三五'规划教材"，该套教材即将付梓出版。

本套教材包括高职高专临床医学专业理论课程主干教材共计20门，主要供全国高职高专临床医学专业教学使用，也可供预防医学、口腔医学等专业教学使用。

本套教材定位清晰、特色鲜明，主要体现在以下方面。

一、紧扣培养目标，满足培养基层医生需要

本套教材的编写，始终坚持"去学科、从目标"的指导思想，淡化学科意识，遵从高职高专临床医学专业培养目标要求，对接职业标准和岗位要求，培养从事基层医疗卫生服务工作（预防、保健、诊断、治疗、康复、健康管理）的高素质实用型医学专门人才，并适应"3+2"等多种临床医学专科教育人才培养模式改革要求。教材内容从理论知识的深度、广度和技术操作、技能训练等方面充分体现了上述要求，特色鲜明。

二、密切联系应用，强化培养岗位胜任能力

本套教材理论知识、方法、技术等与基层医疗卫生服务实际紧密联系，体现教材的先进性和适用性，满足"早临床、多临床、反复临床"的培养要求。教材正文中插入编写模块（课堂互动、案例讨论等），起到边读边想、边读边悟、边读边练，做到理论知识与基层医疗实践应用结合，为学生"早临床、多临床、

反复临床"创造学习条件，提升岗位胜任能力。

三、人文融合医学，注重培养人文关怀素养

本套教材公共基础课、医学基础课、临床专业课、人文社科课教材内容选择，面向基层（乡镇、村）、全科导向（全科医疗、全民健康），紧紧围绕基层医生岗位（基本医疗卫生服务、基本公共卫生服务）对知识、能力和素养的基本要求。在强化培养学生病情观察能力和应急处置能力的同时，注重学生职业素养的训练和养成，体现人文关怀。

四、对接考纲，满足医师资格考试要求

本套教材中，涉及执业助理医师资格考试相关课程教材的内容紧密对接执业助理医师资格考试大纲，并插入了执业助理医师资格考试"考点提示"，有助于学生复习考试，提升考试通过率。

五、书网融合，使教与学更便捷、更轻松

全套教材为书网融合教材，即纸质教材与数字教材、配套教学资源、题库系统、数字化教学服务有机融合。通过"一书一码"的强关联，为读者提供全免费增值服务。按教材封底的提示激活教材后，读者可通过 PC、手机阅读电子教材和配套课程资源（PPT、微课、视频、动画、图片、文本等），并可在线进行同步练习，实时反馈答案和解析。同时，读者也可以直接扫描书中二维码，阅读与教材内容关联的课程资源（"扫码学一学"，轻松学习 PPT 课件；"扫码看一看"，即刻浏览微课、视频等教学资源；"扫码练一练"，随时做题检测学习效果），从而丰富学习体验，使学习更便捷。教师可通过 PC 在线创建课程，与学生互动，开展在线课程内容定制、布置和批改作业、在线组织考试、讨论与答疑等教学活动；学生通过PC、手机均可实现在线作业、在线考试，提升学习效率，使教与学更轻松。此外，平台尚有数据分析、教学诊断等功能，可为教学研究与管理提供技术和数据支撑。

编写出版本套高质量教材，得到了全国知名专家的精心指导和各有关院校领导与编者的大力支持，在此一并表示衷心感谢。出版发行本套教材，希望受到广大师生欢迎，并在教学中积极使用本套教材和提出宝贵意见，以便修订完善。让我们共同打造精品教材，为促进我国高职高专临床医学专业教育教学改革和人才培养做出积极贡献。

中国医药科技出版社

2018 年 5 月

全国高职高专临床医学专业"十三五"规划教材

建设指导委员会

刘圆月（益阳医学高等专科学校）

江秀娟（重庆三峡医药高等专科学校）

孙　静（漯河医学高等专科学校）

苏衍萍（泰山医学院）

杨林娴（楚雄医药高等专科学校）

杨留才（江苏医药职业学院）

杨智昉（上海健康医学院）

李士根（济宁医学院）

李济平（安庆医药高等专科学校）

张加林（楚雄医药高等专科学校）

张兴平（毕节医学高等专科学校）

张爱荣（安庆医药高等专科学校）

陈云华（长沙卫生职业学院）

罗红波（遵义医药高等专科学校）

周少林（江苏医药职业学院）

周鸿艳（厦门医学院）

庞　津（天津医学高等专科学校）

郝军燕（江苏医药职业学院）

秦红兵（江苏医药职业学院）

徐宛玲（漯河医学高等专科学校）

海宇修（曲靖医学高等专科学校）

黄　海（江苏医药职业学院）

崔明辰（漯河医学高等专科学校）

康红钰（漯河医学高等专科学校）

商战平（泰山医学院）

韩中保（江苏医药职业学院）

韩扣兰（江苏医药职业学院）

蔡晓霞（红河卫生职业学院）

全国高职高专临床医学专业"十三五"规划教材

评审委员会

前言

本教材为"全国高职高专临床医学专业'十三五'规划教材"之一。本教材是为了贯彻《现代职业教育体系建设规划（2014 - 2020 年）》以及《医药卫生中长期人才发展规划（2011 - 2020 年）》文件精神，落实"卓越医生教育培养计划"，适应"3 + 2"等多种临床医学专科教育人才培养模式改革要求，主要根据高职高专临床医学专业培养目标和主要就业方向及基层医疗岗位职业能力要求，按照本套教材的编写指导思想和原则要求，结合本课程的课程标准，由 11 所高职高专院校从事教学的一线教师悉心编写而成。

本教材以培养"技术技能型"人才为目标，以职业技能培养为根本，注重基本知识、基本理论和基本技能的培养，充分体现思想性、科学性、先进性、启发性和适用性的原则。教材内容以"实用、够用"为度，以讲清概念、联系临床护理为重点，在尽量保持本学科系统性、完整性、科学性的基础上，力求突出实践性和应用性，突出基础课程为专业课程和临床实践服务的宗旨，并与国家职业资格考试相衔接。

本教材共 12 章，包括绪论、细胞的基本功能、血液、血液循环、呼吸、消化和吸收、能量代谢与体温、肾的排泄功能、感觉器官的功能、神经系统的功能、内分泌系统、生殖等。每章均设有"案例讨论"模块，引入相关的临床案例，使学生理论联系实际，培养学生分析和解决实际问题的能力；还设有"学习目标""考点提示""本章小结""习题"等模块，可强化学习内容，增强教材的趣味性和可读性。

本教材为书网融合教材，即纸质教材有机融合电子教材，教学配套资源（PPT、图片等），题库系统，数字化教学服务（在线教学、在线作业、在线考试），为学生提供生动、形象、便捷的学习资源。

本教材可供高职高专临床医学、预防医学、口腔医学专业学生使用，也可作为参加执业助理医师资格考试人员的参考用书。

本教材在编写过程中，得到各参编院校的大力支持，在此表示衷心感谢！尽管我们为了保证教材的质量竭尽全力，但由于水平所限，教材中难免存在疏漏和不足，敬请读者提出宝贵意见，以便不断更新和完善。

编　者
2018 年 3 月

第一章 绪 论

学习目标

1. 掌握 生命活动的基本特征;内环境、稳态的概念及其意义;人体生理功能的调节方式,三种调节方式的特点。

2. 熟悉 刺激与反应、有效刺激的三个条件;兴奋与抑制、阈强度或阈值、兴奋性概念及其关系;反射、反馈、正反馈、负反馈及其意义。

3. 了解 生理学研究的对象、任务和三个水平。

4. 学会进行反射弧测定;学会制备坐骨神经腓肠肌标本。

5. 通过对实验物品的清点,培养查对物品和器械的职业行为规范;尊重、关心和爱护患者;具有乐观、开朗的性格、宽容的胸怀。

案例讨论

[案例] 患者,男性,2 岁,腹泻 2 天,每天 6~7 次,水样便;呕吐 3 次,呕吐物为所食牛奶,不能进食,伴有口渴、尿少、腹胀。体格检查:精神萎靡,T 37℃,BP 11.5/6.6kPa(86/50mmHg),皮肤弹性减退,前囟下陷,心跳快而弱,两肺正常,肠鸣音减弱,腹壁反射消失,膝反射迟钝,四肢发凉。实验室检查:血清 K^+ 3.0mmol/L,Na^+ 135mmol/L,标准碳酸氢盐 16.0mmol/L。

[讨论]

1. 何谓内环境、稳态?其生理意义是什么?

2. 人体生理功能活动的调节方式和特点有哪些?

3. 呕吐和腹泻为什么会引起内环境失稳态?

第一节 概 述

一、什么是生理学

生理学是生物科学的一个分支,是以机体基本的生命活动、各个组成部分的功能以及这些功能所表现的物理或化学本质作为研究对象的一门学科。随着科学的发展,以生理学为基础,逐渐产生了一些新的独立学科,如生物化学、生物物理学、营养学等。生理学与其他学科的研究结合,产生了诸如神经生物学和神经科学等学科。因此生理学是针对医学相关专业的一门基础性学科。

人体生理学是以人体的生命活动现象和机体各个组成部分的功能为研究对象的一门科

学。具体而言，人体生理学研究的是构成人体各个系统的器官和细胞的正常活动过程，特别是各个器官、细胞的功能表现及内部机制；不同细胞、器官和系统之间的相互联系和相互作用。从而在整体水平上，让人们了解机体的各个组成部分的功能活动是如何相互协调、相互制约，使机体在复杂多变的环境中维持正常的生命活动。

人类在与疾病的长期斗争中，通过尸体解剖和动物活体解剖对人体器官的功能进行研究，积累了大量关于人体功能活动的知识，并记录于一些经典的医学文献和著作中。例如，我国两千多年前的医学专著《黄帝内经》，就包含了经络、脏腑、七情六淫、营卫气血等生理学理论。古希腊医学著作中也同样有生理学概念的描述。16 世纪，Jean Fernel 开始用亚里士多德提出的生理学一词，来称呼并研究人体结构与功能的这部分医学。1616 年，英国的 Harvey 首次在动物中用科学实验结合活体解剖的方法，发现并研究血液的循环。12 年后，Harvey 在法兰克福出版了经典的生理学著作《心与血的运动》。在此书中，Harvey 描述了循环系统的中心是心脏，心脏的强烈收缩推动血液从左心室进入动脉，并通过动脉到达全身各处；成为静脉血后，血液经过静脉返回右心房，再从右心房流向右心室。随后血液又被右心室挤压到肺部动脉，到达肺部后，静脉血转变为动脉血，然后通过肺部血管流到左心房，进入左心室。血液以此形式在体内不断的循环。此部著作成为历史上第一本基于实验证据的生理学典籍，也标志着生理学开始成为一门独立的学科。关于生理学与医学的关系，19 世纪法国著名的生理学家 Claude Bernard 曾经十分中肯地指出："医学是关于疾病的科学，而生理学是关于生命的科学。所以后者比前者更有普遍性。这就是为什么说生理学必然是医学的科学基础。一个医师要研究生病的人，要用生理学来阐明和发展关于疾病的科学。"

由此可见，人体生理学的研究为现代医学提供了对人体生命活动和生命现象进行科学理解的基础，它是一门医学的基础课程。

二、生理学研究的三个水平

人体的结构与功能极其复杂，细胞是人体的最基本的结构功能单位，细胞构成组织，组织构建器官，器官组成系统，系统构筑成完整的机体。细胞结构和（或）功能的改变，直接影响到组织、器官、系统乃至机体的生命活动。为了全面探索人体的功能，人体生理学应从细胞和分子水平、器官和系统水平以及整体水平三个层次开展科学研究。

1. 细胞和分子水平　细胞是人体最基本的结构和功能单位，而细胞及细胞器是由多种生物大分子所构成。随着科学技术的高速发展，生理学将器官和系统的研究还原到细胞和分子水平，以获得有关细胞及其所含大分子物质活动规律的知识。例如，细胞兴奋时离子通道的开放和离子移动、神经突触间信息的传递过程等研究。这一水平的研究一般采取离体实验的方法，所获得的知识和理论称普通生理学，现在又称细胞和分子生理学。

2. 器官和系统水平　人们对生理学的研究最早是从器官和系统水平开始的。由于整体水平上的研究比较复杂，生理学研究通常将整体还原到系统和器官。在这个水平的研究中，人们积累了大量的生理学知识，例如，肺的气体交换、肾脏尿的生成、心脏的射血功能及其调节等。在这一水平的研究中，可采用急性或慢性动物实验。急性动物实验是主要的获取知识的来源，包括在体和离体实验两个部分。这一水平的研究及其所获取的知识和理论称为器官生理学。

3. 整体水平　作为一个整体，人类机体的各个器官和系统之间的功能是相互联系和相互协调的，因此生理学的研究还必须在整体水平上进行。即以完整的机体为研究对象，观察和分析在环境因素改变和不同生理情况下各器官系统之间的相互联系和协调，以及完整机体所作出的各种反应的规律。例如，机体在深海高压状态下生理功能的变化，航天失重状态中机体的适应过程等。由于实验过程中发生变化的参数即实验条件非常多，因而对结果的分析非常困难。但是，变量越多的实验，越可能更加接近实际情况。

三、正常人体生理学的学习方法

人体生理学是一门实验性科学。生理知识大多来源于日常生活和劳动实践，科学实验可以检验这些知识的真伪，也就是说生理学的知识是通过实验来获得的。因此，在人体生理学的学习中应该坚持理论和实验相结合的方针，用实验去验证理论，用实验去丰富和发展理论知识。

作为一门实验性科学，生理学的发展与其他自然科学的发展有密切的联系。随着自然科学的发展，新发现和新技术不断地应用到生理学的研究领域，使生理学的研究手段和研究内容日益深入和细化，生理学的知识和理论得到不断的发展，形成了生物大分子 – 细胞 – 组织 – 器官 – 系统 – 整体为主线的完整知识体系。

第二节　生命活动的基本特征

在对单细胞乃至高等哺乳动物基本生命活动的长期观察中，人们发现这些生物体的生命现象至少具有四个最基本的特征，即新陈代谢、兴奋性、适应性和生殖。

一、新陈代谢

生物体与环境之间不断进行物质交换和能量交换，从而实现机体的自我更新，该过程称新陈代谢。新陈代谢包括合成代谢（同化作用）和分解代谢（异化作用）两个方面。合成代谢是指人体不断从外界环境中摄取营养物质，合成自身成分，并储存能量的过程；分解代谢是指人体不断分解自身物质，并释放能量供给生命活动需要，同时将废物排出体外的过程。物质的合成与分解，称物质代谢。伴随着机体内物质的合成与分解，而产生能量的储存、转化、释放和利用，该过程称能量代谢。因此，新陈代谢过程中既有物质代谢，又有能量代谢，两者密不可分。

新陈代谢是生命活动最基本的特征。人体在新陈代谢中出现生长、发育、生殖、运动等一切生命活动。新陈代谢一旦停止，生命活动也就终止了。

二、兴奋性

机体生活在一定的环境中，当环境发生变化时，机体会应对环境的变化适时做出各种适宜的反应。能引起机体或器官、组织及细胞产生反应的各种内、外环境变化，称刺激。刺激的种类繁多，按其性质可分为物理性刺激，如声、电、光、温度、放射线等；化学性刺激，如酸、碱、药物等；生物性刺激，如细菌、病毒等。此外，人类的语言、文字、思维、情绪以及社会因素和心理活动所构成的刺激对人体的生理功能和疾病的发生、发展具有十分重要的作用。

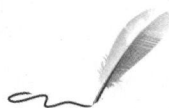

要引起机体产生反应，刺激必须具备三个要素，分别是刺激的强度、刺激的作用时间和刺激强度 – 时间变化率。刺激强度即刺激的大小，不同性质的刺激具有不同的强度单位；刺激的作用时间指刺激作用于相应的机体或器官、组织及细胞时所持续的时间；刺激的强度 – 时间变化率则反映单位时间内刺激从无到有、从弱到强的变化过程。

机体或组织接受刺激后发生活动状态的变化称反应。反应可表现为人体功能状态的变化，如肌肉收缩、腺体分泌、神经传导等。

反应有两种表现形式，即兴奋和抑制。兴奋是指机体接受刺激后，由相对静止状态转为活动状态，或活动状态由弱变强。例如，骨骼肌受电刺激产生收缩，这就是骨骼肌兴奋的表现。抑制是指机体接受刺激后，由活动状态转为静止状态，或活动状态由强变弱。兴奋和抑制是人体功能状态的两种基本表现形式。组织接受刺激后究竟发生兴奋还是抑制，主要取决于刺激的质和量以及组织当时的功能状态。

活组织或细胞对刺激产生反应的能力，称兴奋性。兴奋性可使机体更好地适应体内、外环境的变化而利于生存。

机体内可以接受刺激产生反应的组织称可兴奋组织。机体内的可兴奋组织包括肌肉、腺体和神经组织。不同的可兴奋组织受刺激产生兴奋的外部表现各不相同，肌肉兴奋时表现为机械收缩；腺体兴奋时表现出分泌活动；神经组织兴奋则产生生物电变化。

机体内各种组织兴奋性的高低不同，即使同一组织当处于不同的功能状态时，它的兴奋性高低也不同。通常使用阈值作为判断兴奋性高低的客观指标。刺激的三个要素中，固定刺激的作用时间和刺

> **考点提示**
>
> 组织的兴奋性高低可用阈值来衡量。兴奋性与阈值成反比。

激强度 – 时间变化率，能引起组织产生兴奋的最小刺激强度，称阈强度，简称阈值。强度等于阈值的刺激，称阈刺激。强度小于阈值的刺激，称阈下刺激；强度大于阈值的刺激，称阈上刺激。组织的兴奋性高低可用阈值来衡量。阈值越小，说明该组织兴奋性越高；反之阈值越大，组织的兴奋性越低。

三、适应性

机体所处的环境无时无刻都在变化，如空气的温度、湿度、气压等，不同的季节这种变化更加显著。人体在长期的进化过程中，逐步建立起了一套自我调节以适应生存环境变化所需的反应方式。机体这种按照环境变化改变或调整自身生理功能的过程称为适应。适应可分为行为性适应和生理性适应两种模式。例如，寒冷季节，人们通过添加衣物、生火取暖来抵抗严寒，这就是行为性适应。与此同时，机体通过神经调节收缩皮肤血管，减少皮肤血流而减少在皮肤处体热的散失，以达到把热量保留在机体深处抵抗寒冷的效果，此为生理性适应。

四、生殖

机体生长发育成熟后，成熟的个体通过无性或有性繁殖，能够产生与自身相似的子代个体，这种功能称生殖。它是维持生物个体绵延和种族繁衍的重要生命活动。这也是机体生命活动的一种基本特征。

第三节 机体与环境

一、体液及其组成

人体内的液体总称体液，约占成人体重的60%。体内液体按其在体内分布的情况可分为两大类：约2/3的液体（约占体重的40%）存在于细胞内，称细胞内液；其余1/3的液体（约占体重的20%）分布于细胞外，称细胞外液。细胞外液中，约3/4（约占体重的15%）分布在全身的各种组织间隙中，称组织液；其余约1/4的液体（约占体重的5%）分布在心血管系统内，也就是血浆；另外机体内的淋巴液、关节腔液等也属于细胞外液（图1-1）。人体各部分的体液彼此隔开，导致各部分体液的成分有较大的差异，但各部分的体液又互相沟通。例如，细胞外液和细胞内液由细胞膜隔开，但通过细胞膜上特殊蛋白质的帮助，细胞内外的成分可以跨膜运输而互相交换。血浆是沟通各部分体液并与外界环境进行物质交换的重要媒介，因而血浆是体液中最活跃的部分。

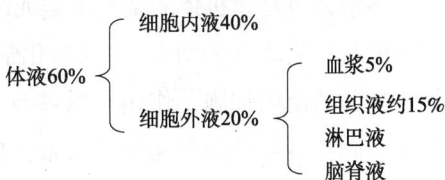

体液60% { 细胞内液40%
细胞外液20% } { 血浆5%
组织液约15%
淋巴液
脑脊液 }

图1-1 体液的组成

二、内环境与稳态

细胞是人体的最基本功能单位，人体内绝大多数的细胞并不与外界环境直接接触，而是浸浴在机体内部的细胞外液中，因此细胞外液是细胞赖以生存的体内环境，生理学中将围绕在细胞周围的体液，即细胞外液称机体的内环境。

与体外环境不同，内环境的理化性质经常保持相对的稳定。这种内环境理化性质相对稳定的状态称稳态。例如，机体的体温、pH、渗透压等都维持在一个相对稳定的状态，稳态是细胞进行正常生命活动的必要条件。

第四节 机体功能活动的调节

一、机体功能活动的调节方式

稳态是一种动态平衡。正常情况下，机体的新陈代谢将不断消耗细胞外液中O_2和营养成分，并持续产生CO_2和H^+等代谢产物，外界环境的变化如高温、严寒、低氧等情况，以及疾病或药物都会导致机体内环境理化性质的改变，从而影响细胞乃至机体的正常生理功能。但是，机体可以通过对多个器官和系统活动的调节，使遭受破坏的内环境及时得到纠正和恢复，从而维持内环境的相对稳定。机体对器官和系统的调节分为神经调节、体液调节和自身调节三种方式。

（一）神经调节

神经调节是人体生理功能调节的最主要形式。神经调节的基本方式是反射。反射是指机体在中枢神经系统的参与下，对内、外环境刺激所作出的规律性的应答。反射的结构基础是反射弧，反射弧由感受器、传入神经、神经中枢、传出神经和效应器五个部分组成。感受器是指专门感受内、外环境的某种刺激并产生生物电变化的特定装置，如皮肤上的痛觉、压觉等感受器；神经中枢简称中枢，指位于脑和脊髓灰质内调节某一特定功能的神经元群；传入神经是将感受器产生的生物电变化传递到中枢的通路；效应器是产生生物效应的器官，包括肌肉、腺体和神经元等；传出神经则是将中枢的指令传递到效应器的通路。

反射的调节特点是迅速而精确，但其作用部位比较局限，且作用时间比较短暂，适应于对快速变化的生理过程进行调控。例如，在生理情况下机体的动脉血压保持相对的稳定，当动脉血压高于正常值时，分布于主动脉弓和颈动脉窦的动脉压力感受器会感受到血压的变化，并将血压的变化转化为神经兴奋的生物电变化，后者通过迷走神经和舌咽神经传入延髓心血管中枢，心血管中枢对传入的神经信号进行分析后，由迷走神经和交感神经传出，改变心脏和血管的活动，使血压迅速恢复正常。这个反射称压力感受性反射。

（二）体液调节

体液调节是指机体的某些细胞或组织（如内分泌细胞或内分泌腺）能生成并分泌某些特殊的化学物质（如激素），这些化学物质经由体液运输，到达全身各处的组织细胞或体内某些特殊的组织细胞，作用于这些细胞上相应的受体，对这些组织细胞的活动进行调节。例如，胰岛 B 细胞所分泌的胰岛素，借助血液循环到达全身各处，调节全身组织细胞的糖代谢，进而维持血糖浓度的稳定。

机体内大多数内分泌腺或内分泌细胞直接或间接地接受中枢神经系统控制。在这种情况下，体液调节就成为神经调节的一个环节，相当于传出通路的延伸部分，因此称神经 – 体液调节。

体液调节的特点是作用缓慢、历时持久、影响广泛，但精确度差，调节持久而缓慢的生理过程，对新陈代谢、生长发育和生殖等生理过程都有重要调节意义。

（三）自身调节

自身调节是指当细胞、组织或器官受到环境变化的刺激时，不依赖于神经和体液因素的影响而其本身所呈现的一种适应性的反应。例如，在肾动脉灌注压变动于 80 ~ 180mmHg 范围内时，肾血流量保持基本的稳定，从而保证肾泌尿活动在一定范围内不受动脉血压改变的影响。自身调节的特点是调节幅度小、灵敏度低，是对神经和体液调节的补充。

二、机体功能调节的反馈控制

机体内环境的稳态借助神经调节、体液调节和自身调节来维持。这些调节是通过"自动"控制的模式来实现的。以神经调节为例，感受器感知体内、外环境的变化，其产生的生物电信号通过传入神经传递到中枢，中枢进行整合后将指令通过传出神经传递到效应器，进而改变效应器的功能活动。但效应器的变化又受其他感受器的监控，这些感受器将效应器的活动信息输送到中枢，从而调节中枢对效应器的控制，这样就组成一个自动控制系统。利用工程学的术语，感受器为监测装置，中枢为控制部分，效应器则为受控部分。监测装置将受控部分的活动信息传递给控制部分，从而影响控制部分活动的过程称反馈（图1-2）。根据反馈的作用是加强还是降低控制部分的活动，反馈可分为正反馈和负反馈。

（一）正反馈

受控部分发出的反馈信息促进与加强控制部分的活动，最终使受控部分的活动朝着与它原先活动相同的方向改变，称正反馈。正反馈不能维持内环境的稳态，但可以加强或加速某一生理过程的完成。血液凝固、排便反射、排尿反射和分娩过程中存在正反馈机制。

图 1-2 反馈控制系统模式图

(二) 负反馈

受控部分发出的反馈信息削弱或抑制控制部分的活动，最终使受控部分的活动朝着与它原先活动相反的方向改变，称负反馈。生理情况下，体内绝大多数的生理调节过程均存在负反馈。负反馈可以维持机体内环境的稳态。例如，当血液中 CO_2 浓度升高时，可促发机体的呼吸加深加快，从而使肺排出更多的 CO_2，血液中 CO_2 的浓度恢复正常。而当过度通气，导致大量 CO_2 排出，血液中 CO_2 浓度下降，则可反射性地抑制呼吸运动。因此血液中 CO_2 浓度可维持在一定的水平。

> **考点提示**
>
> 人体功能保持相对稳定依靠的调控系统是：负反馈控制系统。

本章小结

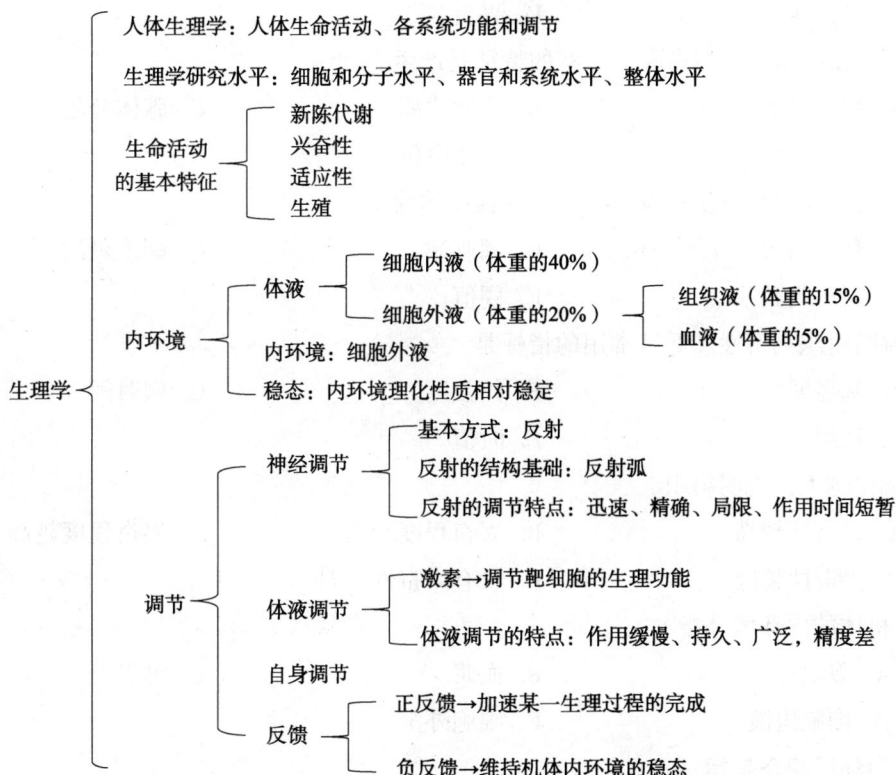

习题

一、选择题

【A1／A2 型题】

1. 人体生理学是研究

    A. 人体与环境关系　　　　B. 人体细胞功能　　　　C. 人体功能调节

    D. 各器官的生理功能　　　E. 人体功能活动规律

2. 人体生命活动最基本的特征是

    A. 物质代谢　　　　　　　B. 新陈代谢　　　　　　　C. 适应性

    D. 应激性　　　　　　　　E. 自控调节

3. 机体不断分解自身物质，释放能量，以供给机体需要的过程，称为

    A. 吸收　　　　　　　　　B. 新陈代谢　　　　　　　C. 同化作用

    D. 异化作用　　　　　　　E. 消化

4. 下列关于刺激和反应的说法，错误的是

    A. 有刺激必然产生反应　　B. 产生反应时，必然接受了刺激

    C. 阈刺激时，必然产生反应　D. 有刺激时，不一定产生反应

    E. 有时反应随刺激强度加大而增强

5. 机体对内、外环境变化发生反应的能力称为

    A. 反射　　　　　　　　　B. 反应　　　　　　　　　C. 抑制

    D. 兴奋性　　　　　　　　E. 兴奋

6. 可兴奋细胞发生兴奋时，共有的特征是产生

    A. 神经活动　　　　　　　B. 肌肉收缩　　　　　　　C. 腺体分泌

    D. 反射活动　　　　　　　E. 动作电位

7. 刚能引起组织发生反应的最小刺激强度称为

    A. 有效刺激　　　　　　　B. 阈刺激　　　　　　　　C. 阈上刺激

    D. 阈下刺激　　　　　　　E. 阈值

8. 判断组织兴奋性高低最常用的指标是

    A. 基强度　　　　　　　　B. 阈强度　　　　　　　　C. 阈时间

    D. 利用时　　　　　　　　E. 时值

9. 阈值越大，说明组织

    A. 兴奋性越高　　　　　　B. 兴奋程度越低　　　　　C. 兴奋程度越高

    D. 兴奋性越低　　　　　　E. 没有兴奋性

10. 机体的内环境是指

    A. 组织液　　　　　　　　B. 血浆　　　　　　　　　C. 淋巴液

    D. 细胞内液　　　　　　　E. 细胞外液

11. 内环境稳态是指

    A. 细胞内液的理化性质保持相对稳定

B. 细胞外液的各种理化性质保持相对稳定

C. 细胞内液的化学成分相对稳定

D. 细胞外液的化学成分相对稳定

E. 细胞内液的物理性质相对稳定

12. 维持机体稳态的重要途径是

 A. 正反馈调节   B. 负反馈调节   C. 神经调节

 D. 体液调节   E. 自身调节

13. 机体功能调节中，最重要的调节方式是

 A. 神经调节   B. 体液调节   C. 自身调节

 D. 反馈调节   E. 前馈调节

14. 神经调节的基本方式是

 A. 反射   B. 反应   C. 适应

 D. 正反馈   E. 负反馈

15. 下列哪项的特点是迅速、精确、局限和作用时间短暂

 A. 神经调节   B. 激素远距调节   C. 自身调节

 D. 旁分泌调节   E. 自分泌调节

16. 皮肤黏膜的游离神经末梢属于

 A. 感受器   B. 传入神经   C. 中枢

 D. 传出神经   E. 效应器

17. 下列反射中属于条件反射的是

 A. 膝跳反射   B. 减压反射   C. 排尿反射

 D. 望梅止渴   E. 吸吮反射

18. 自身调节指组织、细胞在不依赖于神经或体液调节的情况下对刺激所产生的

 A. 适应性反应   B. 旁分泌反应   C. 稳态反应

 D. 非自控调节   E. 前馈调节

19. 在自动控制系统中，从受控部分发出到达控制部分的信息称为

 A. 偏差信息   B. 干扰信息   C. 控制信息

 D. 反馈信息   E. 自控信息

20. 下列生理过程中，不属于正反馈调节的是

 A. 血液凝固   B. 排便反射

 C. 血浆晶体渗透压升高时 ADH 释放增加

 D. 排尿反射   E. 分娩反射

二、思考题

1. 生命活动的基本特征包括哪几方面？

2. 试述机体生理功能调节的主要方式及其各自的特点。

3. 内环境的稳态具有什么生理意义？机体如何保持内环境的相对稳定？

（杨智昉）

扫码"练一练"

第二章　细胞的基本功能

📖 **学习目标**

1. 掌握　单纯扩散、易化扩散、主动转运的概念及主要转运物，钠泵的生理意义，受体、静息电位、动作电位、阈电位和兴奋－收缩偶联等概念。

2. 熟悉　静息电位和动作电位的产生机制，神经肌肉接头处的兴奋传递过程。

3. 了解　出胞和入胞，动作电位的传导，兴奋－收缩偶联过程和肌丝滑行过程，等长收缩和等张收缩，影响肌肉收缩的因素。

4. 学会结合所学知识分析相关临床问题，培养逻辑思维能力与深入探究生命现象本质的兴趣。

案例讨论

[案例]　患者，女性，13岁。与同学吃了街头小摊上的鲜榨水果、麻辣烫等食物。回到家中，感到腹痛，上吐下泻，并逐渐出现发热，测量体温38.7℃。第2天排出的大便含有黏液脓血。送至医院经检查，确诊为急性细菌性痢疾，进行住院治疗。治疗期间，静脉滴注0.9%生理盐水、5%葡萄糖溶液和抗生素等。

[讨论]

1. 为什么输液时常选用生理盐水或者葡萄糖溶液？从另一个角度来说，人为什么要摄取氯化钠？为什么要摄取葡萄糖？

2. 为什么上吐下泻后患者会感到疲乏无力？

细胞是构成生物体的基本结构与功能单位。组成人体的细胞大约有10^{14}个，可以说是形态不同、功能各异。人体的各种生理功能都是由细胞的功能活动完成的。细胞都需要进行新陈代谢，都需要接受调节来使自身的代谢和功能活动与机体整体的需要相一致。也就是说，细胞要不断与环境之间发生物质交换，需要与环境之间进行信息交流，这些功能都依赖细胞膜或细胞内结构参与来实现。细胞生命活动中还伴随着电变化，人体各种运动的动力来自于肌细胞的收缩活动。本章介绍的就是细胞的这些基本功能。

第一节　细胞膜的基本功能

一、细胞膜的物质转运功能

（一）细胞膜的分子组成与结构

细胞时刻都在进行新陈代谢，需要与内环境之间进行物质交换，这是由细胞膜的物质转运功能来实现。由于细胞膜的特殊分子组成与结构，决定了不同分子大小与化学性质的物质，有些可以直接通过细胞膜，有些必须借助于细胞膜结构的帮助才能完成，甚至有些物质必须依赖细胞膜结构的特殊变化才能完成。

细胞膜也称质膜，主要由脂质和蛋白质组成，还有少量的糖类。这些化学成分在膜上的排布，可用液态镶嵌模型学说来解释（图2-1）。

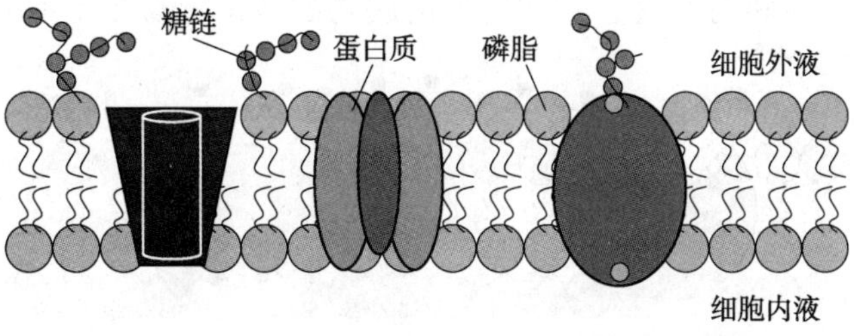

图2-1　细胞膜结构——液态镶嵌模型示意图

液态镶嵌模型学说认为，细胞膜以脂质双分子层为基架，其中镶嵌着形态不同、功能各异的蛋白质。脂质主要是磷脂和胆固醇。这些脂质分子都是双嗜性分子，在质膜中以脂质双层分子的形式排列，分子的亲水端分别朝向细胞的内、外表面，疏水端彼此相对，形成膜内部的疏水区。

膜脂质在人体内呈溶胶状态，故有一定的流动性，这种流动性还使得镶嵌在其中的蛋白质分子可以发生侧向移动、聚集和相互作用。细胞膜的许多功能是通过膜蛋白完成的。根据膜蛋白在膜中的存在形式，可以分为表面蛋白和整合蛋白两种，一般来说，物质转运功能和受体功能有关的蛋白都属于整合蛋白。

基于细胞膜的化学组成与基本结构，物质通过细胞膜出入细胞时，因物质的分子大小以及溶解性不同、细胞内外的浓度不同，转运机制也有所不同。

（二）小分子物质的跨膜转运

1. 单纯扩散　单纯扩散是指脂溶性小分子物质由膜的高浓度一侧向低浓度一侧经膜脂质分子间隙扩散的方式。这种扩散不需要消耗代谢能，不需要膜结构参与，只要细胞内外存在这种物质分子的浓度差就可以进行。通过这种方式进行跨膜转运的物质主要有 O_2、CO_2、乙醇、甘油、尿素和水等。高脂溶性物质如 O_2、CO_2、乙醇、甘油、尿素容易穿越脂质双分子层，扩散速率很快；而水是不带电的极性小分子，虽能以单纯扩散方式进行扩散，但扩散速度很慢。

2. 易化扩散　易化扩散是指葡萄糖、蛋白质和各种无机离子等非脂溶性物质，在细胞膜镶嵌蛋白的帮助下顺浓度差进行跨膜扩散的方式。这些非脂溶性物质很难直接通过脂质双分子层，需要镶嵌蛋白的帮助才能实现跨膜扩散。依据参与的蛋白质不同，将易化扩散分为以下两种。

（1）载体介导的易化扩散　载体又称转运体，是介导多种水溶性小分子物质转运的镶嵌蛋白。载体上有能与转运物（也称底物）发生特异性结合的位点。当底物与载体发生结合后，载体发生构象改变，将底物封闭在载体内，随之结合位点朝向细胞膜底物的低浓度一侧，底物与载体蛋白分离并释放出去。由于载体与底物经历"结合-变构-分离"等一系列过程，因此转运速率较慢，转运速率为200~50000个/秒。葡萄糖和氨基酸的跨膜转运是经过载体扩散实现的。这种转运方式具有以下几个特点：①高度特异性，即载体仅能识别与结合具有特定化学基团的底物，即对底物具有严格的选择性；②饱和性，由于细胞膜上的载体数量、载体与底物结合的位点都有限，当底物浓度增大到一定程度时，底物的扩散速率，即载体的转运能力都将达到最大值，载体的转运能力有限；③竞争性抑制，当载体对两种结构相似的底物都具有转运能力时，浓度高的底物扩散速率大，结合载体的概率较高，相对而言，对浓度低的底物的转运容易受到抑制（图 2-2）。

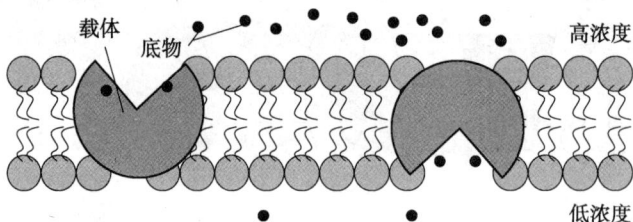

图 2-2 葡萄糖载体转运过程示意图

（2）通道介导的易化扩散　通道是贯穿细胞膜脂质双层的镶嵌蛋白，中央有亲水性孔道。各种带电离子在通道的介导下，顺浓度梯度或电位梯度进行跨膜转运。经通道转运的物质几乎全部是离子，

因此又将通道称为离子通道。当通道处于关闭状态时，没有离子通过；一旦通道开放，离子将以极快的速度经过通道，自高浓度侧向低浓度侧跨越细胞膜。据测定，离子通道开放时，离子转运速率可达 $10^5 \sim 10^8$ 个/秒。离子通道具有两个重要的特征：①离子选择性，即每种通道一般仅对一种离子具有较高的通透能力，而对其他离子通透性很小或不具有通透性。根据通道对离子的选择性，将通道分为钾通道、钠通道、钙通道和氯通道等。②门控性，大部分通道蛋白内部有可移动的化学基团起着"闸门"的作用，许多因素可引起"闸门"运动，使得通道开放或关闭。根据"闸门"对不同刺激的敏感性，将通道分为电压门控通道、化学门控通道和机械门控通道等。此外，还有少数通道始终处于开放状态，称为非门控通道（图 2-3）。

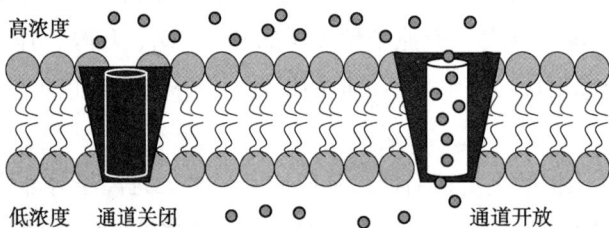

图 2-3 通道转运过程示意图

单纯扩散与易化扩散均顺浓度差或电位差进行，不需要消耗代谢能，故合称为被动扩散。

3. 主动转运　主动转运是指某些物质在逆着浓度差或电位差时，依赖细胞膜上"泵蛋白"的帮助进行跨膜转运的方式。泵蛋白实际就是细胞膜上的镶嵌蛋白，能够与转运物发生特异性结合，而转运物绝大多数是离子，因此又称离子泵。离子泵实质上是 ATP 酶，可将细胞内的 ATP 水解为 ADP，自身被磷酸化而发生构象改变，完成对离子的逆浓度梯度或电位梯度的跨膜转运。离子泵种类很多，常以转运的离子种类而命名，如钠-钾泵（Na^+

－ K^+ 泵）、Ca^{2+} 泵、碘泵和质子泵（H^+ 泵）。这里主要介绍钠－钾泵（图 2－4）。

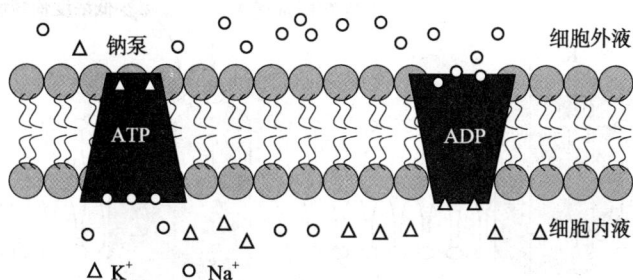

图 2－4　钠泵活动过程示意图

钠－钾泵，简称钠泵，是哺乳动物细胞膜上普遍存在的离子泵，细胞膜钠泵消耗的能量通常占代谢能的 20%～30%，有的细胞甚至能达到 70%。钠泵需要膜内 Na^+ 或膜外 K^+ 共同参与才具有 ATP 酶活性，因此钠泵也称 Na^+－K^+ 依赖式 ATP 酶。当细胞内 Na^+ 浓度或细胞外 K^+ 浓度升高时，可以激活 Na^+－K^+ 依赖式 ATP 酶，每分解 1 分子 ATP，Na^+－K^+ 泵构象改变，可将个 $3Na^+$ 转移至胞外，将 2 个 K^+ 转移入胞内。钠泵的一个活动周期约需 10ms，离子最大转运速率约为 500 个／秒。

钠泵活动造成了细胞内高钾、细胞外高钠的离子不均衡分布状态，对维持细胞的正常代谢与功能活动具有重要的意义。①钠泵造成细胞内高钾：是细胞正常代谢所必需的，如蛋白质和糖原合成，都需要高钾环境。②维持细胞形态正常：钠泵将细胞内的 Na^+ 及时移出，对维持细胞内液渗透压稳定和细胞形态正常是非常重要的。③细胞具有兴奋性的基础：离子不均衡分布状态是离子扩散的基础，这就为细胞产生生物电创造了条件。④形成 Na^+ 的势能储备：细胞外高钠是多种物质，如葡萄糖和氨基酸等继发性主动转运的动力。

主动转运分为原发性主动转运和继发性主动转运。

（1）原发性主动转运　细胞直接利用代谢能将物质逆浓度差或电位差转运的过程。以上介绍的钠泵的转运就属于原发性主动转运。

（2）继发性主动转运　利用原发性主动转运造成的某些离子的浓度差，顺势同时将其他物质进行转运的方式，也称联合转运。根据转运的方向不同，分为同向转运和反向转运。①同向转运：被转运的两种物质都向同一个方向转运，如小肠黏膜上皮细胞和肾小管上皮细胞膜上的 Na^+－葡萄糖同向转运体，可以顺着 Na^+ 的浓度差，同时同向转运 Na^+ 和葡萄糖进入细胞；再如肾小管髓袢升支粗段上皮细胞膜上的 Na^+－K^+－$2Cl^-$ 同向转运体，能将 $2Cl^-$、1 个 Na^+ 和 1 个 K^+ 同时进行同向转运。②反向转运：被转运的两种物质向相反方向进行转运，如肾小管上皮细胞膜上的 Na^+－H^+ 交换体，将 1 个 Na^+ 移入细胞时，移出 1 个 H^+；再如心肌细胞的 Na^+－Ca^{2+} 交换体，多以顺浓度转入 3 个 Na^+ 和逆浓度排出 1 个 Ca^{2+} 的比例来转运（图 2－5）。

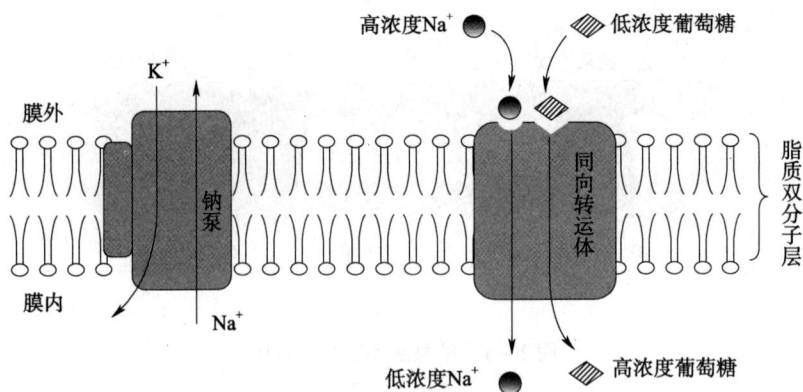

图 2 – 5　继发性主动转运示意图

知识拓展

水通道与钠泵

　　细胞膜除了离子通道外，还存在水通道。红细胞、肾小管和集合管上皮细胞、呼吸道和肺泡等处的上皮细胞膜对水的通透性很强，是因为这些细胞的膜上存在大量对水高度通透，且总是开放的水通道，这些水通道实际上就是水孔蛋白（AQP），允许水分子以单列形式和 2×10^9 个/秒的扩散速率通过。Peter Agre 由于发现了细胞膜水通道而荣获 2003 年度诺贝尔化学奖。

　　钠泵是由 α 和 β 两个亚单位组成的二聚体蛋白，其中 α 亚单位是催化亚单位，其上有与 3 个 Na^+、2 个 K^+ 和 1 个 ATP 分子的结合位点，有 E_1 和 E_2 两种构象。当 α 亚单位处于 E_1 构象时，离子结合位点朝向内侧，与膜内的 2 个 K^+、ATP 结合，可将 2 个 K^+ 释放到细胞外，与膜内的 3 个 Na^+ 结合后激活 α 亚单位的 ATP 酶，ATP 分解，α 亚单位磷酸化，构象变为 E_2，离子结合位点朝向外侧，将胞内的 3 个 Na^+ 释放到细胞外；α 亚单位再与细胞外的 2 个 K^+ 结合，结合 K^+ 后的 α 亚单位发生去磷酸化，再次与 ATP 结合并触发构象由 E_2 恢复为 E_1，这样就完成了 1 个钠泵周期。生物化学家 Jens C Skou 等人因钠泵的发现，而共同获得了 1997 年度诺贝尔化学奖。

（三）膜泡转运

　　大分子物质或颗粒物质并不能直接穿过细胞膜出入细胞，而是由膜包围形成囊泡，通过膜融合、膜断裂等一系列过程才能完成，故称为膜泡转运，是消耗能量的主动转运过程。膜泡转运不仅需要许多膜蛋白参与，同时伴有细胞膜面积的改变，因这种方式可同时转运大量物质，也称批量转运。膜泡转运包括出胞和入胞两种形式。

　　1. 出胞　出胞是指细胞以分泌囊泡的形式，将胞内的大分子物质排出细胞的过程。例如，浆细胞分泌抗体、消化腺细胞排出酶原颗粒和黏液、内分泌细胞分泌激素、神经纤维末梢释放神经递质等过程都属于出胞。由粗面内质网上核糖体合成的蛋白质，转移到高尔基复合体加工处理，形成膜包裹的分泌囊泡。出胞时，在多种蛋白质介导下，囊泡移向细胞膜内侧并与之融合，然后发生破裂，将囊泡内容物释放到细胞外。小肠黏膜细胞分泌黏液的过程是持续性出胞过程，而神经末梢释放神经递质则需要某些化学信号或电信号诱导才能完成（图2-6A）。

2. 入胞 入胞是胞外的大分子物质或物质团块，被细胞膜包裹成囊泡的形式进入细胞的过程。入胞分为吞噬与吞饮两种。

（1）吞噬 吞噬是指被转运物以固态形式进入细胞的过程，如白细胞吞噬细菌、死亡组织或组织碎片等。吞噬发生时，细胞膜在受体和收缩蛋白的参与下，伸出伪足将转运物包裹起来，经膜融合、离断后进入细胞内，形成吞噬泡。一般仅中性粒细胞、单核细胞和巨噬细胞具有吞噬能力。

（2）吞饮 吞饮是指被转运物以液态形式进入细胞的过程。体内几乎所有细胞都能发生吞饮，是大分子物质如蛋白质进入细胞的唯一途径。吞饮时，细胞与被转运物接触时膜发生凹陷，逐渐形成囊袋包裹被转运物，再经膜融合、离断、进入细胞内，形成吞饮泡（图2-6B）。

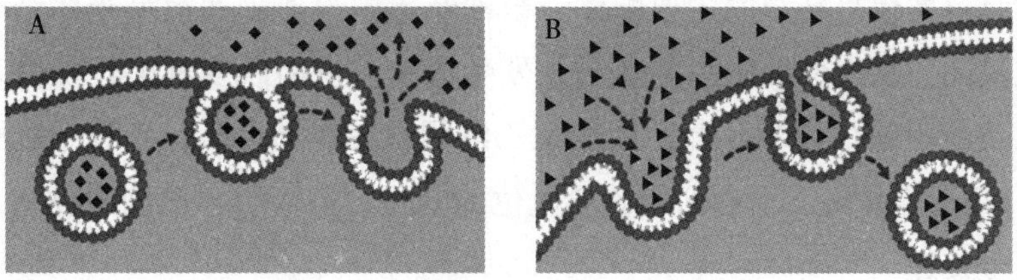

图2-6 入胞和出胞过程示意图

A：出胞；B：入胞

二、细胞膜的信号转导功能

人体作为一个由大量细胞构成的高度有序的有机整体，细胞间必须要有完善的信息交流机制来进行协调。神经系统和内分泌系统通过对各系统及器官活动的调节，既要维持内环境稳态，又要对外环境的变化及时适应。神经调节和体液调节过程，本质上就是细胞的信号转导机制。细胞信号转导的实质，就是细胞和分子水平上的功能调节。

细胞的信号转导是指在细胞间或细胞内生物信息转换或传递并产生生物效应的过程。通常所说的信号转导即跨膜信号转导，即生物信号通过受体或离子通道，将细胞外信号转入细胞内的过程。

信号转导过程中，离不开受体与配体。受体是指细胞膜或细胞内具有接受和转导信息功能的特殊蛋白质分子，包括分布于细胞膜上的膜受体、分布于胞质内的胞质受体和细胞核内的核受体。配体则是指能与受体发生特异性结合的所有活性物质。本单元仅介绍几种受体介导的信号转导的方式。

（一）G蛋白偶联受体介导的信号转导

含氮类激素大多是通过G蛋白偶联受体介导的信号转导来实现调节作用的。G蛋白偶联受体是存在于细胞膜上的一种蛋白质，这类受体要通过G蛋白（鸟苷酸调节蛋白）才能发挥作用。G蛋白偶联受体与信号分子结合后，激活细胞膜上的G蛋白，进而激活G蛋白效应器（如腺苷酸环化酶），再由G蛋白效应器酶催化产生第二信使（如环磷酸腺苷，cAMP），第二信使主要通过蛋白激酶A（PKA）或离子通道来实现信号转导（图2-7）。

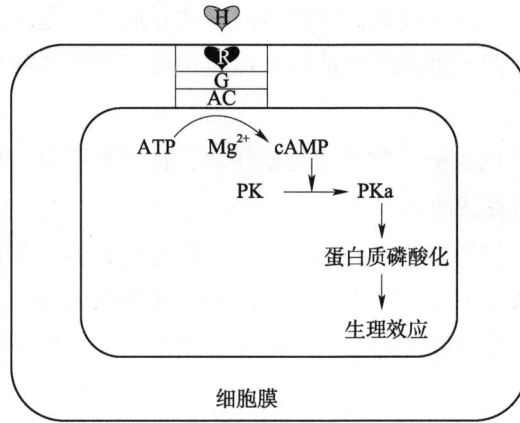

图 2 – 7 G 蛋白偶联受体介导的信号转导过程示意图

H：含氮类激素（第一信使）；R：膜受体；G（G 蛋白）：鸟苷酸调节蛋白；AC：腺苷酸环化酶；

cAMP：环磷酸腺苷（第二信使）；PK：蛋白激酶；PKa：蛋白激酶活化

（二）离子通道型受体介导的信号转导

神经递质是这类信号转导的主要配体。当神经递质与离子通道型受体结合后，可使离子通道打开或关闭，从而使细胞膜的通透性发生改变，进而改变其生理功能。如躯体运动神经末梢释放乙酰胆碱，与细胞膜上的 N_2 型乙酰胆碱受体结合后，导致细胞膜 Na^+ 通道开放，Na^+ 和 K^+ 经通道扩散，引起肌细胞膜电位的变化，进而引起肌细胞收缩，实现由神经向肌细胞的信号传递。

（三）酶联型受体介导的信号转导

酶联型受体也是细胞膜受体，该受体膜外侧有与配体发生特异性结合的位点，而酶内侧自身具有酶的活性。当配体与该受体外侧的结合位点结合后，便引起膜内侧的酶激活，进一步触发各种信号蛋白沿不同路径进行信号转导。体内的一些肽类激素，如胰岛素就是通过这种方式实现对靶细胞的信号传递的。

（四）核受体介导的信号转导

脂溶性配体可以直接进入细胞，与胞质受体或者核受体结合而发挥作用。以类固醇激素为例：当类固醇激素进入细胞后，与胞质受体结合成激素 – 胞质受体复合物，随即进入核内，再与核受体结合成激素 – 核受体复合物，附着在 DNA 分子的靶基因位点上，调节靶基因转录，并表达特定蛋白质，从而引起细胞功能改变（图 2 – 8）。

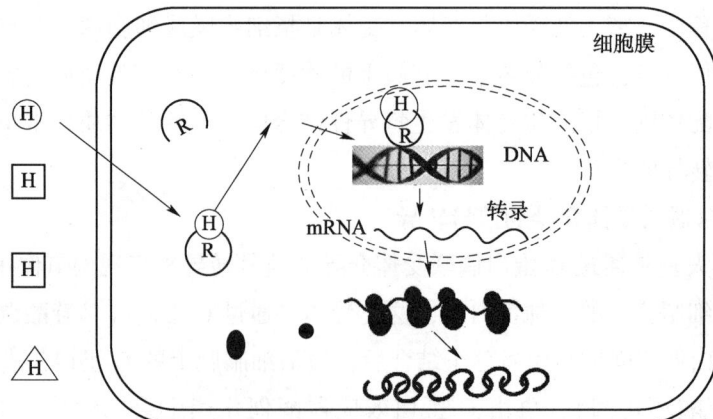

图 2 – 8 核受体介导的信号转导过程示意图

第二节 细胞的生物电现象

细胞在生命活动进行的过程中伴随着电现象，称为生物电现象。生物电是一种普遍存在的生命现象，临床常用的心电图、脑电图与肌电图都是以细胞生物电为基础的，对许多疾病的诊断具有重要的价值。生物电与细胞的兴奋、抑制及信号转导密切相关。由于生物电发生在细胞膜两侧，因此称为跨膜电位，简称膜电位。细胞的生物电主要表现为细胞在安静状态时的静息电位和兴奋状态时的动作电位。

一、静息电位

（一）静息电位的概念与测定

使用细胞生物电测定装置，将两个测量电极分别放置在细胞外，示波器荧光屏上的光点在零电位扫描，说明两个电极之间没有电位差。在显微镜帮助下，将尖端直径不足 $1\mu m$ 的微电极插入观察细胞内，示波器荧光屏上的光点迅速下降到零电位水平以下（神经纤维或骨骼肌细胞在 $-70mV$ 左右）扫描，并保持基本稳定，说明两个电极之间出现了电位差，即细胞内外存在着电位差。（图 2-9）这种细胞在安静状态下，存在于细胞膜两侧的电位差称为静息电位（RP）。

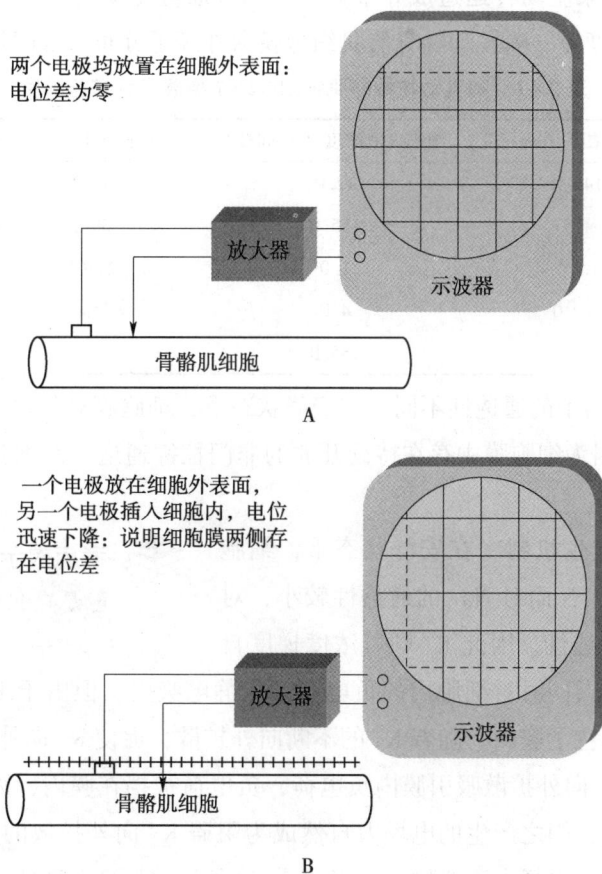

两个电极均放置在细胞外表面：
电位差为零

放大器

示波器

骨骼肌细胞

A

一个电极放在细胞外表面，另一个电极插入细胞内，电位迅速下降：说明细胞膜两侧存在电位差

放大器

示波器

骨骼肌细胞

B

图 2-9 静息电位观测示意图

据测定，当细胞外液固定于零电位时，在安静状态下，各类细胞的膜内电位均低于零电位，即为负值。神经细胞约为 $-70mV$，骨骼肌细胞约为 $-90mV$，红细胞约为 $-10mV$。

生理学中，将安静时细胞膜两侧电位处于内负外正的稳定状态称为极化，是细胞处于静息状态的标志。

当细胞受到刺激时，反应的基本表现形式有兴奋和抑制两种，对应细胞生物电的变化，分别称为去极化和超极化。

（1）去极化　细胞接受刺激后，静息电位值向内外电位差距减小的方向变化的过程，称为去极化，是细胞兴奋的标志。去极化至零电位后膜电位进一步变为正值的过程，称为反极化。

（2）超极化　细胞接受刺激后，静息电位值向细胞内外电位差距加大的方向发生变化的过程，称为超极化，是细胞抑制的表现。

（3）复极化　细胞去极化后，膜电位再向静息电位恢复的过程，称为复极化，是细胞由兴奋恢复静息的过程。

（二）静息电位的产生机制

生物电的产生机制，目前普遍采用"离子流学说"来解释。该学说认为，生物电的产生是带电离子的跨膜扩散造成的，而离子跨膜扩散需要以下两个条件。

1. 生物电产生的条件

（1）细胞膜内外存在离子浓度差　细胞膜两侧存在离子浓度差是离子扩散的直接动力。这种浓度差是由离子泵主动转运造成并维持的。钠泵通过主动转运，形成并维持细胞膜两侧的 Na^+ 和 K^+ 的浓度差。哺乳动物骨骼肌细胞膜内外离子分布与浓度如表 2-1 所示。

表 2-1　哺乳动物骨骼肌细胞内外主要离子分布与浓度

离子	细胞外液浓度（mmol/L）	细胞内液浓度（mmol/L）	细胞内外浓度比	扩散趋势
Na^+	145.0	12.0	1:12	内流
K^+	4.5	155.0	39:1	外流
Ca^{2+}	10^{-4}	1.0	$1:10^4$	内流
Cl^-	120.0	4.0	1:30	外流
A^-		155.0		外流

（2）细胞膜对离子的通透性不同　在安静状态下，细胞膜对各种离子的通透性，以对 K^+ 的通透性最大，因为细胞膜中存在持续开放的非门控钾通道。而细胞受到刺激时，一般会对 Na^+ 通透性增大。

2. 静息电位的产生机制　在安静状态下，细胞膜对 K^+ 的通透性最大，而对 Na^+ 的通透性较小，对有机负离子几乎无通透性。因此 K^+ 顺着浓度梯度自

> **考点提示**
> 静息电位的产生机制。

细胞内向细胞外扩散，同时对细胞内的负电荷产生静电吸引，但由于细胞膜对负电荷不通透，负电荷就被阻挡在了膜内。随着 K^+ 的不断向外扩散，促使 K^+ 向外扩散的细胞内外 K^+ 浓度差逐渐缩小。K^+ 向外扩散吸引膜内负电荷，负电荷被挡在膜内，因此在细胞膜两侧形成了内负外正的电场，因之产生的电场力自然成为阻碍 K^+ 向外扩散的力。随着 K^+ 向外扩散，细胞膜两侧形成的电场力逐渐增大。当促使 K^+ 外流的浓度差造成的化学扩散力、与细胞膜两侧形成的电场具有的电场力二力平衡时，K^+ 外流停止，膜内外电位差保持在一个相对稳定的数值。因此可以说，静息电位主要是由 K^+ 外流形成的电 - 化学平衡电位，又称为 K^+ 平衡电位。由于静息时细胞膜对 Na^+ 有较小通透性，因此会有少量的 Na^+ 内流，抵消一

部分 K^+ 外流所形成的膜电位，因此静息电位实际比 K^+ 平衡电位略低一点。简言之，静息电位实质是 K^+ 外流形成的电 – 化学平衡电位。

二、动作电位

（一）动作电位的概念与特点

动作电位（AP）是指细胞受到有效刺激后，在静息电位的基础上产生的一次可以迅速传播的电位变化。动作电位一旦产生，就会沿着细胞膜迅速传导直至传遍整个细胞膜，也可以特殊方式向邻接细胞传递。动作电位是可兴奋细胞兴奋的共同标志，是细胞出现功能活动的前提。也就是说，细胞要表现出功能活动，必先产生动作电位，再由动作电位触发其功能活动出现，这与家用电器必须通电后才能工作的道理是一样的。

以骨骼肌细胞为观察对象，用微电极细胞内测量法进行动作电位的观测。将两个微电极先置于细胞膜外，显示器上的光点在零电位扫描，说明细胞外各点无电位差；将其中一个微电极插入细胞内，显示器的光点会迅速下降，并稳定在 $-70mV$，即静息电位。若此时给予细胞一个有效刺激，会发现光点自 $-70mV$ 迅速上升至 $+30mV$，形成动作电位的上升支，历时约 $0.5ms$；然后光点迅速下降至接近静息电位水平，形成动作电位的下降支；随后继续经历微小缓慢的电位下降，至静息电位水平以下再完全恢复到静息电位水平的过程，称为后电位，历时约 $44ms$（图 2 – 10）。动作电位的上升支和下降支共同形成尖峰状的电位变化，即锋电位。

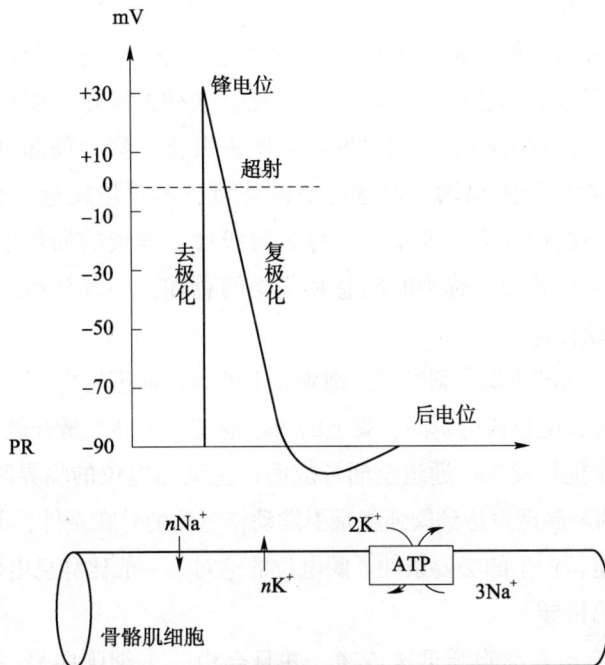

图 2 – 10　骨骼肌细胞动作电位示意图

（二）动作电位的产生机制

以哺乳动物骨骼肌细胞为例。由表 2 – 1 可知，细胞外液的 Na^+ 浓度是细胞内液的 12 倍，因此，Na^+ 有自细胞外向细胞内扩散的趋势。当细胞受到有效刺激后，细胞膜上先有少量的 Na^+ 通道开放，Na^+ 顺势内流，使膜电位产生去极化，当去极化到一定程度即达到阈电位时，膜上的 Na^+ 通道将全面开放，Na^+ 顺浓度差迅速、大量内流，使膜内电位迅速升高，直至超过零电位达到 +30mV，形成内正外负的反极化状态，这就是动作电位的上升支。随着 Na^+ 内流，膜外的 Cl^- 并未随之内流，因为膜对其几乎不通透而被挡在膜外，这样细胞膜两侧形成了内正外负的电场。随着 Na^+ 内流，阻止 Na^+ 内流的电场力也在增加，当促使 Na^+ 内流的浓度差和阻止 Na^+ 内流的电场力二力平衡时，膜电位达到了一种新的平衡，即 Na^+ 的电 – 化学平衡电位。这个过程中，Na^+ 通道的开放时间仅约 1ms，随之 Na^+ 通道关闭，Na^+ 内流停止。因此可以说，动作电位的去极化过程是由 Na^+ 内流形成的电 – 化学平衡电位。

与此同时，电压控制性 K^+ 通道开放，K^+ 迅速大量外流，膜内电位迅速下降，直至恢复到静息电位水平，形成动作电位的下降支，即复极化电位恢复的过程。

每产生一次动作电位，由 Na^+ 大量内流产生去极化过程，膜电位下降时 K^+ 大量外流，这就打破了细胞在静息时的离子分布状态，细胞外的 K^+ 和细胞内的 Na^+ 都可激活细胞膜上的 $Na^+ – K^+$ 泵，使其逆着浓度差，将进入细胞的 Na^+ 泵出，将外流的 K^+ 移入细胞，恢复细胞安静时细胞内外的离子分布状态，为下一次兴奋做好准备。

概括地讲，动作电位的去极化过程是由 Na^+ 大量内流产生的，而复极化过程先由 K^+ 外流使膜电位恢复，再由 $Na^+ – K^+$ 泵主动转运使细胞内外的离子分布恢复到静息时的状态，为下一次兴奋做好准备。

考点提示

动作电位去极化、复极化的产生机制。

（三）动作电位的触发

并不是任何刺激都可以引发动作电位的。当细胞受到一个阈下刺激时，仅引起细胞膜上极少量的 Na^+ 通道开放，细胞膜产生轻微去极化，这种去极化幅度很小，不足以向远处传播，很快就会消失。这种由阈下刺激引发的轻微去极化，称为局部电位或局部反应。局部反应的能量太小，随传导距离增加而逐渐衰减幅度，不足以向远处传播，称为衰减性。局部电位会随着刺激强度增大而有所增加，称为等级性；连续的局部电位，或同时产生的数个局部电位的效应可以叠加，称为时间总和或空间总和；一旦总和的去极化电位达到阈电位水平，就会触发动作电位。

当细胞受到一个阈刺激或阈上刺激时，细胞膜上的 Na^+ 通道先少量开放，Na^+ 内流使细胞膜去极化达到某一临界膜电位值的瞬间，膜上的 Na^+ 通道会突然大量开放，Na^+ 大量内流，从而爆发动作电位。这个能触发 Na^+ 通道全面开放而产生动作电位的临界膜电位值，称为阈电位（TP）。给予细胞的刺激至少达到阈强度是引发动作电位的外在条件，而静息电位去极化达到阈电位是触发动作电位产生的必要条件。阈电位的绝对值一般比静息电位低 $10\sim20mV$。

（四）动作电位的传导

动作电位产生后会沿着细胞膜迅速传播，并且会由一个细胞向另一个细胞传播。动作电位在同一个细胞上的传播过程称为传导，由一个细胞向另一个细胞的传播过程称为传递。动作电位的传导机制用局部电流学说来解释。以无髓神经纤维为例，当细胞安静时，膜电位呈现出内负外正的极化状态。当细胞膜的某一点受到刺激而兴奋时，兴奋部位的细胞膜发生反极化，变为膜内为正、膜外为负的状态。这样，兴奋点与未兴奋点之间就出现了电位差，细胞内、外液中都有电解质，这种电位差必然会引起电荷流动而形成局部电流。局部电流的方向，在膜内，由兴奋部位的正电荷流向未兴奋部位的负电荷；在膜外，由未兴奋部位的正电荷流向兴奋部位的负电荷，使未兴奋部位发生去极化，当去极化达到阈电位时触发动作电位，如此沿着细胞膜连续进行，直至传遍整个细胞（图2-11）。沿神经纤维传导的动作电位，称为神经冲动。

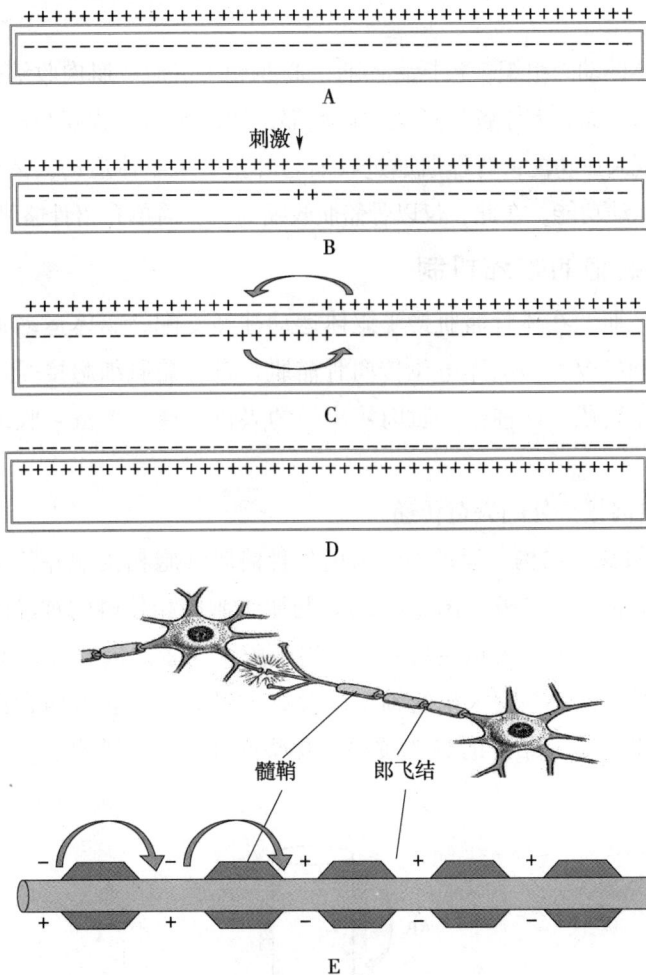

图2-11 动作电位的传导机制示意图

A. 细胞安静时；B. 细胞接受刺激；C. 细胞兴奋，动作电位传导；D. 细胞完全兴奋；
B~D. 局部电流形成并传导；E. 动作电位在有髓神经纤维上的跳跃式传导

动作电位在无髓神经纤维上的传导，是自兴奋点依次传遍整个细胞，传导速度相对较慢。在有髓神经纤维上，由于髓鞘具有绝缘性，局部电流在郎飞结之间形成，呈跳跃式传导，因此有髓神经纤维的传导速度要快很多。

动作电位从产生到传导，具有以下特点。①全或无现象：细胞一旦受到阈刺激或阈上刺激，细胞膜电位由静息电位去极化达到阈电位，就会产生动作电位并且达到最大值，即"全"；即使再增加刺激强度，动作电位的幅度也不会再增大。若刺激是阈下刺激，就不会产生动作电位，即"无"。简言之，"全或无"意为"动作电位要么产生，要么不产生"，一旦产生就是最大值。②脉冲式：去极化过程是由 Na^+ 内流产生的，去极化后，Na^+ 通道关闭后的一段时间处于失活状态，此期任何刺激都不能使 Na^+ 通道激活（或开放），因此下一次动作电位的产生需要一定时间，故动作电位只能一个一个产生，不会发生融合，即脉冲式。③不衰减性传导：动作电位总是以最大值产生，在同一细胞上传导时，动作电位不会因传导距离增加而衰减幅度，称为不衰减性传导。④双向性传导：细胞膜的某一点处产生动作电位后，会沿着细胞膜自兴奋点向两侧传播，直至传遍整个细胞膜。

第三节　肌细胞的收缩功能

肌组织属于人体的动力组织，包括骨骼肌、心肌和平滑肌。肌肉收缩是指肌细胞的长度变短或主动发展张力增加。人体各种形式的运动都是通过肌组织收缩与舒张完成的。如心肌通过收缩与舒张实现泵血功能；骨骼肌通过收缩与舒张实现躯体运动，消化道平滑肌收缩与舒张，实现消化道运动功能。在此，仅以骨骼肌收缩为例，简单介绍骨骼肌细胞的收缩原理。

一、骨骼肌细胞的收缩机制

骨骼肌属于随意肌，在体骨骼肌接受躯体运动神经支配。躯体运动神经将由大脑皮质运动中枢发出的运动指令，即动作电位传向骨骼肌。自骨骼肌细胞接受运动指令到肌细胞收缩，大致经历三个阶段，即神经－肌肉接头处的兴奋传递、兴奋－收缩偶联和肌丝滑行过程。

（一）神经－肌肉接头处的兴奋传递

1. 神经－肌肉接头的结构　运动神经末梢与骨骼肌细胞相接触并传递信息的部位称为神经－肌肉接头，又称运动终板（图2－12）。与肌细胞膜相接触的神经细胞膜称为接头前膜，与之相对应的肌细胞膜称为接头后膜，即终板膜；二者之间存在的间隙，称为接头间隙，与细胞外液相通。神经轴突末梢的轴浆中含有大量囊泡，囊泡内含乙酰胆碱（ACh）。接头后膜上密布着能与ACh结合的N_2型受体，接头间隙和后膜皱褶上存在水解ACh的胆碱酯酶。

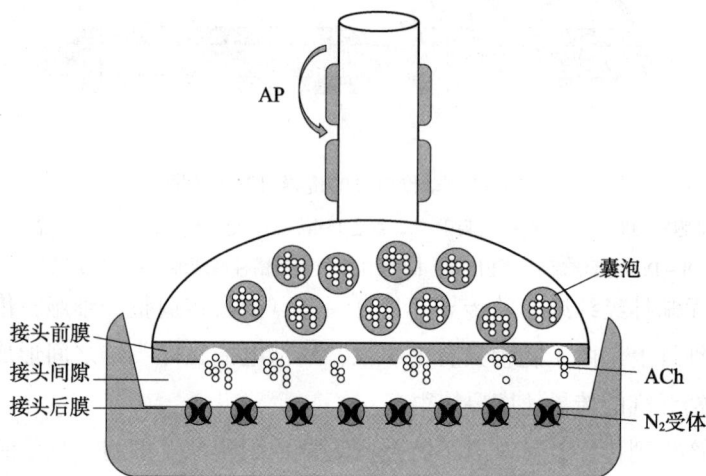

图2－12　神经－肌肉接头结构示意图

2. 神经－肌肉接头处的兴奋传递　大脑皮质运动中枢发出的运动指令，经躯体运动神经传至神经－肌肉接头处，接头前膜释放ACh，迅速与接头后膜N_2型受体结合，引起接头后膜Na^+通道开放，

> **考点提示**
> 神经肌肉接头处的神经递质，以及水解递质的酶。

Na^+内流，接头后膜去极化产生终板电位。终板电位是局部电位，经总和达到阈电位，引起Na^+通道全面开放而触发动作电位，并沿肌膜传遍细胞。神经末梢每次兴奋释放的ACh都足以引起肌细胞兴奋，胆碱酯酶能及时将每一次释放的ACh水解。

（二）兴奋 – 收缩偶联

每次运动神经兴奋引起肌细胞膜产生动作电位之后，还需要一些活动才能引起肌细胞的收缩。能将肌细胞膜兴奋的电变化与肌细胞收缩联系起来的中间环节，称为兴奋 – 收缩偶联。而骨骼肌细胞的兴奋 – 收缩偶联过程是以三联体为结构基础，以 Ca^{2+} 作为偶联因子完成的。

1. 三联体 肌细胞膜简称肌膜，肌膜规律地陷入肌细胞内形成横小管，将肌膜兴奋的动作电位传至肌细胞深处。肌细胞的细胞质简称肌浆，肌浆内有大量的滑面内质网称为肌浆网。规律排列的肌浆网在靠近横小管处膨大为终池，终池是肌细胞的储钙库，终池膜上有 Ca^{2+} 通道和 Ca^{2+} 泵，Ca^{2+} 泵是一种 Ca^{2+} 依赖式 ATP 酶。肌细胞90%以上的 Ca^{2+} 储存于终池内。横小管及两侧的终池组成三联体（图 2 – 13）。

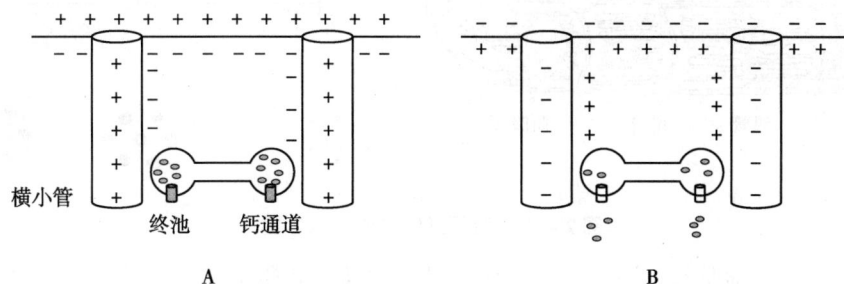

图 2 – 13 三联体与兴奋 – 收缩偶联过程示意图

A. 肌细胞舒张时；B. 肌膜兴奋，终池释放 Ca^{2+}

2. 兴奋 – 收缩偶联过程 肌膜兴奋时产生动作电位，沿肌膜、横小管传向肌细胞深部，导致终池膜上 Ca^{2+} 通道开放，终池内的 Ca^{2+} 释放到肌浆中，肌浆中的 Ca^{2+} 浓度升高是引发肌肉收缩的关键。如果缺少了 Ca^{2+} 泵，肌膜兴奋能产生动作电位，但没有足够 Ca^{2+} 的偶联作用，肌细胞不会收缩，称为兴奋 – 收缩脱偶联。

兴奋 – 收缩偶联过程中，由终池释放出来的 Ca^{2+} 可激活终池膜上的 Ca^{2+} 泵，分解 ATP 并利用此时释放出来的能量，逆着浓度差将肌浆中的 Ca^{2+} 摄回终池储存起来。

> **考点提示**
>
> 兴奋收缩偶联的偶联因子与结构基础。

（三）肌丝滑行过程

骨骼肌细胞收缩的机制，可用目前公认的肌丝滑行学说来解释。该学说的主要内容是：肌细胞收缩时，肌原纤维的缩短并不是肌丝的缩短或卷曲，而是细肌丝向粗肌丝之间滑行的结果。直接证据包括：肌肉收缩时暗带长度不变，明带缩短，H 带变窄；暗带中粗肌丝与细肌丝重叠部分增加，相邻的 Z 线相互靠近，肌节缩短。

1. 肌原纤维与肌节 骨骼肌细胞内有大量的、高度有序排列的肌原纤维和丰富的肌管系统。肌原纤维纵贯肌细胞全长。显微镜下，每条肌原纤维上都有规律的明暗相间的区带，分别称为明带和暗带。暗带中央有一段相对透明的区域称为 H 带，H 带中央有一条横向的暗线称为 M 线。明带中央也有一条横向的暗线，称为 Z 线。相邻两条 Z 线之间的肌原纤维称为肌节，肌节是肌肉收缩与舒张的基本单位（图 2 – 14）。

2. 粗肌丝与细肌丝 电镜下观察，肌节是由排列规律的粗肌丝和细肌丝组成的。

（1）粗肌丝 粗肌丝位于暗带，固定于暗带中央的 M 线上，长约 $1.6\mu m$，直径约

10nm。粗肌丝是由肌球蛋白分子组成的。每个肌球蛋白分子呈长杆状，各杆部朝向 M 线方向聚合成束，形成粗肌丝的主干；杆的一端有两个球形的头，称为横桥。横桥具有与细肌丝肌动蛋白可逆性结合的位点，还具有 ATP 酶的活性。横桥一旦与肌动蛋白相接触，就可激活 ATP 酶分解 ATP，并获得能量拉动细肌丝向 M 线靠拢，使得肌节缩短。

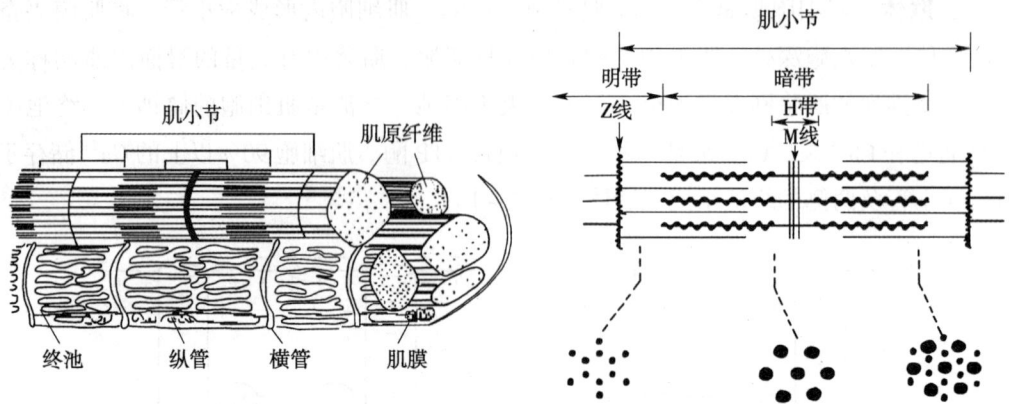

图 2-14 肌原纤维与肌节示意图

（2）细肌丝 细肌丝一端固定于 Z 线，另一端插入暗带的粗肌丝之间。每条细肌丝长约 $1.0\mu m$，直径约 5nm，主要由肌动蛋白、肌钙蛋白和原肌球蛋白分子组成。①肌动蛋白：由两排球形蛋白单体聚合成双螺旋长链状，每个单体上都有与横桥结合的位点。②肌钙蛋白：其上有 C、T、I 三个亚单位，C 亚单位有 Ca^{2+} 结合的双负电荷位点，T 亚单位把肌钙蛋白连接在原肌球蛋白上，I 亚单位把 C 亚单位和 Ca^{2+} 结合的信息传给原肌球蛋白，使原肌球蛋白的构型和位置发生变化。③原肌球蛋白：呈细丝状的双螺旋结构，与肌动蛋白平行排列。肌肉舒张时，原肌球蛋白链正好覆盖在肌动蛋白的横桥作用点上，起位阻效应（图2-15）。

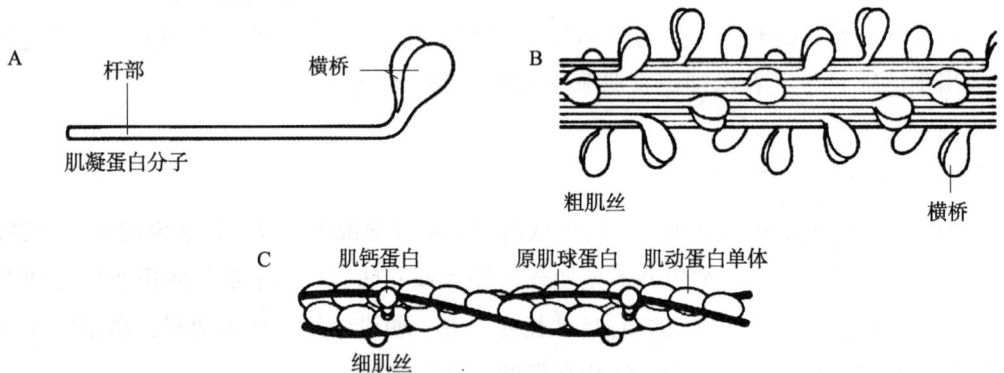

图 2-15 粗肌丝与细肌丝分子结构示意图

3. 肌丝滑行过程 经过兴奋-收缩偶联过程，终池释放出 Ca^{2+} 使肌浆中的 Ca^{2+} 浓度从原有的 $10^{-7}mol/L$ 至 $10^{-5}mol/L$，Ca^{2+} 与细肌丝的肌钙蛋白结合，通过 I 亚单位将信息传递给原肌球蛋白使之构型改变并发生位移，从而暴露出肌动蛋白的横桥作用点。于是，横桥与肌动蛋白结合，激活横桥 ATP 酶，ATP 分解，横桥利用能量拉动细肌丝向 M 线方向滑行，结果肌节缩短，肌肉收缩。

肌肉舒张时，肌肉收缩的指令解除，肌膜复极化，终池膜 Ca^{2+} 通道关闭，释放出来的

Ca^{2+} 被终池膜的钙泵泵回终池储存起来。肌浆中的 Ca^{2+} 浓度降低，Ca^{2+} 与肌钙蛋白解离，原肌球蛋白恢复构型，覆盖肌动蛋白的横桥作用点。于是，横桥与肌动蛋白解离，细肌丝回到原位，结果肌节恢复原长度，肌肉舒张。

由于原肌球蛋白和肌钙蛋白并不直接参与肌丝滑行，在肌肉收缩过程中起调节作用，称为调节蛋白；肌球蛋白和肌动蛋白是直接参与肌丝滑行的蛋白，称为收缩蛋白。

二、肌肉收缩形式

（一）单收缩与复合收缩

在实验中，如果给予肌肉一次短促的电刺激时，肌肉就会收缩和舒张一次，这种肌肉收缩形式称为单收缩，记录的曲线如图 2-16 所示，包括潜伏期、收缩期和舒张期 3 个时期。

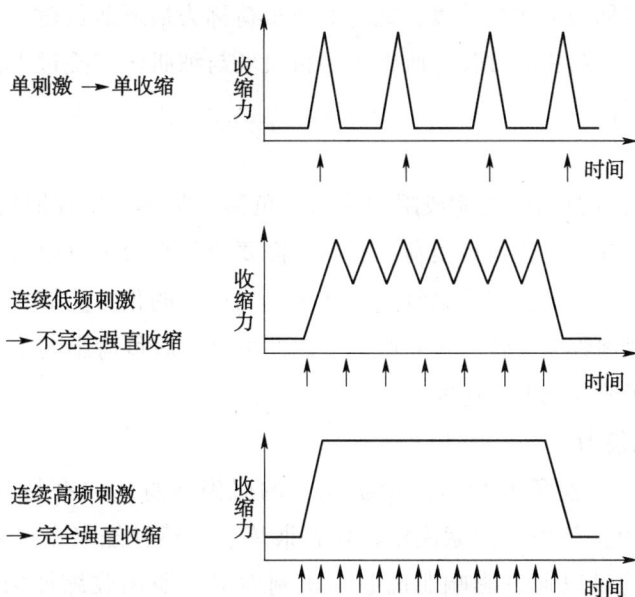

图 2-16 单收缩与强直收缩过程示意图

若给予肌肉以连续的电刺激，记录到的曲线因刺激频率不同而不同。若刺激频率高于单收缩，肌肉舒张时遇到新的刺激，引起收缩后舒张不全的连续收缩，收缩波形类似锯齿状，这种收缩形式称为不完全强直收缩。若刺激频率增高，每一次新的刺激都落在收缩期，就会引起收缩过程完全融合，直到刺激结束才完全舒张，产生形似梯形的收缩曲线，称为完全强直收缩。

在体骨骼肌由于接受神经支配，而大脑皮质运动中枢发出的指令都是高频率的动作电位，因此在体骨骼肌的收缩均为完全强直收缩。完全强直收缩产生的肌张力可达单收缩的 3~4 倍。

（二）等长收缩与等张收缩

根据肌肉收缩时长度变化或张力变化，分为等长收缩和等张收缩。

1. 等长收缩 肌肉长度不变而张力增加的收缩形式，称为等长收缩。这种收缩形式的意义在于主动发展张力、克服重力等外力，来维持身体的姿势和平衡。如人在直立时，就需要通过等长收缩产生肌张力，以克服重力来维持姿势。

2. 等张收缩 当等长收缩进行到肌张力可以克服重力或其他外力时，就会表现出张力不再增加，而肌肉长度缩短的收缩形式，称为等张收缩。这种收缩可以引起机体姿势改变、完成各种运动，或者做功。如提起重物时使重物发生了位移，就做了功。

在体的肌肉收缩，一般先有等长收缩产生张力以克服重力等外力，在此基础上发生等张收缩来完成各种运动，因此属于混合收缩。

三、影响肌肉收缩的因素

影响骨骼肌收缩的因素主要有前负荷、后负荷与肌肉收缩能力。

（一）前负荷

肌肉收缩前承受的负荷称为前负荷。肌肉收缩前具有一定的长度，称为初长度。前负荷可以使肌肉在收缩前被一定程度地拉长，因此改变了肌肉的初长度。在一定限度内，增加前负荷，肌肉的初长度就会随之增加，肌肉收缩产生的张力就会随之增大；当肌肉产生最大张力时的初长度称为最适初长度，此时的前负荷称为最适前负荷。当前负荷过大超过了一定限度时，肌肉的初长度过长，肌细胞的粗肌丝与细肌丝重叠过少，肌肉收缩张力不但不增加，反而会降低。

（二）后负荷

肌肉在开始收缩后遇到的负荷或阻力称为后负荷。肌肉开始收缩后，张力一般不变，表现为等张收缩；但是此时遇到后负荷，肌肉就需要增加张力来克服后负荷，此时肌肉收缩就会由等张收缩转为等长收缩来继续产生张力，当产生的张力能够克服后负荷时，张力就不需要再增加，肌肉收缩又转为等张收缩。由此可见，后负荷影响了肌肉收缩形式和张力大小，进而影响了肌肉收缩的速度。

（三）肌肉收缩能力

肌肉收缩能力是与前负荷和后负荷都无关的肌肉本身的内在特性，主要由肌浆中 Ca^{2+} 浓度、横桥 ATP 酶活性等因素决定。体育锻炼、交感神经兴奋、肾上腺素激素、咖啡因、Ca^{2+} 等因素均可以通过影响肌肉收缩机制而提高肌肉收缩能力；缺氧、酸中毒、能量缺乏等因素都可能通过影响兴奋 - 收缩偶联、肌细胞代谢与横桥 ATP 酶活性而降低肌肉收缩能力。

本章小结

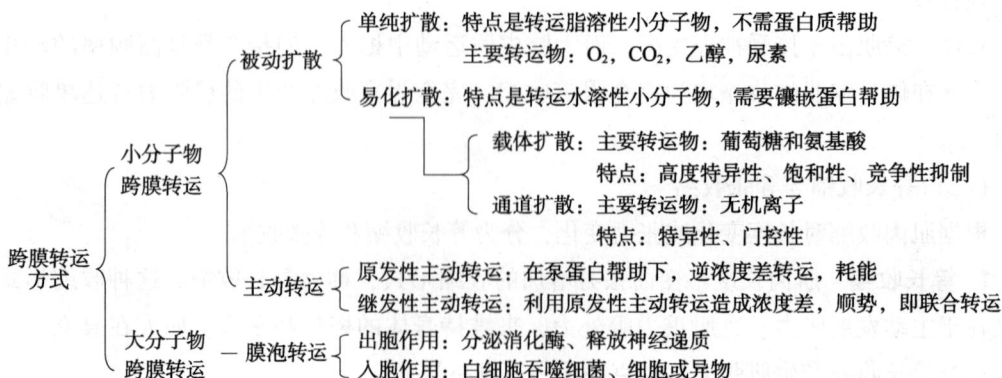

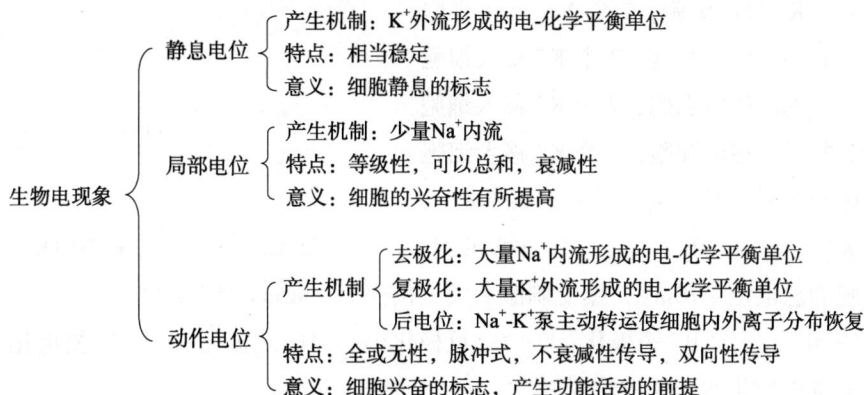

生物电现象
- 静息电位
  - 产生机制：K$^+$外流形成的电-化学平衡单位
  - 特点：相当稳定
  - 意义：细胞静息的标志
- 局部电位
  - 产生机制：少量Na$^+$内流
  - 特点：等级性，可以总和，衰减性
  - 意义：细胞的兴奋性有所提高
- 动作电位
  - 产生机制
    - 去极化：大量Na$^+$内流形成的电-化学平衡单位
    - 复极化：大量K$^+$外流形成的电-化学平衡单位
    - 后电位：Na$^+$-K$^+$泵主动转运使细胞内外离子分布恢复
  - 特点：全或无性，脉冲式，不衰减性传导，双向性传导
  - 意义：细胞兴奋的标志，产生功能活动的前提

肌细胞的收缩机制
- 神经-肌肉接头处的兴奋传递
  - 结构基础：神经-肌肉接头
  - 基本过程
    - 运动神经兴奋，末梢释放ACh
    - ACh与肌膜N$_2$受体结合
    - 肌膜Na$^+$通道开放，Na$^+$内流，去极化兴奋
- 兴奋-收缩偶联
  - 结构基础：三联体
  - 基本过程
    - 肌膜兴奋沿横小管传递
    - 终池膜Ca^{2+}通道开放
    - 终池释放Ca^{2+}入肌浆
- 肌丝滑行过程
  - 结构基础：肌节
  - 基本过程
    - 肌浆中Ca^{2+}升高，Ca^{2+}与肌钙蛋白结合
    - 原肌球蛋白移位，暴露肌动蛋白横桥作用点
    - 横桥与肌动蛋白结合，激活ATP酶获得能量，拉动细肌丝滑行

肌细胞的收缩形式
- 根据刺激频率高低分类
  - 单收缩：接受一次刺激，引起一次收缩和舒张
  - 等张收缩：收缩时肌肉张力不变，长度缩短
  - 意义：实现运动或做功
- 根据张力或长度变化分类
  - 全强直收缩：接受高频连续刺激，引起收缩过程完全融合的收缩
  - 意义：产生张力克服外力或重力，维持身体姿势
  - 等长收缩：收缩肌肉长度不变，张力增加

习 题

一、选择题

【A1/A2 型题】

1. 构成细胞膜结构基架的分子是

　　A. 蛋白质　　　B. 核酸　　　C. 胆固醇　　　D. 磷脂　　　E. 糖类

2. O_2 和 CO_2 出入细胞的方式是

　　A. 单纯扩散　B. 载体扩散　C. 通道扩散　D. 主动转运　E. 膜泡运输

3. 维持细胞内外离子不均衡分布的活动是

　　A. 单纯扩散　B. 载体扩散　C. 通道扩散　D. 主动转运　E. 膜泡运输

4. 每分解 1 个 ATP，Na$^+$ – K$^+$ 泵主动转运可将

　　A. 1 个 Na$^+$ 移出细胞，1 个 K$^+$ 移入细胞

B. 1 个 K^+ 移出细胞，1 个 Na^+ 移入细胞

C. 2 个 Na^+ 移出细胞，2 个 K^+ 移入细胞

D. 3 个 Na^+ 移出细胞，2 个 K^+ 移入细胞

E. 2 个 Na^+ 移出细胞，3 个 K^+ 移入细胞

5. 细胞安静时，膜通透性最大的离子是

    A. K^+ B. Na^+ C. Ca^{2+} D. Cl^- E. HCO_3^-

6. 细胞静息电位 –70mV，接受刺激后膜电位变为 –90mV 的过程称

    A. 极化   B. 去极化   C. 反极化   D. 超极化   E. 复极化

7. 膜电位去极化达到阈电位时

    A. 膜对 K^+ 通透性迅速增大   B. 膜对 K^+ 通透性迅速减小

    C. 膜对 Na^+ 通透性迅速增大   D. 膜对 Na^+ 通透性迅速减小

    E. 膜对 Ca^{2+} 通透性迅速增大

8. 动作电位的产生具有

    A. 特异性   B. 饱和性   C. 竞争性   D. 全或无性   E. 不衰减性

9. 神经–肌肉接头处释放的递质是

    A. 多巴胺   B. 5–羟色胺   C. 甘氨酸   D. 乙酰胆碱   E. 去甲肾上腺素

10. 兴奋–收缩偶联的结构基础是

    A. 肌原纤维   B. 肌浆网   C. 终池   D. 三联体   E. 肌节

11. 组成粗肌丝的蛋白质是

    A. 肌动蛋白   B. 肌球蛋白   C. 肌钙蛋白   D. 肌红蛋白   E. 原肌球蛋白

12. 骨骼肌细胞收缩与舒张的结构单位是

    A. 肌纤维   B. 肌原纤维   C. 肌丝   D. 三联体   E. 肌节

13. 触发肌丝滑行的物质是

    A. K^+ B. Na^+ C. Ca^{2+} D. Mg^{2+} E. ATP

14. 细肌丝中，阻碍横桥与肌动蛋白结合的是

    A. 肌球蛋白   B. 肌动蛋白   C. 肌红蛋白   D. 肌钙蛋白   E. 原肌球蛋白

15. 动作电位的上升支产生的离子运动基础是

    A. K^+ 内流   B. Na^+ 外流   C. Ca^{2+} 内流   D. K^+ 外流   E. Na^+ 内流

16. 动作电位结束后，离子分布恢复到静息水平依赖

    A. K^+ 内流   B. Na^+ 外流   C. K^+ 外流   D. Na^+ 内流   E. $Na^+–K^+$ 泵

二、思考题

1. 结合主动转运的知识进行分析：为什么严重的缺血缺氧会导致患者发生脑水肿？

2. 结合细胞生物电产生与肌肉收缩原理分析：为什么呕吐腹泻患者会出现疲乏无力的症状？患者不仅需要输注葡萄糖溶液，为什么还需要输注生理盐水？

3. 临床上有机磷农药中毒患者为什么会出现肌肉震颤的现象。结合神经–肌肉接头兴奋传递过程进行分析。（提示：有机磷农药侵入人体会降低胆碱酯酶活性，使得神经末梢释放的乙酰胆碱不能及时被水解，引起一系列临床症状）

（鲁兴梅）

扫码"练一练"

第三章 血 液

案例讨论

[案例] 患者，男性，30岁，因连续2周间歇性排黑便就诊。患者上腹部不适2年多，疼痛一般傍晚时候开始，午夜发作更频繁，有时从睡眠中疼醒。进食或者是服用抗酸药物能缓解疼痛。目前没接受其他治疗。患者的工作压力很大，很少喝酒，但是患者嗜好吸烟。最近一周，患者爬楼梯时呼吸短促，体格检查发现患者皮肤苍白，结膜和指甲苍白最为明显，安静时心率100次/分（稍偏高），上腹部有压痛，其他体检无异常。粪便黑色，潜血实验和粪便查血实验均为阳性。

[讨论]

1. 哪些主诉和检查表明患者有慢性出血？

2. 上述的哪些症状、体征和检查与患者的贫血有关？

3. 患者可能是什么贫血？为什么贫血的患者心率加快？

第一节 概 述

一、血液的组成和功能

血液是血浆和悬浮于其中的血细胞共同组成的流体组织。离体血液加入适量的抗凝剂（肝素或枸橼酸钠）离心后，血液被分为三层（图3-1），上层液体为血浆，下层为堆积的红细胞，二者之间有一薄层，为白细胞和血小板。因此，血液是由红细胞、白细胞、血小板和血浆组成的。血细胞在血液中所占的容积百分比，称为血细胞比容，正常成年男性的血细胞比容为40%～50%；女性为37%～48%。由于血液中白细胞和血小板仅占总容积的0.15%～1%，所以血细胞比容主要反映血液中红细胞的相对浓度。贫血患者血细胞比容降低。

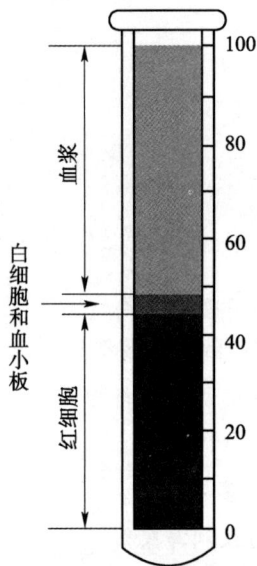

图 3-1 血液的组成示意图

血液是内环境中最活跃的部分，其主要具有四方面的功能。①运输功能：血液能运输机体所需的各种营养物质和组织代谢产物，以保持新陈代谢的正常进行。②缓冲功能：血浆作为缓冲系统，不但可以维持血浆本身及细胞外液的酸碱平衡，而且当酸性物质或碱性物质进入血液时，其 pH 不致波动很大，保持相对恒定。③调节功能：内分泌系统的激素和组织代谢产物，不断通过血液的流动对机体的活动产生调节。血液的比热较高，有利于运送热量，参与体温相对恒定的调节。④防御和保护作用：血液中的多种免疫物质和淋巴细胞，均具有免疫作用；中性粒细胞和单核细胞对微生物与机体坏死组织有吞噬分解作用；血小板与血浆中的凝血因子，有止血和凝血作用。因此当机体失血时，可造成组织损伤甚至危及生命。很多疾病可导致血液成分和性质的改变，故在临床诊断上有重要价值。

二、血浆的化学成分及其作用

血浆的含水量约为93%，其中溶解了多种电解质（Na^+、Cl^- 等）、小分子有机化合物（营养物质、激素、代谢产物等）和一些气体分子（O_2、CO_2等）。

考点提示

再生障碍性贫血的主因是骨髓造血功能衰竭，可通过造血干细胞移植来治疗。

（一）无机盐

血浆中的晶体成分约占血浆重量的1%。由于这些溶质和水都很容易透过毛细血管壁与组织液中的物质进行交换，所以血浆中电解质的浓度和组织液基本相同（表3-1）。血浆中含量最丰富的晶体物质是 Na^+ 和 Cl^-。细胞外液中的离子在维持组织细胞兴奋性、细胞外液渗透压和缓冲细胞外液 pH 的变化方面有重要作用。临床检测循环血浆中各种电解质的浓度可大致反映组织液中这些物质的浓度。

表3-1 人体各部分体液中电解质的含量（mmol/L）

正离子	血浆	组织液	细胞内液	负离子	血浆	组织液	细胞内液
Na^{2+}	142	145	12	Cl^-	104	117	4
K^+	4.3	4.4	139	HCO_3^-	24	27	12
Ca^{2+}	2.5	2.4	<0.001（游离）*	$HPO_4^{2-}/H_2PO_4^-$	2	2.3	29
Mg^{2+}	1.1	1.1	1.6（游离）*	蛋白质	14	0.4	54
				其他	5.9	6.2	53.6
总计	149.9	152.9	152.6	总计	149.9	152.9	152.6

*表示游离 Ca^{2+} 和 Mg^{2+} 的浓度。

（二）血浆蛋白

血浆蛋白是血浆的一类重要成分。因为血浆蛋白的分子量大，不能透过毛细血管壁，故组织液的蛋白质含量很低。用盐析法可将血浆蛋白分为白蛋白、球蛋白和纤维蛋白原三类。用电泳法可将球蛋白进一步分为 α_1-球蛋白、α_2-球蛋白、β-球蛋白和 γ-球蛋白等。正常成人血浆中蛋白含量为 65~85g/L，其中白蛋白为 40~48g/L，球蛋白为 10~30g/L，纤维蛋白原为 2~4g/L。白蛋白与球蛋白浓度的比值（A/G）为 1.5~2.5。除 γ-球蛋白来自于浆细胞外，白蛋白和大多数球蛋白主要由肝脏产生。肝脏疾病常常导致 A/G 比值下降或倒置。

血浆蛋白的功能主要有形成血浆胶体渗透压和缓冲血液；运输血浆中那些难溶于水、易被酶破坏及易被细胞摄取的小分子物质；免疫功能（血液中具有抗体作用的蛋白质称免疫球蛋白）；凝血与抗凝血功能（见本章第三节）；营养作用。

> **考点提示**
> 引起过敏反应的主要血液成分是血浆蛋白。

（三）血浆中的其他含氮物质

血液中除蛋白质以外的含氮物质，主要是尿素、尿酸、肌酸、肌酐、胆红素等，这些物质总称非蛋白含氮化合物，而这些化合物中所含的氮量则称非蛋白氮（NPN），正常成人血中 NPN 含量为 143~250mmol/L。这些化合物中绝大多数为蛋白质和核酸分解代谢的终产物，可经血液运输到肾随尿排出体外。当肾功能障碍影响排泄时会导致 NPN 血中浓度升高，这也是血中 NPN 升高最常见的原因。

三、血液的理化特性

（一）颜色

血液的颜色主要取决于血红蛋白的颜色。动脉血中氧合血红蛋白较多，呈鲜红色；静脉血中红细胞含去氧血红蛋白较多，呈暗红色。空腹血浆清澈透明，进餐后，尤其摄入较多的脂类食物，血浆中悬浮脂蛋白微滴而变得混浊。因此，临床对某些血液化学成分进行检测时，要求空腹采血，以避免食物对检测结果的影响。

（二）比重

正常人全血的比重为 1.050~1.060，血浆的比重为 1.025~1.030，红细胞的比重为 1.090~1.092。因为不同血细胞及血浆比重存在差异，故采用离心的方法可将血液中的不同成分进行分离，分别获取红细胞、白细胞、血小板及血浆等不同成分。

（三）黏度

液体的黏度是由于液体分子的内摩擦形成的。正常的血液和血浆的相对黏度分别为 4~5 和 1.6~2.4，其值的大小分别取决于红细胞数量和血浆蛋白的含量。当某些疾病使微循环血流显著减慢时，红细胞可发生叠连和聚集，血液黏度升高，使血流阻力增大，微循环的灌流量将显著降低。

（四）血浆渗透压

如果用只允许水分子通过的半透膜将两侧不同浓度的溶液隔开，水分子将由低浓度溶液侧移向高浓度溶液侧，这一现象被称渗透。渗透压是指溶液中溶质分子所具有的吸水或保留水的能力。渗透压的高低与单位体积溶液中溶质的颗粒数目呈正比，而与溶质的种类及颗粒的大小无关。通常以渗透克分子作为渗透压的单位，1 渗透克分子为 1L 溶液中含有 1mol 个颗粒。

血浆渗透压约为 300mmol/L（即 300mOsm/kgH$_2$O，5800mmHg，770kPa）。血浆渗透压分为晶体渗透压和胶体渗透压。血浆晶体渗透压由溶于血浆的晶体溶质颗粒形成，特别是电解质 Na$^+$ 和 Cl$^-$，其数值约占血浆总渗透压的 99% 以上。血浆胶体渗透压由血浆蛋白等大分子物质形成，因为蛋白质分子量大、数量少，所以血浆胶体渗透压数值很小，仅

1.5mOsm/L。血浆胶体渗透压的75%~80%来自于白蛋白。

水和晶体物质可自由通过毛细血管壁，因此，血浆与组织液中晶体渗透压几乎相等。细胞外液的大部分晶体物质不易进入细胞内，而且细胞外液的晶体渗透压保持相对稳定，这对维持细胞内、外水的平衡和细胞的正常形态极为重要。当细胞外液晶体渗透压降低时，水将进入细胞，可引起细胞肿胀，甚至破裂；当细胞外液晶体渗透压增高时，可因细胞内的水移出细胞而导致细胞皱缩。与此不同的是，形成血浆胶体渗透压的血浆蛋白难以透过毛细血管壁进入组织液，所以血浆胶体渗透压（25mmHg）高于组织液胶体渗透压（15mmHg）（图3-2）。胶体渗透压的这种差别成为组织液中水分子进入毛细血管的主要力量，对维持毛细血管内外水平衡具有重要作用。当血浆蛋白浓度降低时，可因血浆胶体渗透压降低而使液体滞留于血管外，引起组织水肿和血浆容量降低。

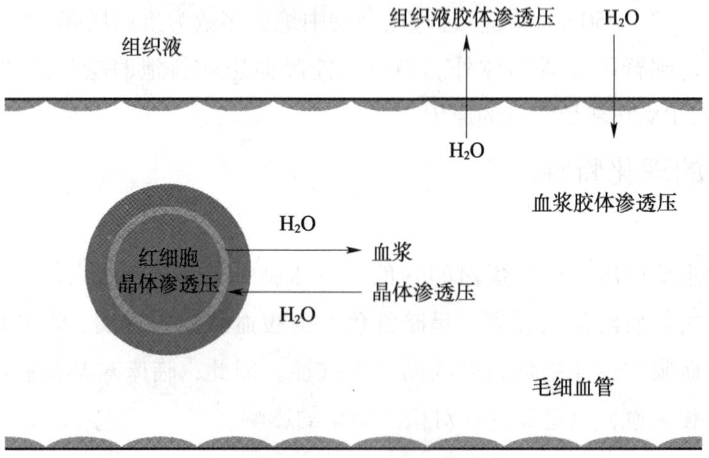

图3-2 血浆晶体渗透压与胶体渗透压作用示意图

等渗溶液是指渗透压与血浆渗透压相等的溶液，如0.85% NaCl溶液、5%葡萄糖溶液。高于或低于血浆渗透压的溶液则分别被称为高渗溶液或低渗溶液。不同物质的等渗溶液不一定都能使红细胞保持正常的体积和形态，如1.9%尿素溶液虽然与血浆等渗，但当红细胞置入其中后，由于尿素能自由通过细胞膜，顺浓度差进入红细胞内，导致红细胞内渗透压升高，水随之进入，造成红细胞肿胀、破裂，发生溶血。能使悬浮于其中的红细胞保持正常大小和形态的溶液，称等张溶液。等张溶液实际上是指溶液中不能透过细胞膜的颗粒所形成的等渗溶液。由于NaCl不能自由透过细胞膜，所以0.85% NaCl溶液既是等渗溶液，也是等张溶液；而1.9%尿素溶液是等渗溶液，但不是等张溶液。

课堂互动

等渗溶液和等张溶液

熟悉血液的理化特性。

学生思考：等渗溶液和等张溶液有什么区别？

教师解答：1. 等渗溶液是指渗透压与血浆渗透压相等的溶液。

2. 等张溶液是能使悬浮于其中的红细胞保持正常大小和形态的溶液。

3. 等张溶液实际上是指溶液中不能透过细胞膜的颗粒所形成的等渗溶液。

（五）血浆的 pH

正常人血浆 pH 为 7.35~7.45，血浆 pH 主要取决于血浆中主要的缓冲对 $NaHCO_3/H_2CO_3$ 的比值，通常此比值为 20。此外还有血浆中的蛋白质钠盐/蛋白质、Na_2HPO_4/NaH_2PO_4 缓冲对等。由于存在这些缓冲系统，再加上肺和肾也能对人体的酸碱平衡进行调节，因此，血浆 pH 的波动范围极小。血浆 pH 保持相对恒定对机体的生命活动是十分重要的。在病理情况下，如体内酸性或碱性物质产生过多，超过血液缓冲对的缓冲能力，机体不能将过多的酸性或碱性物质及时排出，将会发生酸中毒或碱中毒，严重者可危及生命。

第二节 血细胞

一、红细胞

（一）红细胞的数量和形态特点

红细胞是血细胞中数量最多的细胞。我国正常成年男性血液中的红细胞数量为 $(4.5~5.5)\times10^{12}/L$，女性为 $(3.5~5)\times10^{12}/L$。

成熟的红细胞无核，也无任何细胞器，胞质内充满血红蛋白，使红细胞呈红色。我国正常成年男性血液中血红蛋白的含量为 120~160g/L，女性为 110~150g/L。正常成熟的红细胞呈双凹圆碟形，直径约 7.5μm，周边最厚处约为 2.5μm，中央最薄处约为 1μm，因此血涂片标本显示，中央染色较浅、周边染色较深。与同体积球形物体相比，红细胞的表面积较大，增加了红细胞的变形能力。红细胞保持正常双凹圆碟形需消耗能量。成熟红细胞无线粒体，糖酵解是其获得能量的唯一途径。一般认为红细胞数少于 $3.0\times10^{12}/L$、血红蛋白低于 100g/L，称为贫血。贫血时血液携带氧气能力降低，导致疲乏和活动耐力减退。红细胞数高于 $7.0\times10^{12}/L$、血红蛋白超过 180g/L，则为红细胞增多。

（二）红细胞的生理特性

1. 可塑变形性 红细胞在全身血管中循环运行，常要挤过口径比它小的毛细血管和血窦孔隙，这时红细胞将发生变形，通过后又恢复原状，这种正常红细胞在外力作用下具有变形能力的特性，称为红细胞的可塑变形性。人类成熟的红细胞呈双凹圆碟形，其表面积（约 $140μm^2$）与容积（约 $90μm^3$）的比值较大，允许红细胞发生很大的变形。衰老和异常的红细胞的变形能力低，难以通过直径小的脾窦和骨髓血窦裂隙，而被巨噬细胞清除。

2. 悬浮稳定性 虽然红细胞的比重大于血浆，但在正常情况下，红细胞下沉的速度却很慢。红细胞能相对稳定地悬浮于血浆中的特性，称为红细胞的悬浮稳定性。通常将抗凝的血液放入沉降管中垂直静止，测定第一小时末红细胞沉降的距离（mm）

表示红细胞的沉降速度，称为红细胞沉降率，简称血沉（ESR）。正常成年男性血沉为 0~15mm/h，女性为 0~20mm/h（魏氏法）。血沉值越小，提示红细胞的悬浮稳定性越好。

红细胞与血浆之间有较大的摩擦力是形成悬浮稳定性的主要原因。双凹圆碟形的红细胞有较大的表面积与体积之比，因此红细胞与血浆接触面大，下沉过程中产生的摩擦力亦大，故红细胞下沉缓慢。某些疾病（如活动性肺结核、风湿热等）能引起多个红细胞彼此相贴，形成一叠的红细胞现象，称为红细胞叠连。红细胞发生叠连后，红细胞团块的总表面积与总体积之比减小，摩擦力相对减小而红细胞沉降率加快。影响红细胞叠连快慢的因素不在于红细胞本身，而在于血浆成分的变化。通常当血浆中球蛋白、纤维蛋白原及胆固醇含量增高时，可加速红细胞叠连和沉降率。

3. 渗透脆性　正常人的红细胞在等渗溶液中可以保持正常形态和大小，但在 0.42% 的 NaCl 溶液中开始溶血，在 0.35% 的 NaCl 溶液中完全溶血。红细胞在低渗盐溶液中，由于水分子透入红细胞内，引起红细胞膨胀、破裂和溶血，称为红细胞的渗透脆性。红细胞的渗透脆性越高，表示红细胞膜对低渗溶液的抵抗力越弱。衰老的红细胞、遗传性球形红细胞增多症患者的红细胞对低渗溶液的抵抗力弱，渗透脆性高。故测定红细胞的渗透脆性有助对某些疾病的临床诊断。

4. 红细胞膜的通透性　红细胞膜对 O_2、CO_2 和尿素有很好的通透性。负离子较易通过红细胞膜，而正离子却很难通过。红细胞内 K^+ 浓度远高于细胞外，而 Na^+ 浓度远低于细胞外，这种细胞内外的 Na^+、K^+ 浓度差主要是依靠细胞膜上 Na^+ 泵的活动来维持的。低温储存较久的血液，由于细胞代谢几乎停止，Na^+ 泵不能活动，会出现血浆内 K^+ 浓度升高的现象。

（三）红细胞的生理功能

红细胞的主要功能是运输 O_2 和 CO_2。红细胞运输的 O_2 量约为溶解于血浆中 O_2 量的 65 倍，血液中 98.5% 的 O_2 是与血红蛋白结合成氧合血红蛋白的形式存在的，可见，红细胞运输 O_2 的功能主要靠红细胞内的血红蛋白来实现；红细胞运输的 CO_2 量约为溶解于血浆中 CO_2 量的 18 倍，血液中的 CO_2 主要以碳酸氢盐和氨基甲酰血红蛋白的形式存在。此外，红细胞内有碳酸酐酶和多种缓冲对，对血液 pH 的变化起缓冲作用。

（四）红细胞的发生和破坏

红细胞是由骨髓的造血干细胞产生的，历经原红细胞、早幼红细胞、中幼红细胞、晚幼红细胞，后者脱去胞核成为网织红细胞，最终成为成熟红细胞而释放入血。

1. 红细胞生成所需的原料

（1）叶酸和维生素 B_{12}　叶酸和维生素 B_{12} 是合成 DNA 所需的重要辅酶。叶酸在体内须转化成四氢叶酸后才能参与 DNA 的合成，四氢叶酸参与体内一碳单位的转移，使 dUMP 甲基化而形成 dTMP，进而生成 dTTP，从而参与红细胞内 DNA 的合成。叶酸转化为四氢叶酸需要维生素 B_{12} 的参与。因此，体内维生素 B_{12} 和叶酸缺乏时，骨髓中幼红细胞合成 DNA 受阻，分裂增殖减缓，红细胞体积增大，导致巨幼红细胞性贫血。维生素 B_{12} 的吸收需胃黏膜壁细胞分泌的内因子协助。

（2）铁　血红蛋白由血红素和珠蛋白结合而成，其中血红素的合成需要铁的参与。体内约 67% 的铁存在于血红蛋白内，Fe^{3+} 需还原成 Fe^{2+} 才能被利用。正常成人每天需要 20～25mg 铁用于红细胞的生成，其中绝大多数是利用红细胞在体内破坏所释放的内源性铁，每天仅需从食物中吸收 1mg 铁，以补充排泄所丧失的铁。当铁的摄入不足或吸收障碍、慢性出血等原因致体内贮存铁减少、造血功能增长而供铁不足，均可使血红蛋白合成不足，引起小细胞低色素性贫血，又称缺铁性贫血。

2. 红细胞的破坏　红细胞在血液中的平均寿命约 120 天。衰老红细胞的变形能力明显减弱，同时脆性明显增加，因此，衰老的红细胞在通过微小孔隙时比较困难，从而滞留在脾脏和骨髓中，进而被

巨噬细胞吞噬，称红细胞的血管外破坏，90% 的衰老红细胞通过此方法被破坏。此外，衰老的红细胞在血流湍急处可因受机械冲击而破损，此方式称红细胞的血管内破坏。

二、白细胞

（一）白细胞的数量和分类

白细胞是一类无色、有核的血细胞，在血液中一般呈球形。正常成年人血液中白细胞数为 $(4 \sim 10) \times 10^9/L$。根据白细胞的形态、功能和来源，可将其分为粒细胞、单核细胞和淋巴细胞三大类。根据胞质颗粒的嗜色质不同，又将粒细胞分为中性粒细胞、嗜酸性粒细胞和嗜碱性粒细胞。各类白细胞的正常值见表 3-2。

表 3-2　各类白细胞的正常值

	绝对值（$\times 10^9/L$）	百分比（%）
白细胞总数	4.0 ~ 10.0	100
中性粒细胞（杆状核）	0.04 ~ 0.5	1 ~ 5
中性粒细胞（分叶核）	2.0 ~ 7.0	50 ~ 70
嗜酸性粒细胞	0.02 ~ 0.5	0.5 ~ 5
嗜碱性粒细胞	0.0 ~ 0.1	0 ~ 1
单核细胞	0.12 ~ 0.8	3 ~ 8
淋巴细胞	0.8 ~ 4.0	20 ~ 40

（二）白细胞的形态特点和生理功能

白细胞是机体免疫和防御体系中的重要组成部分，在机体发生炎症、过敏反应或损伤时发挥重要作用。从防御角度可将白细胞区分为吞噬细胞和免疫细胞两大类：前者包括中性粒细胞和单核细胞；后者主要是指淋巴细胞。白细胞具有变形、游走、趋化、吞噬和分泌等特性。白细胞能借助变形运动穿过毛细血管壁游走出血管外；在某些化学物质的吸引下，白细胞可迁移到炎症区发挥生理作用；白细胞中的中性粒细胞和单核细胞具有吞噬异物及组织碎片的能力；白细胞还可分泌多种细胞因子参与对炎症和免疫反应的调控。

1. 粒细胞　粒细胞包括中性粒细胞、嗜酸性粒细胞和嗜碱性粒细胞三种。

（1）中性粒细胞　中性粒细胞是白细胞中数量最多的一种。细胞呈球形，直径 10 ~ 12μm，核呈杆状或分叶状，分叶核呈不规则卵圆形，染色深，叶之间有细丝相连，可分为 2 ~ 5 叶，正常人以 2 ~ 3 叶为多。一般认为核分叶多是细胞衰老的标志。中性粒细胞的胞质呈极浅的粉红色，胞质内充满大量细小的、分布均匀的、染成淡紫色和淡红色的颗粒。其中体积较大、淡紫色的颗粒为嗜天青颗粒，较细小、淡红色的为特殊颗粒。嗜天青颗粒约占颗粒总数的 20%，直径 0.6 ~ 0.7μm，电子密度高，是一种溶酶体，含髓过氧化物酶和酸

性磷酸酶等，能消化分解吞噬的异物。特殊颗粒是一种分泌颗粒，占颗粒总数的80%，直径0.3~0.4μm，呈哑铃状或椭圆形，中等电子密度，内含乳铁蛋白、吞噬素、溶菌酶等，能杀死细菌，溶解细菌表面的糖蛋白。

中性粒细胞在血管内停留的时间平均只有6~8小时，一旦进入组织，它们就不再返回血液。中性粒细胞有很强的趋化作用和吞噬作用。当细菌入侵时，中性粒细胞在炎症区域产生的趋化因子作用下，自毛细血管渗出而被吸引到病变部位吞噬细菌。中性粒细胞是体内游走速度最快的细胞，感染发生时中性粒细胞首先到达炎症部位。中性粒细胞胞质颗粒中含有多种水解酶。它的主要功能是吞噬外来微生物、机体自身的坏死组织和衰老的红细胞。因此，中性粒细胞是人体发生急性炎症时的主要反应细胞。当中性粒细胞吞噬了数十个细菌后自身即解体，溶解的组织碎片和细菌一起形成脓液。当中性粒细胞数量减少到1×10⁹/L以下时，可使机体抵抗力明显降低，较易发生感染。

（2）嗜酸性粒细胞　嗜酸性粒细胞呈球形，较中性粒细胞稍大，直径10~15μm，核亦与中性粒细胞相似，为杆状或分叶状，但以2叶核居多。胞质内充满粗大的、分布均匀的、染成橘红色、略带折光性的嗜酸性颗粒。嗜酸性颗粒是一种特殊的溶酶体。颗粒含过氧化物酶和主要碱性蛋白等带正电荷的嗜酸性蛋白质。

嗜酸性粒细胞虽有较弱的吞噬能力，但因缺乏溶菌酶，因此在抗细菌感染防御中不起主要作用。嗜酸性粒细胞的主要作用有：①限制肥大细胞和嗜碱性粒细胞引起的过敏反应；②参与对蠕虫的免疫反应。因此在机体发生过敏反应或蠕虫感染时，常伴有嗜酸性粒细胞增多。但在某些情况下，嗜酸性粒细胞也可导致组织损伤，如其释放的主要碱性蛋白对支气管上皮有毒性作用，并能诱发支气管痉挛，目前认为嗜酸性粒细胞是在哮喘发生发展中引起组织损伤的主要效应细胞。

考点提示

嗜酸性粒细胞的主要作用。

（3）嗜碱性粒细胞　嗜碱性粒细胞是白细胞中数量最少的，细胞呈球形，直径10~12μm。胞核分叶或呈S形，着色浅淡，轮廓常不清楚。胞质内含大小不等、分布稀疏不均、深浅不同的蓝紫色嗜碱性颗粒，颗粒常覆盖在核上。颗粒具有异染性，即用甲苯胺蓝染色呈紫色。嗜碱性颗粒属于分泌颗粒，内含有组胺、肝素、过敏性慢反应物质和嗜酸性粒细胞趋化因子A等多种生物活性物质，可被快速释放；而白三烯则存在于细胞质内，缓慢释放。

组胺和过敏性慢反应物质可使毛细血管的通透性增加，引起局部充血水肿，并可使支气管平滑肌收缩，引起哮喘、荨麻疹等过敏反应的症状。肝素有很强的抗凝血作用，有利于保持血管通畅，使吞噬细胞能到达抗原入侵部位而将其破坏。嗜酸性粒细胞趋化因子A的作用是吸引嗜酸性粒细胞聚集于局部，限制嗜碱性粒细胞在过敏反应中的作用。

2. 单核细胞　单核细胞是白细胞中体积最大的细胞。直径14~20μm，呈圆球形。胞核呈肾形、马蹄形或卵圆形，核染色质呈细网状，着色较浅，核仁明显。胞质丰富、呈灰蓝色，胞质内有较多细小的嗜天青颗粒。颗粒具溶酶体样结构特点，内含过氧化物酶、酸性磷酸酶、非特异性酯酶和溶菌酶等，这些酶不仅与单核细胞功能有关，而且可作为与淋巴细胞的鉴别点。

单核细胞在血液中停留2~3天后穿过毛细血管进入组织，转变成巨噬细胞。巨噬细胞的体积更大，具有比中性粒细胞更强的吞噬能力。

3. 淋巴细胞　淋巴细胞呈球形，大小不一，直径 6~8μm 的为小淋巴细胞，9~12μm 的为中淋巴细胞，13~20μm 的是大淋巴细胞。外周血以小淋巴细胞数量最多，细胞核为圆形，一侧常有一小凹陷，染色质致密，呈粗块状，染色深。胞质很少，仅在核周形成一窄缘，染成蔚蓝色，含少量较粗大的嗜天青颗粒。大、中淋巴细胞细胞核为椭圆形，染色质较疏松，着色较浅，胞质较多，可见少量嗜天青颗粒。电镜下淋巴细胞胞质内主要含丰富的游离核糖体，少量线粒体、溶酶体、粗面内质网和高尔基复合体。

淋巴细胞在机体防御疾病过程中起核心作用。根据细胞发生来源、形态特点和免疫功能等方面的不同，可将淋巴细胞分为如下三类。

（1）胸腺依赖淋巴细胞　胸腺依赖淋巴细胞简称 T 淋巴细胞，在胸腺内分化成熟，在淋巴细胞中约占总数的 75%，其体积小，胞质内含少量溶酶体。主要参与细胞免疫。

（2）骨髓依赖淋巴细胞　骨髓依赖淋巴细胞简称 B 淋巴细胞，产生于骨髓，占总数的 10%~15%，其体积略大，一般不含溶酶体。B 淋巴细胞在抗原的刺激下，增殖分化为浆细胞。浆细胞合成和分泌抗体，执行体液免疫功能。

（3）自然杀伤细胞　自然杀伤细胞简称 NK 淋巴细胞，产生于骨髓，占总数的 10%，含溶酶体较多。

（三）白细胞的发生和破坏

白细胞也起源于骨髓中的造血干细胞。在细胞发育过程中经历定向祖细胞、可识别的前体细胞等阶段，然后成为具有多种细胞功能的成熟白细胞。粒细胞发生历经原粒细胞、早幼粒细胞、中幼粒细胞、晚幼粒细胞，进而分化为成熟的杆状核和分叶核粒细胞。单核细胞的发生经过原单核细胞和幼单核细胞变为单核细胞。当机体出现炎症或免疫功能活跃时，幼单核细胞加速分裂增殖，以提供足量的单核细胞。淋巴细胞起源于淋巴系祖细胞，又称淋巴干细胞。一部分淋巴干细胞迁入胸腺后，经早期胸腺细胞，分化为 T 细胞；另一部分淋巴干细胞在骨髓中经前 B 细胞，分化为 B 细胞。

中性粒细胞在循环血液中停留 6~8 小时后进入组织，4~5 天后衰老死亡。单核细胞在血液中停留 2~3 天，然后进入组织，并发育成巨噬细胞，在组织中可生存 3 个月左右。

三、血小板

（一）血小板的形态特点

血小板是骨髓巨核细胞胞质脱落的细胞质小片，直径 2~4μm。血小板无细胞核，呈双凸圆盘形，当受到机械或化学刺激时，可伸出小突起，呈不规则形。血小板表面有完整的细胞膜。光镜下血小板呈单个和集聚成群，胞质呈浅紫蓝色。中央有密集的紫色颗粒（α-颗粒、致密体）称颗粒区；周边呈浅蓝色的弱嗜碱性区称透明区。血小板膜上有多种糖蛋白，它们具有受体功能，在引起血小板黏附、聚集及血小板内信号途径的活化过程中有重要作用。

健康成年人循环血液中的血小板数为 $(100~300)\times10^9/L$。血小板在循环血中的数量少于 $50\times10^9/L$ 时，微小创伤或仅血压增高也能使患者皮肤和黏膜下出现瘀点或紫癜，称为血小板减少性紫癜。血小板进入外周血液后，其寿命为 7~14 天，但血小板只在最初两天具有生理功能。除了衰老的血小板在肝、脾被破坏，血小板在发挥生理功能时也可能被破坏和消耗。

（二）血小板的生理特性

血小板具有黏附、聚集、释放、收缩、吸附等特性，这些特性在生理性止血过程中发挥重要作用。

1. 黏附　血小板与非血小板表面的黏着称为血小板黏附。血小板不能黏附于正常内皮细胞的表面；当血管壁受损时，血管内皮的完整性被破坏，流经此处的血小板被血管内皮下组织（主要是胶原纤维）激活，即黏附于其上。黏附过程需要一种由血管内皮细胞合成的 von Willebrand 因子（简称 vWF）的参与，它与血小板膜的 I 型糖蛋白结合，成为血小板黏附的必要条件。

2. 聚集　血小板与血小板之间的相互黏着称为血小板聚集。这一过程需要纤维蛋白原、Ca^{2+} 和血小板膜上的糖蛋白的参与。黏附在血管破损处的血小板，在胶原纤维的刺激下释放生理性致聚剂如 ADP、血栓烷 A_2（TXA_2）等，引起血小板聚集。血管内皮细胞中含有前列环素合成酶，可使 PGH_2 转化为前列环素。小剂量的阿司匹林可阻止内源性 ADP 和 TXA_2 的释放，抑制血小板的不可逆性聚集。因此，每日口服小剂量阿司匹林（25～50mg），对预防冠状动脉粥样硬化性心脏病（冠心病）或脑血栓有一定的益处。

3. 释放　聚集后的血小板可将贮存在致密体、α-颗粒和溶酶体中的 ADP、5-HT、儿茶酚胺、β-血小板球蛋白、血小板因子 4（PF_4）等活性物质向外排出，称为血小板释放。此外，被释放的物质也可来自临时合成并即时释放的物质，如 TXA_2。血小板所释放的物质具有促进血管收缩、血小板聚集和参与血液凝固等多种生理功能。临床上也可通过测定血浆 β-血小板球蛋白、PF_4 的含量来了解体内血小板的活化情况。

4. 收缩　血小板中含有类似肌动蛋白与肌球蛋白的物质，在 Ca^{2+} 的作用下发生收缩。由于血小板的收缩，可使血凝块收缩，有助于止血。临床上可根据体外血块回缩的情况大致估计血小板的数量和功能是否正常。

5. 吸附　血小板表面可吸附血浆中的多种凝血因子（如凝血因子 I、V、XI、XIII等）。在血管损伤处局部发生血小板聚集后，通过血小板的吸附特性，使局部的凝血因子浓度增高，有利于血液凝固和生理性止血。

（三）血小板的生理功能

血小板的主要功能是参与生理性止血和维持血管内皮的完整性。

1. 参与生理性止血　正常情况下，小血管损伤引起的出血可在 1～3 分钟内自行停止，这种现象称为生理性止血。临床上常用小针刺破耳垂或指尖，使血液自然流出，然后测定出血延续的时间，这段时间称为出血时间，正常人不超过 9 分钟（模板法）。出血时间的长短可反映生理性止血功能的状态。当血小板减少或功能减退时，出血时间就会延长。生理性止血的过程主要包括血管收缩、血小板止血栓形成和血液凝固三个过程（图 3-3）。

（1）血管收缩　当小血管受损时，由于损伤刺激可迅速引起局部血管收缩，血流减少；而血小板释放的 5-HT、TXA_2 等缩血管物质也可进一步促进血管收缩。

（2）血小板止血栓的形成　血管损伤后，内皮下胶原暴露，少量血小板黏附于胶原上，使止血栓准确定位于损伤部位。黏附的血小板、局部受损红细胞和生成的凝血酶可使血小板活化而释放内源性 ADP 和 TXA_2，进而促使血小板发生不可逆聚集，形成血小板止血栓，从而将伤口堵塞，达到初步的止血，称为一期止血。一期止血主要依赖于血管收缩和血小板止血栓的形成。

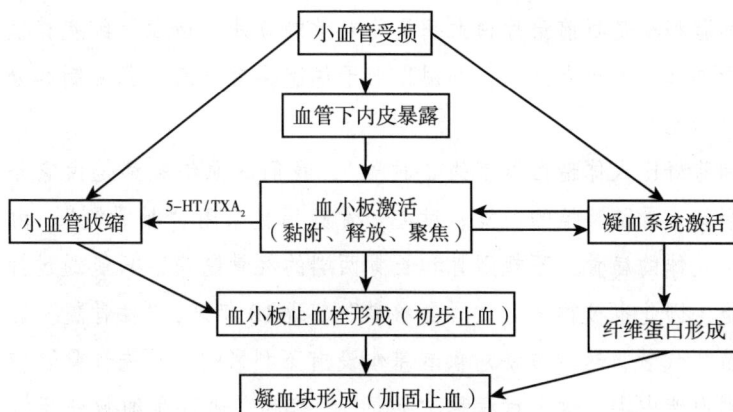

图 3-3 生理性止血过程示意图

（3）血液凝固 血管受损也可启动凝血系统，在局部迅速发生血液凝固（详见本章第三节），使血浆中可溶性的纤维蛋白原转变成不溶性的纤维蛋白，并交织成网，以加固止血栓，称为二期止血。血小板的促凝血作用包括：①激活的血小板为凝血因子的激活提供磷脂表面；②血小板膜表面结合有许多凝血因子，从而大大加速凝血过程；③血小板伪足伸入纤维蛋白网中。当伪足中的收缩蛋白收缩时，血凝块回缩，挤出血清，形成坚固的止血栓，达到永久性止血。

2. 维持毛细血管壁的完整性 血小板黏附并融合到血管内皮的空隙中，从而维持血管内皮的完整性；此外，血小板还可释放血管内皮生长因子和血小板源生长因子，促进血管内皮细胞、平滑肌细胞和成纤维细胞的增殖，也有利于受损血管的修复。

（四）血小板的发生和破坏

骨髓中的巨核细胞系祖细胞，经原巨核细胞、幼巨核细胞发育为成熟巨核细胞。巨核细胞的胞质块脱落成为血小板。原巨核细胞分化为幼巨核细胞，体积变大，胞核常呈肾形，胞质内出现细小颗粒。幼巨核细胞的核经数次分裂，但胞体不分裂，形成巨核细胞。巨核细胞呈不规则形，直径 $40\sim70\mu m$，甚至更大，细胞核分叶状。胞质内有许多血小板颗粒，还有许多由滑面内质网形成的网状小管，将胞质分隔成许多小区，每个小区即是一个未来的血小板，内含颗粒。并可见到巨核细胞伸出细长的胞质突起沿着血窦壁伸入窦腔内，其胞质末端膨大脱落即成血小板。每个巨核细胞可生成约 2000 个血小板。血小板进入血液后，其寿命为 $7\sim14$ 天，但它只在最初两天具有生理功能。衰老的血小板在脾、肝和肺组织中被吞噬破坏。此外，血小板除衰老破坏外，还可在发挥生理功能时被消耗。

造血干细胞移植——点燃白血病生命之光

造血干细胞移植是目前治疗白血病最为有效的方法。造血干细胞移植的本质是将正常的造血干细胞植入患者体内，利用造血干细胞具有不断自我复制和分化的能力来重建患者造血功能。

造血干细胞好比人体造血器官的"种子"，我们的血细胞都是由它分化、成熟而来的。骨髓捐献是骨髓移植的前提。过去，骨髓捐献采用"抽骨髓"。由于造血干细胞通常存在于人体的扁骨、不规则骨和长骨两端的红骨髓中，只能通过抽取骨髓来获得造血干细胞，因此也被称之为"骨髓移植"。近10年来，"抽骨髓"已渐渐被"造血干细胞移植"代替，这种方法对供者基本没有不利影响。首先让骨髓中的造血干细胞大量释放到血液中去，这个过程称"动员"。然后，通过血细胞分离机分离获得大量造血干细胞用于移植，这种方法称"外周血造血干细胞移植"。也就是说，现在捐赠骨髓已不再抽取骨髓，而只是"献血"了。

第三节　血液凝固和纤维蛋白溶解

血液凝固是血液由液态转变为不能流动的凝胶状态的过程，是生理性止血过程的重要组成部分。其实质就是血浆中的可溶性纤维蛋白原转变成不溶性纤维蛋白的过程。纤维蛋白交织成网，把血细胞和血液的其他成分网罗在内，从而形成血凝块。Macfarlane 于1964年提出了凝血过程的瀑布样反应学说，认为凝血是一系列凝血因子激活，最终生成凝血酶，凝血酶则使纤维蛋白原转变为纤维蛋白凝块的一系列酶促反应过程。每步酶促反应均有放大效应，例如，1分子FXIa最终可产生上亿分子的纤维蛋白。整个凝血过程实质是由一系列凝血因子参与的瀑布式酶促反应的级联放大效应。当组织损伤所形成的止血栓在完成止血使命后，又将逐步溶解，以恢复血管的畅通，止血栓的溶解主要依赖于纤维蛋白溶解系统。

一、凝血因子与凝血过程

（一）凝血因子

血浆与组织中参与血液凝固的物质统称为凝血因子。已知的凝血因子有14种，即12种以罗马数字命名的凝血因子（简称FⅠ～FⅩⅢ，其中FⅥ就是FⅤ的活性形式，故取消）和2种未编号的激肽酶，即高分子量激肽原和前激肽释放酶。在上述凝血因子中FⅣ为Ca^{2+}，其主要作用是介导凝血因子与磷脂表面形成复合物，从而加速凝血因子的激活。其余的凝血因子均为蛋白质，而且FⅡ、FⅦ、FⅨ、FⅩ、FⅪ、FⅫ和前激肽释放酶等都是丝氨酸蛋白酶，能对特定的肽链进行水解；但它们在正常情况下是以无活性的酶原形式存在的，必须被其他酶水解而暴露出活性中心后，才具有酶的活性。被激活的凝血因子以在右下角标"a"（actived）表示。这些蛋白水解酶依次被激活，形成级联式反应，有明显的放大效应。组织因子是唯一由多种组织细胞合成，且不存在于正常人血浆中，而是广泛分布于各种不同组织细胞中的凝血因子。另外，F Ⅱ、F Ⅶ、F Ⅸ、F Ⅹ 的生成需要维生素 K 参与，故又称依赖维生素 K 的凝血因子。因缺乏维生素 K 所致的出血症状可经补充维生素 K 而得到治疗，所以维生素 K 又称为凝血维生素。当凝血因子缺乏或不足时，可引起出血性疾病。

> **考点提示**
>
> 依赖维生素 K 的凝血因子是 F Ⅱ、F Ⅶ、F Ⅸ、F Ⅹ。

（二）凝血过程

凝血系统的基本功能是在血管损伤引起出血时，通过一系列凝血因子相继酶解激活的级联反应，使纤维蛋白原转变为稳定的纤维蛋白的过程。在血管壁受损局部形成血小板血栓后，由稳定的纤维蛋白多聚体包绕血小板及其他血细胞形成坚固的血凝块。凝血过程可分为凝血酶原酶复合物的形成、凝血酶原的激活和纤维蛋白的生成三个基本步骤（图 3-4）。

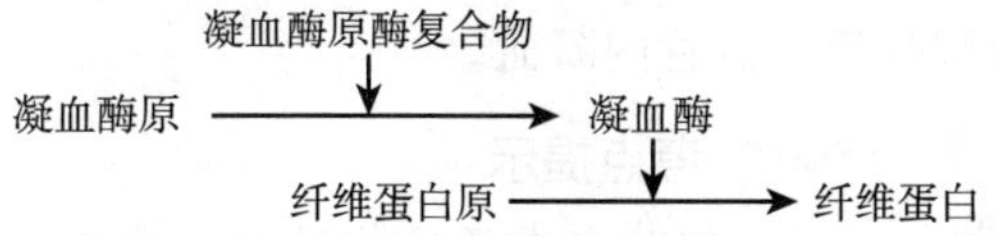

图 3-4 血液凝固的基本过程

1. 凝血酶原酶复合物的形成 凝血酶原酶复合物可通过内源性凝血途径和外源性凝血途径生成。两条凝血途径的主要区别在于启动方式和参加的凝血因子不完全相同。

（1）内源性凝血途径 内源性凝血途径是指参与凝血的因子全部来自血液。这一过程首先是血液与带负电核的异物表面（如胶原和玻璃等）接触时，F Ⅻ 自身激活为 F Ⅻ$_a$，并在高分子量激肽原（HMWK）的辅助下，可激活 F Ⅺ 为 F Ⅺ$_a$，从而启动内源性凝血途径。F Ⅺ$_a$ 随后在 Ca^{2+} 的参与下，催化 F Ⅸ 成 F Ⅸ$_a$；F Ⅸ$_a$ 继而与 Ca^{2+} 和 F Ⅷ 在血小板磷脂膜上结合为 Ⅸ$_a$ - Ca^{2+} - Ⅷ复合物（因子 Ⅹ 酶复合物），从而催化 F Ⅹ 转变为具有较强酶活性的 F Ⅹ$_a$，这一反应需 Ca^{2+} 参与，F Ⅷ是辅因子，能使反应速度提高 20 万倍（图3-5）。

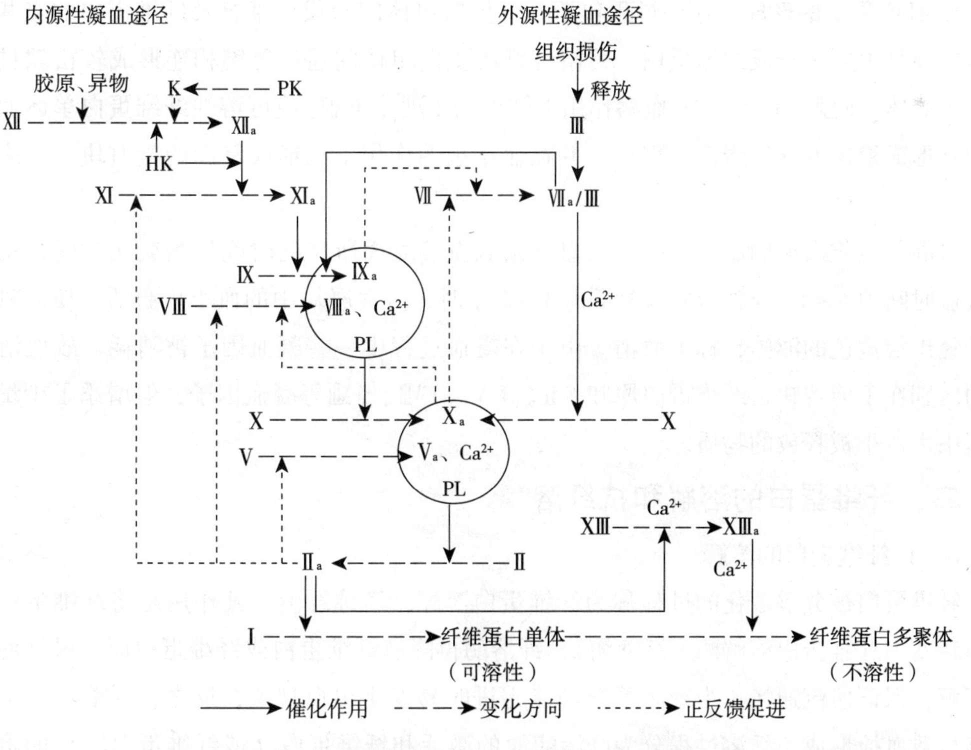

图 3-5 外源性凝血和内源性凝血示意图

PL：磷脂；PK：前激肽释放酶；K：激肽释放酶；HK：高分子激肽原；罗马数字表示相应凝血因子

（2）外源性凝血途径　外源性凝血途径是指始动凝血的FⅢ是来自组织，而不是来自血液，因此又称组织因子途径。①组织因子的释放：组织因子，即FⅢ，是存在于多种细胞膜中的一种跨膜糖蛋白，生理条件下不会出现在血浆中。但在组织损伤、血管内皮细胞或单核细胞受细菌等刺激下，FⅢ即被释放。FⅢ分子可与血浆中的FⅦ结合。目前认为组织因子是激活凝血过程最重要的生理性启动因子，由于其与细胞膜的紧密结合还可起到"锚定"的作用，使凝血过程局限于受损组织部位。②$Ⅶ_a - Ca^{2+} - Ⅲ$复合物的形成，进一步生成有活性的FX_a：FⅦ与释放入血的FⅢ结合后，分子构象改变，被激活为$FⅦ_a$，并形成$Ⅶ_a - Ca^{2+} - Ⅲ$复合物。在此复合物中$FⅦ_a$作为丝氨酸蛋白酶发挥对FX的水解作用，使其转变为具有酶活性的FX_a，而FⅢ则是辅因子，能使$FⅦ_a$的催化效率提高数千倍（图3-5）。在病理状态下，细菌内毒素、免疫复合物、肿瘤坏死因子等均可刺激血管内皮细胞和单核细胞表达组织因子，从而启动凝血过程，引起弥散性血管内凝血。

两条凝血途径都经过凝血的共同途径，即激活FX为FX_a，在Ca^{2+}存在的条件下，FX_a在磷脂膜表面与FV_a结合成$X_a - V_a - Ca^{2+} -$磷脂复合物，即凝血酶原酶复合物，由此激活凝血酶原。

> **考点提示**
>
> 细菌内毒素等均可启动凝血过程，消耗过多血小板，引起弥散性血管内凝血（DIC）。

2. 凝血酶原的激活　在凝血酶原酶复合物的作用下，催化凝血酶原转变为凝血酶，FV是辅因子，可使反应加速万倍。凝血酶是凝血系统激活过程中的关键酶，它的作用是催化纤维蛋白原转变为纤维蛋白单体，并促进纤维蛋白单体的聚合，此外还可激活多种凝血因子（FV、FⅧ、FⅪ），从而形成凝血过程中的正反馈机制。

3. 纤维蛋白的形成　这一过程包括纤维蛋白单体的形成、聚合及纤维蛋白的交联。纤维蛋白原是由肝脏合成的糖蛋白。可溶性纤维蛋白单体间通过氢键相连形成较松软且不稳定的多聚体。FⅩⅢ在Ca^{2+}、凝血酶作用下转变为$FⅩⅢ_a$，$FⅩⅢ_a$使可溶性纤维蛋白单体通过共价键，形成稳定的纤维蛋白多聚体，并在血小板的作用下，形成坚固的凝血块，完成凝血过程。

将静脉血放入玻璃试管中，自采血开始到血液凝固所需的时间称为凝血时间，正常人的凝血时间为4~12分钟。血液凝固后1~2小时，因血凝块中的血小板激活，使血凝块回缩，释出淡黄色的液体，称为血清。由于在凝血过程中一些凝血因子被消耗，故血清与血浆的区别在于前者缺乏纤维蛋白原和FⅡ、FV、FⅧ、FⅩⅢ等凝血因子，但增添了少量凝血过程中由血小板释放的物质。

二、纤维蛋白的溶解和抗纤溶

（一）纤维蛋白的溶解

纤维蛋白被分解液化的过程称为纤维蛋白溶解，简称纤溶。其作用是将纤维蛋白溶解酶原转变为纤维蛋白溶解酶（纤溶酶），纤溶酶再降解纤维蛋白或纤维蛋白原，最终使血凝块溶解，保证血流通畅。当纤溶系统功能亢进时易发生出血现象；反之，纤溶功能下降时则易导致血栓形成。纤溶过程分为纤溶酶原的激活和纤维蛋白（或纤维蛋白原）的溶解两个阶段。

1. 纤溶酶原的激活　纤溶酶在血浆中以纤溶酶原形式存在，它主要是由肝脏合成。纤溶酶原在各种纤溶酶原激活物的作用下，形成有活性的纤溶酶。纤溶酶原的激活途径有两条：其一是由内源性凝血系统的有关凝血因子，如 $FXII_a$、激肽释放酶等，使纤溶酶原转变为纤溶酶，这一途径也称内源性激活途径；其二是由来自血管内皮细胞、单核细胞等合成的组织型纤溶酶原激活物（t-PA）和由肾小管和集合管上皮细胞合成的尿激酶型纤溶酶原激活物（u-PA）组成的激活途径，也称外源性激活途径。

2. 纤维蛋白的溶解 纤溶酶是一种丝氨酸蛋白酶，其主要作用是使纤维蛋白和纤维蛋白原降解为许多可溶性小肽，称为纤维蛋白降解产物。这些产物通常不再发生凝固，其中部分小肽还有抗凝血作用。

（二）抑制纤溶系统的物质

1. 纤溶酶原激活物的抑制物-1 主要由血管内皮细胞产生，通过与 t-PA 或 u-PA 形成复合物使其失活，从而抑制纤溶酶原的激活（图3-6）。

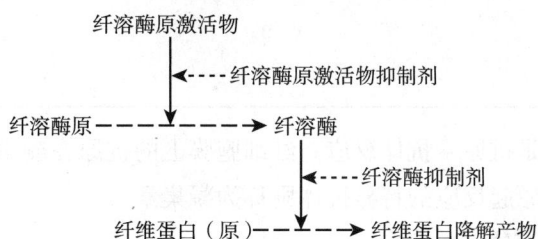

图3-6 纤维蛋白溶解系统激活与抑制示意图

————▶变化方向；━━━━▶催化方向；---------▶抑制作用

2. 纤溶酶的抑制剂 主要是指由肝脏合成的 α_2-抗纤溶酶，它能与纤溶酶形成复合物使其失活。

综上所述，凝血与纤溶、纤溶与抗纤溶、凝血与抗凝血，是正常人体内存在的相互联系、相互制约、对立统一的动态平衡过程。因此，维持上述各过程的动态平衡对于保证血液的正常生理功能是极其重要的。

第四节 血型和输血

血型是指红细胞膜上特异性抗原的类型，是人体免疫系统识别"自我"或"异己"的标志。至今已经发现29个不同的红细胞血型系统，其中医学上最重要的血型系统是 ABO 和 Rh 血型系统。当给人体输入血型不相容的血液时，在血管内可发生红细胞凝集和溶血反应，甚至危及生命。因此，血型鉴定是安全输血的前提。由于血型是由遗传决定的，血型鉴定还在组织器官移植、法医学以及人类学等学科领域中具有重要的价值。

白细胞上最强的同种抗原是人类白细胞抗原（HLA）。由于在无关个体间 HLA 表型完全相同的几率极低，所以 HLA 的分型成为法医学上用于鉴定个体或亲子关系的重要依据之一。

一、ABO 血型系统

（一）ABO 血型的抗原和分型

区分 ABO 血型的依据是红细胞膜上所含的特异性抗原，即凝集原的种类。ABO 血型系统中有 A 与 B 两类凝集原，称为凝集原 A 和凝集原 B。ABO 血型系统的血型抗原是红细胞膜上的糖蛋白或糖脂上所含的糖链。由半乳糖 – 乙酰葡萄糖胺 – 半乳糖 – 葡萄糖组成的寡糖链，称为前驱物质；在前驱物质的第一个半乳糖基上接上一个 L – 岩藻糖，就成为 H 抗原；在 H 抗原第一个半乳糖的基础上，若再接上一个 N – 乙酰 – D – 半乳糖胺即成为 A 抗原，或者接上一个 D – 半乳糖则成为 B 抗原。

红细胞膜上含有凝集原 A 者称 A 型血，含凝集原 B 者称 B 型血，同时含 A、B 凝集原者称 AB 型血，无 A、B 凝集原者称 O 型血。人体血液据此可分为 A 型、B 型、AB 型和 O型等四种血型（表 3 – 3）。

表 3 – 3　ABO 血型系统的凝集原和凝集素

血型	红细胞膜上的凝集原	血清中的凝集素
A 型	A	抗 B
B 型	B	抗 A
AB 型	A、B	无
O 型	无	抗 A、抗 B

红细胞凝集的本质是抗原 – 抗体反应。红细胞膜上的抗原在凝集反应中被称为凝集原。能与红细胞膜上的凝集原起反应的特异抗体则称为凝集素。

（二）ABO 血型的抗体

人体不同血型的血清中含有能与红细胞膜上的凝集原发生反应的特异性抗体，称为凝集素，但不含有对抗其自身红细胞凝集原的凝集素。例如，在 A 型血的血清中只含有抗 B凝集素；B 型血的血清中只含有抗 A 凝集素；AB 型血的血清中，一般没有抗 A 和抗 B 凝集素；而 O 型血的血清中则含有抗 A 和抗 B 凝集素。

（三）ABO 血型的鉴定

当凝集原与其相对应的凝集素相遇时将发生红细胞凝集反应。所谓凝集反应是指某一血型的红细胞和与其对应的凝集素相遇，如凝集原 A 与抗 A 凝集素相遇时，红细胞彼此聚集在一起，成为一簇簇不规则的细胞团的现象。一旦发生凝集反应，在补体的参与下可出现红细胞溶血现象。

临床上 ABO 血型的鉴定方法，是用已知的标准 A 型血清（含抗 B 凝集素）和 B 型血清（含抗 A 凝集素），分别与被鉴定人的红细胞悬液混匀，依其发生凝集反应的结果，判定被鉴定人红细胞膜上所含的凝集原，再根据所含凝集原确定血型（表 3 – 4）。

表 3 – 4　ABO 血型的鉴定

血型检测	抗 B 血清	抗 A 血清	抗 A + 抗 B 血清
A 型	–	+	+
B 型	+	–	+
AB 型	+	+	+
O 型	–	–	–

注："+"表示凝集反应阳性；"–"表示凝集反应阴性。

二、Rh 血型系统

（一）Rh 血型的抗原和分型

人的红细胞膜上除存在 A、B 两种凝集原外，还有另一类较常见的凝集原，这种凝集原

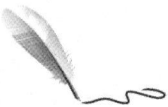

最先是在恒河猴的红细胞上发现的，亦称为 Rh 抗原。多数人的红细胞膜上存在 Rh 抗原。因为 Rh 抗原的 D 抗原的抗原性最强。因此，通常将红细胞表面含有 D 抗原者称为 Rh 阳性，而红细胞膜上缺乏 D 抗原者称为 Rh 阴性。

（二）Rh 血型的特点及其临床意义

Rh 血型系统与 ABO 血型系统相比有两个显著特点：其一，在人血清中不存在抗 Rh 的天然抗体，只有当 Rh 阴性的人接受 Rh 阳性的血液后，通过体液性免疫才产生抗 Rh 的抗体。因此，Rh 阴性的受血者第一次输入 Rh 阳性血液时，不会发生凝集反应，但其血中会产生抗 Rh 抗原的抗体；当他再次接受 Rh 阳性输血时，就会发生抗原 - 抗体反应，输入的 Rh 阳性红细胞将被凝集而溶血。因此，即使是重复输入同一供血者的血液，也可能因 Rh 血型不合而引起输血反应。其二，Rh 系统的抗体主要是不完全抗体 IgG，分子较小，能透过胎盘。当 Rh 阴性的女性孕育 Rh 阳性胎儿时，胎儿的红细胞可少量进入母体，使母体产生抗 Rh 抗体。这种抗体可以透过胎盘进入胎儿的血液，使胎儿的红细胞发生凝集和溶血，导致胎儿死亡。但一般只有在分娩时才有胎儿红细胞进入母体，而母体血液中的抗体浓度是缓慢增加的。因此，当 Rh 阴性母亲第一次怀 Rh 阳性的胎儿时，胎儿很少出现新生儿溶血；但在第二次怀 Rh 阳性的胎儿时，母体内的抗 Rh 抗体就有可能进入胎儿体内而引起新生儿溶血。因此在 Rh 阴性的母亲生育第一胎 Rh 阳性胎儿后，及时输注特异性抗 D 免疫球蛋白，中和进入母体的 D 抗原，避免 Rh 阴性母亲致敏，可预防第二次妊娠时新生儿溶血的发生。

三、血量与输血

（一）血量

血量是指全身血液的总量。人体血液总量为体重的 7%～8%。因此，体重为 60kg 的人，血量为 4.2～4.8L。静息时，绝大部分血液在心血管中迅速地循环流动，这部分血液称为循环血量；还有一部分血液滞留在肝、肺、腹腔静脉和皮下静脉丛等处，流动较慢，称为贮备血量。在运动或大出血等情况下，贮备血量可被动员，补充循环血量。

正常情况下，由于神经、体液的调节作用，体内血量保持相对恒定。血量的相对恒定是维持正常血压和各组织、器官正常血液供应的必要条件。大出血时，如果失血较少（不超过正常血量的 10%），血管内血液充盈度不发生显著改变；如果失血量达到正常血量的 20% 时，机体的代偿功能将不足以维持正常血压，便出现一系列临床症状。如果失血量超过 30% 或更多，就可能危及生命。

（二）输血原则

输血已成为治疗某些疾病，抢救伤员生命和保证一些手术得以顺利进行的重要手段。但是，如果输血不当，就会损害受血者的健康，甚至危及生命。因此，为了保证输血的安全和提高输血效果，必须遵守输血原则，注意输血安全。

1. 输血前必须鉴定血型 输血前首先必须鉴定受血者和供血者的血型，保证供血者与受血者的 ABO 血型相容，因为 ABO 血型系统不相容的输血常引起严重的反应；对在生育年龄的妇女和需要反复输血的患者，还必须使供血者与受血者的 Rh 血型相合，特别要注意避免 Rh 阴性受血者产生抗 Rh 抗体的情况发生。

2. 输血前必须进行交叉配血试验 为保证输血安全，即使已知供血者与受血者的 ABO

血型相同，仍必须分别将供血者的红细胞与受血者的血清以及受血者的红细胞与供血者的血清进行混匀，观察有无凝集反应，这一检验称为交叉配血试验。交叉配血试验主要是检测受血者的血浆中有没有使供血者的红细胞发生凝集的抗体，因此把供血者的红细胞与受血者的血清进行配合，称交叉配血的主侧；再将受血者的红细胞与供血者的血清进行配血试验，称交叉配血的次侧（图 3 - 7）。这样，既可检测血型鉴定是否有误，又可发现供血者和受血者的红细胞或血清中是否还存在其他不相容的凝集原或凝集素。在进行此试验时，应在 37℃环境中进行，以保证可能有的凝集反应得以充分显示。如主侧、次侧都无凝集反应，即为配血相合，可以进行输血；如主侧有凝集反应，则为配血不合，不能输血；如主侧无凝集反应，而次侧有凝集反应，只能在紧急情况下输血，输血时不宜太快太多，并密切观察，如发生输血反应，立即停止输血，或者制备成不含血浆的血液成分进行输注。

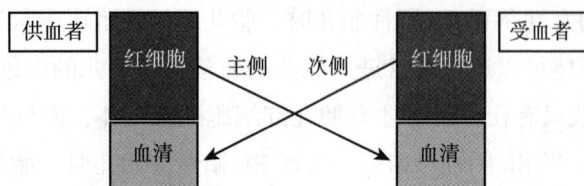

图 3 - 7　交叉配血试验示意图

3. O 型血不是"万能供血者"　认为"O 型血可以输给其他血型的人"的说法是不足取的。因输入血量较大时，供血者的凝集素未被受血者的血浆足够稀释时，受血者的红细胞会被广泛凝集。因此，

> **考点提示**
>
> 输血前除进行鉴定血型外，必须进行交叉配血试验。

只有在无法得到同型血液的紧急情况下，才考虑将 O 型血输给其他血型的人，但输血量要少，限于 300ml 内，速度要慢并避免反复输入，并在输血过程中密切观察受血者的情况，一旦发生输血反应，必须立即停止输注。同样，被认为是"万能受血者"的 AB 型的人也不能大量接受其他血型供血者的输血。

4. 成分输血的应用和发展　近年来，由于血液成分分离技术的广泛应用，输血疗法已从原来的单纯输全血，发展到成分输血。成分输血，就是把人血中的各种有效成分，如红细胞、粒细胞、血小板和血浆分别制备成高纯度或高浓度的制品，根据不同患者的需要，可输注血液的不同成分。这样既经济实用又能提高疗效，减少不良反应。另外，还有一种自身输血，即将人的自体血液抽出，经过适当的方法进行处理、保存，在需要时再输回本人。这样可避免由于异体

> **考点提示**
>
> 为提高输血疗效、减少不良反应，应当采用成分血输血。

输血造成肝炎、艾滋病等传染病的传播，也可以防止一些因异体输血而导致的并发症。

本章小结

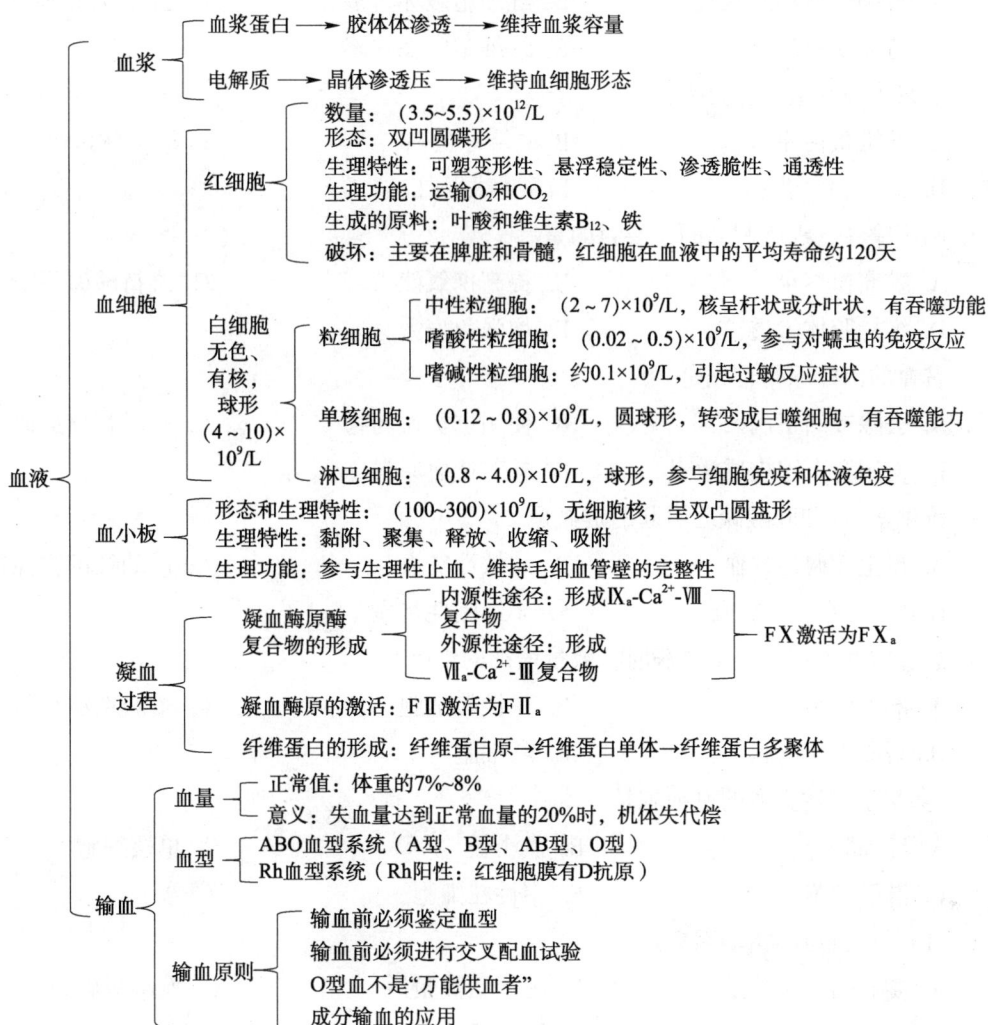

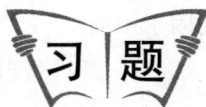

一、选择题

【A1/ A2 型题】

1. 血浆中含量最多、缓冲能力最强的缓冲体系是

  A. 蛋白质钠盐/蛋白质   B. Na_2HPO_4/NaH_2PO_4 C. $NaHCO_3/H_2CO_3$

  D. K_2HPO_4/KH_2PO_4 E. $KHCO_3/H_2CO_3$

2. 最能反映血液中红细胞和血浆相对数量变化的是

  A. 血液黏滞性   B. 血细胞比容   C. 血浆渗透压

  D. 血液比重   E. 血红蛋白量

3. 引起过敏反应的主要血液成分是

A. 血浆蛋白　　　　　B. 血浆无机盐　　　　C. 血浆尿素

D. 血浆肌酐　　　　　E. 血浆尿酸

4. 再生障碍性贫血的主要原因是

A. 骨髓造血功能衰竭　　B. 红细胞破坏过多　　C. 红细胞寿命缩短

D. 造血原料缺乏　　　　E. 红细胞内在缺陷

5. 血浆胶体渗透压主要来自

A. 纤维蛋白原　　　　B. α_1 – 球蛋白　　　C. α_2 – 球蛋白

D. 清（白）蛋白　　　E. γ – 球蛋白

6. 临床输注红细胞制品的主要目的是

A. 扩充血容量　　　　B. 提高携氧能力　　　C. 维持酸碱平衡

D. 维持胶体渗透　　　E. 增强免疫力

7. 贫血的治疗原则首先是

A. 去除或纠正病因　　B. 使用抗贫血药物　　C. 刺激骨髓造血

D. 使用肾上腺皮质激素　E. 补充造血原料

8. 维生素 B_{12} 和叶酸缺乏引起的贫血是

A. 再生障碍性贫血　　B. 缺铁性贫血　　　C. 巨幼红细胞性贫血

D. β – 型地中海贫血　E. 小细胞性贫血

9. 患过敏性疾病和寄生虫病时，数量增加的细胞是

A. 淋巴细胞　　　　　B. 中性粒细胞　　　C. 嗜碱性粒细胞

D. 嗜酸性粒细胞　　　E. 红细胞

10. 参与生理性止血的血细胞是

A. 红细胞　　　　　　B. 血小板　　　　　C. 单核细胞

D. 淋巴细胞　　　　　E. 中性粒细胞

11. 内源性凝血的始动因素是

A. 凝血因子Ⅳ被激活　B. 因子Ⅻ被激活　　C. 血小板破裂

D. 凝血酶的形成　　　E. 因子Ⅱ被激活

12. 凝血过程中，内源性凝血与外源性凝血的区别在于

A. 凝血酶原激活物形成的始动因子不同

B. 凝血酶形成过程不同　　C. 纤维蛋白形成过程不同

D. 因 Ca^{2+} 是否起作用而不同　E. 以上都不是

13. 以下哪种凝血因子不属于蛋白质

A. 因子Ⅰ　　B. 因子Ⅱ　　C. 因子Ⅳ　　D. 因子Ⅶ　　D. 因子Ⅹ

14. 血液凝固后析出的液体

A. 血清　　　　　　　B. 体液　　　　　　C. 细胞外液

D. 血浆　　　　　　　E. 以上都不是

15. 与血液凝固密切相关的成分是

A. 白蛋白　　　　　　B. 球蛋白　　　　　C. 纤维蛋白原

D. 肾素　　　　　　　E. 以上都是

16. 父母都是 B 型血，子女可能的血型是

A. A 型   B. B 型   C. O 型

D. B 型、O 型   E. 以上都可能

17. 某人的血浆中只含有抗 A 凝集素，此人血型是

A. A 型   B. O 型   C. B 型

D. AB 型   E. 以上都可能

18. 最严重的输血反应是

A. 空气栓塞   B. 过敏反应   C. 溶血反应

D. 循环负荷过重   E. 血管栓塞

19. 一般情况下，输血主要考虑供血者

A. 血清不被受血者的红细胞所凝集

B. 红细胞不被受血者的血细胞所凝集

C. 血清不被受血者的血清所凝集

D. 红细胞不被受血者的血清所凝集

E. 以上都不是

20. 输血是救治患者生命的重要医疗手段，为做好医疗服务，保证临床治疗疗效，应当

A. 使用全血   B. 满足患者及家属的输血要求

C. 给所有手术患者输血   D. 使用成分血

E. 使用 3 天内采集的新鲜血

二、思考题

1. 试述血细胞的数量、形态、生理特性和生理功能。

2. 简述小血管损伤后，生理性止血的过程。

3. 试述输血的原则，交叉配血试验有何生理意义。

4. 患者，女性，25 岁，连续 1 周间歇性排黑便，患者于午夜上腹部疼痛加剧，并伴有柏油样大便，急送医院就诊。体格检查：患者皮肤苍白、结膜和指甲苍白最为明显，心率110 次/分，血压 60/40mmHg。上腹部有压痛，其他体检无异常。在当地医院急救治疗，进行输血（供血者为 A 型 Rh 阳性），两天后转院，继续输血（供血者为 A 型 Rh 阴性），十天后病情愈合出院。出院两个月后该女性怀孕，足月分娩，新生儿产后第 2 天，发现皮肤发黄并很快加重，巩膜黄染，尿呈酱油色。体格检查：患儿一般情况较差，嗜睡和拒食。全身皮肤呈黄色，巩膜严重黄染。肝脾肿大，拥抱反射消失。医院立即对母亲与患儿进行实验室检查。

（1）实验室检查结果母亲与患儿血型分别是 A 型 Rh 阴性还是阳性？说明理由。

（2）该患者在当地医院输入 A 型 Rh 阳性血液后血清抗体抗 Rh 抗体阳性还是阴性？为什么？

（3）案例中的新生儿发生了什么情况？为什么？

（4）给患者输血前该做什么准备工作？

（5）根据案例中患者症状结合贫血特点，考虑贫血可能性，为了进一步明确诊断，应该做什么实验室检查？

扫码"练一练"

（杨智昉）

第四章　血液循环

心脏通过节律性的收缩和舒张，推动血液在血管中按一定方向周而复始地流动，称为血液循环。血液循环的基本功能是物质运输，以保证新陈代谢的正常进行进而维持内环境的稳态，实现机体的体液调节和防御功能。第三章介绍了血液的生理，本章的重点内容是心脏和血管的生理。

血液循环一旦停止，人体各组织细胞可因缺血、缺氧以及代谢产物的积聚而发生一系列病理变化，机体的代谢将无法正常进行，特别是对心、脑、肾等重要器官造成严重损害，甚至危及生命。

第一节　心脏的泵血功能

心脏不停的进行节律性收缩和舒张，从而实现泵血功能。心脏节律性的收缩和舒张活动是在心肌生理特性的基础上产生的，而心肌的各种生理特性又与心肌细胞的电现象密切相关。下面将具体讲解心肌细胞的生物电活动。

心肌细胞按组织学特点可分为两类：一类是普通心肌细胞，包括心房肌细胞和心室肌细胞，属于非自律细胞，有稳定的静息电位，主要执行收缩功能，故又称工作细胞。另一类是特殊分化的心肌细胞，主要包括窦房结细胞和浦肯野细胞等，它们组成心内特殊传导系统，大多没有稳定的静息电位，但可产生自动节律性兴奋，这些细胞的主要功能是产生和传导兴奋，控制心脏活动的节律，故称为自律细胞。正常情况下，两类心肌细胞的活动受神经和体液因素的调节，在完成心脏泵血的过程中相互配合和协调。自律细胞决定着心脏活动的节律和频率，工作细胞接到自律细胞传导的兴奋后，进行节律性的收缩和舒张，实现心脏的泵血功能。心脏除具有泵血功能外，还具有内分泌功能（研究证明，心房肌细胞可以分泌心房钠尿肽）。

本节在介绍心肌细胞生物电的基础上，重点讲述心肌的生理学特性、心脏的泵血过程、评价及调节。

一、心肌细胞的生物电现象

与骨骼肌相比，心肌细胞的跨膜电位的波形和形成机制要复杂得多；不但如此，上述不同类型的心肌细胞的跨膜电位，不仅幅度和持续时间各不相同，而且波形和形成的离子流基础也有一定的差别（图4-1）。各类心肌细胞电活动的不一致性，是心脏兴奋的产生以及兴奋向整个心脏传播过程中表现出特殊规律的原因。心室肌细胞、浦肯野细胞和窦房结P细胞的电活动和功能具有代表性，下面重点介绍三种心肌细胞的跨膜电位及其形成机制。

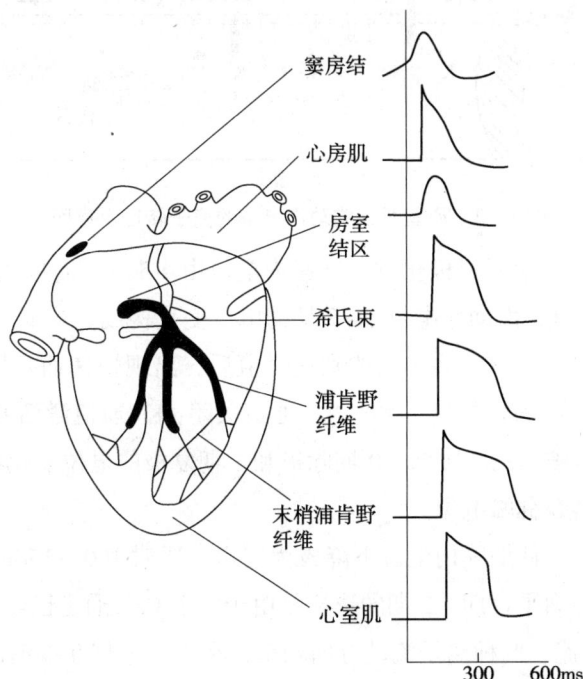

图4-1 心脏的传导系统和心脏各部分心肌细胞的动作电位

（一）工作细胞（心室肌细胞）的跨膜电位及其形成机制

1. 静息电位 心室肌细胞安静时，细胞膜处于内负外正的极化状态，静息电位稳定在-90mV左右。其产生原理与神经细胞和骨骼肌细胞基本相同，也主要是K^+外流形成的电-化学平衡电位。

2. 动作电位 与神经细胞比较，心室肌细胞动作电位有明显不同，其复极过程较复杂，历时较长。通常将心室肌细胞的动作电位分为五个时期，即0期（快速去极期）、1期（快速复极初期）、2期（平台期）、3期（快速复极末期）、4期（静息期）（图4-2）。

（1）去极化过程—0期 心室肌细胞开始兴奋时，细胞受到刺激引起膜上部分Na^+通道开放，少量Na^+内流，造成膜部分去极化，当去极化达到-70mV（阈电位）时，大量Na^+通道开放，Na^+大量内流，使膜内电位由-90mV迅速上升到+30mV，构成了动作电位的上升支。其中，由静息电位到0mV的过程称为除极；在0mV以上的部分称为反极化。

0期去极化的速度快，时间短，仅持续1~2ms，上升幅度可达120mV。决定0期去极化的 Na⁺ 通道激活快，失活也快，开放时间很短，又称为快通道，故将心室肌细胞称为快反应细胞。

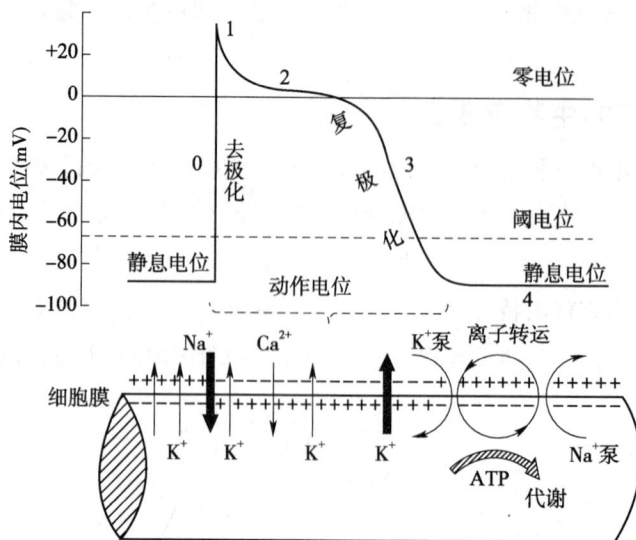

图4-2 心室肌细胞动作电位的离子转运示意图

（2）复极化过程　心室肌复极化过程（膜内电位由 +30mV 向极化状态恢复）较缓慢，历时较长（200~300ms），由动作电位 1~3 期的电位变化构成。

1）1期（快速复极初期）：动作电位到达峰值后，出现快速而短暂的复极化，膜内电位由 +30mV 迅速下降到 0mV 左右。此期 Na⁺ 通道关闭，K⁺ 通道激活开放，K⁺ 外流，历时约 10ms。该 K⁺ 通道可被四乙胺阻断。0 期除极和 1 期复极的电位变化都很快，在动作电位图形上呈尖峰状，两者合称峰电位。

2）2期（平台期）：此期膜内电位下降极为缓慢，历时 100~150ms，基本停滞于 0mV 左右，形成平台，故称为平台期。2 期的形成是由于膜上 Ca²⁺ 通道已经开放，Ca²⁺ 缓慢而持久地内流，同时 K⁺ 外流，两种离子流动方向相反，在电位上相互抵消而造成。与 Na⁺ 通道比较，Ca²⁺ 通道激活慢，失活也慢，称为慢通道。该通道可被维拉帕米阻断。

2 期平台是心室肌细胞动作电位持续时间较长的主要原因，也是心肌细胞区别于神经或骨骼肌细胞动作电位的主要特征。它与心肌细胞的有效不应期长、不会产生强直收缩等特性有关。

3）3期（快速复极末期）：2 期复极过程中，随着时间的进展，膜内电位以较慢的速度由 0mV 逐渐下降，延续为 3 期复极，2 期和 3 期之间没有明显的界限。3 期复极速度加快，膜电位由 0mV 左右快速下降到 -90mV，历时 100~150ms。此期是由于 Ca²⁺ 通道完全关闭，Ca²⁺ 内流停止，K⁺ 通道开放，K⁺ 外流进行性增加所致。

4）4期（静息期）：是膜复极完毕、膜电位恢复后的时期。心室肌细胞或其他非自律细胞，4 期膜电位稳定于静息电位水平，因此，4 期又可称为静息期。动作电位的完全复极并不意味着各种离子流的停息。在动作电位形成过程中，膜内 Na⁺、Ca²⁺ 增多，膜外 K⁺ 增多，致使膜内外的离子浓度有所改变，通过离子泵进行的主动转运，将进入细胞内的 Na⁺ 和 Ca²⁺ 泵出，同时将外流的 K⁺ 摄回细胞内，以恢复细胞内外离子的正常浓度，保持心肌细胞的正常兴奋能力。

心房肌细胞动作电位的形态和形成机制同心室肌细胞。由于心房肌细胞膜对 K^+ 通透性较心室肌细胞的大，K^+ 外流致复极速度快，故动作电位历时较短，为 $150\sim200ms$。

(二) 自律细胞的跨膜电位及其形成机制

与心室肌细胞比较，自律细胞动作电位 3 期复极末达到最大值（最大复极电位）之后，4 期膜内电位不稳定，可自动缓慢地去极化，当去极化达阈电位时产生动作电位，故称 4 期自动去极化。心肌自律细胞 4 期自动去极化，是自律细胞与非自律细胞生物电现象的主要区别，也是形成自律性的基础。

1. 浦肯野细胞 是一种快反应自律细胞，故它的动作电位的形态与心室肌细胞相似，也分为 0、1、2、3、4 期，前 4 期产生的离子基础也基本相同，不同之处在于 4 期（图 4-3）。浦肯野细胞的 4 期膜电位不稳定，出现自动去极化现象，其机制是 K^+ 外流进行性衰减，同时起搏电流的内向电流进行性增强，进而导致 4 期自动去极化，达阈电位水平时爆发动作电位。

2. 窦房结细胞 窦房结的起搏细胞为 P 细胞，具有很高的自动节律性，是控制心脏兴奋的正常起搏点，但窦房结细胞是一种慢反应自律细胞，其动作电位与浦肯野及心室肌细胞完全不同。窦房结细胞的动作电位分为 0 期、3 期和 4 期，其中最具有特征性的是较快的 4 期自动去极化和缓慢的 0 期去极化（图 4-3）。

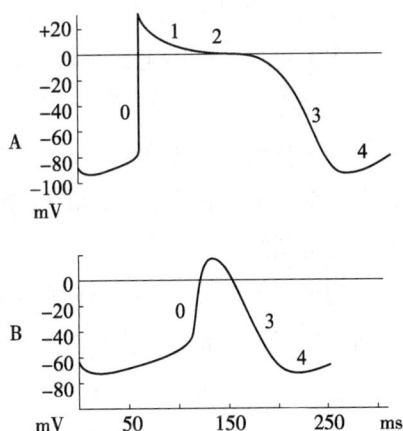

图 4-3 浦肯野细胞（A）与窦房结细胞（B）动作电位的比较

(1) 4 期自动去极化 目前认为，有三种因素参与 4 期去极化过程：①K^+ 通道逐渐失活致 K^+ 外流进行性衰减；②起搏电流的内向电流进行性增强；③Ca^{2+} 通道开放，Ca^{2+} 内流。三种因素共同作用，使膜自动去极化达阈电位时，引起动作电位。

(2) 0 期去极化缓慢 当膜电位由最大复极电位自动去极化达阈电位 $-40mV$ 时。膜上的 Ca^{2+} 通道开放，引起 Ca^{2+} 内流，形成去极化 0 期。由于钙通道是慢通道，因而窦房结细胞动作电位 0 期去极幅度小、速度慢。因此，动作电位升支远不如浦肯野细胞陡峭。此后，K^+ 通道开放，K^+ 外流致 3 期复极。

尽管窦房结 0 期去极化速度比较慢，但 4 期自动去极化的速度较浦肯野细胞快得多，单位时间内产生兴奋的频率高，故在生理状态下，浦肯野细胞的活动是受窦房结发出的冲动控制的，浦肯野细胞仅起传导兴奋的作用。

上述介绍的心肌细胞跨膜电位，是应用细胞内微电极技术，记录动物在体或离体灌流心脏的同一个细胞在安静或兴奋状态下膜内外的电位差。在心房和心室肌细胞，这种电位差的绝对值可以达到

> **考点提示**
> 窦房结、心室肌细胞的动作电位。

$110\sim120mV$。在体或离体的完整心脏，还可以用电极在体表或心脏表面，引导出已兴奋部位和未兴奋部位之间的电位变化，这种电位变化是心电图波形产生的基础。

二、心电图

在正常人体，由窦房结发出的兴奋，按一定的途径依次传向心房和心室，引起整个心

脏的兴奋；因此，每一个心动周期中，心脏各部分兴奋过程中出现的电变化传播方向、途径、顺序和时间等都有一定的规律。这种生物电变化通过心脏周围的导电组织和体液反映到身体表面，使身体各部位在每一心动周期中也都发生有规律的电变化。将测量电极放置在人体表面的一定部位记录出来的心脏电变化曲线，就是临床上记录的心电图（electrocardiogram，ECG）。心电图反映的是心脏兴奋的产生、传导和恢复过程中生物电的变化，与心脏的机械收缩活动无直接关系。

心肌细胞的生物电变化是心电图的来源，但是，心电图曲线与单个心肌细胞的生物电变化曲线有明显的区别。心电图反映的是一次心动周期中整个心脏的生物电变化，因此，心电图上每一瞬间的电位数值，都是很多心肌细胞电活动的综合效应在体表的反映。此外，心电图是在身体表面间接记录的心脏电变化，因此，电极放置的位置不同，记录的心电图曲线也不相同。心电图在诊断心律失常的类型、心肌缺血和体液中某些电解质紊乱等方面具有重要意义。由于在后续的诊断学课程中将系统学习心电图的知识，故以下仅简单介绍体表心电图。

测量电极安放位置和连线方式（称导联方式）不同，所记录到的心电图在波形上有所不同，但基本都包括一个 P 波、一个 QRS 波群和一个 T 波，有时在 T 波后，还出现一个小的 U 波（图 4 - 4）。

考点提示

正常心电图的波形及意义。

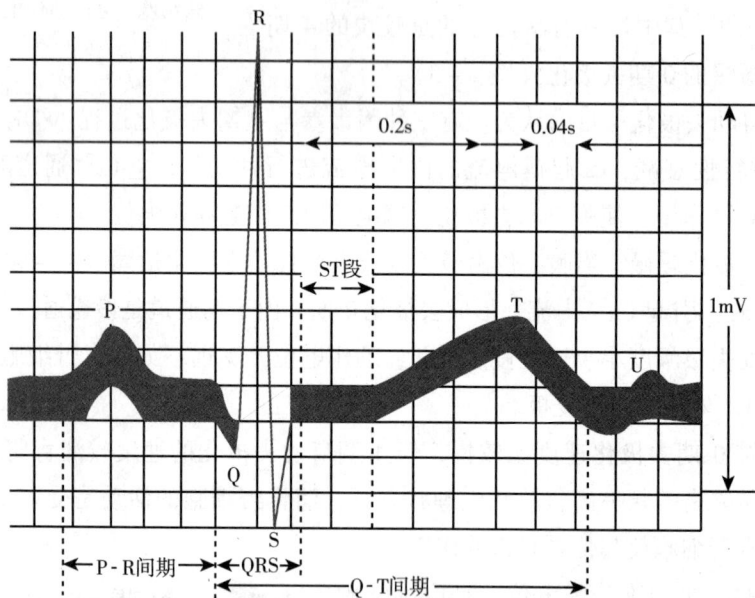

图 4 - 4　正常人心电图模式图及心电图各波的意义

三、心肌的生理学特性

案例讨论

[案例] 患者，男性，45岁。连日加夜班工作后，感觉心悸、头晕和乏力。曾有类似病史。检查发现第一心音强度变化不定、心室律极不规则；心电图检查 P 波消失，代以大小不等、形态各异的颤动波（f 波），心房活动频率为 350～450 次/分，心室率为 120～160 次/分。使用维拉帕米（钙通道阻滞剂）治疗后，患者症状好转。诊断：心房颤动。

[讨论]

1. 心房率和心室率为什么不一致？
2. 心房颤动对心室射血有何影响？
3. 维拉帕米在治疗心房颤动中起什么作用？

心肌的生理学特性包括自动节律性、兴奋性、传导性和收缩性。前三者以心肌细胞膜的生物电活动为基础，故称为电生理特性，它们反映心脏的兴奋功能。收缩性是一种机械特性，反映心脏的泵血功能。

（一）自动节律性

1. 心脏活动的起搏点　心肌细胞在没有外来刺激的条件下，能够自动地发生节律性兴奋的特性称为自动节律性，简称自律性。具有自动节律性的组织或细胞，称自律组织或自律细胞。并不是所有心肌细胞，而只是心脏特殊传导组织内某些自律细胞才具有自动节律性。心脏特殊传导系统各个部位（除结区外）自律性有等级差别：窦房结细胞频率约为100 次/分；房室交界区细胞频率约为 50 次/分；浦肯野细胞频率约为 25 次/分。尽管由于心脏受心迷走神经兴奋的影响，窦房结自律性仅表现为 70 次/分左右，但窦房结细胞自律性仍为最高，是主导整个心脏兴奋和跳动的正常部位，故称为正常起搏点；其他特殊传导组织，通常处于窦房结的控制之下，其自律性不能表现出来，只是起着兴奋传导作用，故称为潜在起搏点。窦房结对于潜在起搏点的控制，通过抢先占领和超速驱动压抑这两种方式实现对心脏其他部位活动的控制。虽然目前超速驱动压抑机制尚未完全弄清，但提示我们，在人工起搏的情况下，如因故需要暂时中断起搏器时，在中断之前其驱动频率应该逐步减慢，以避免发生心搏暂停。

知识拓展

人工心脏起搏

人工心脏起搏是通过人工心脏起搏器或程序刺激器发放人造的脉冲电流刺激心脏，以带动心搏的治疗方法。心脏起搏器是一种植入于体内的电子治疗仪器，通过脉冲发生器发放电脉冲，通过导线电极的传导，刺激电极所接触的心肌，使心肌除极，以及使心脏激动和收缩，引起心脏收缩和维持泵血功能。主要用于治疗缓慢型心律失常，也用于治疗快速型心律失常，已成为临床心脏电生理检查中不可缺少的手段。

1958 年 10 月瑞典医生森宁教授首次将人工心脏起搏器植入到患者体内，他成为世界第一位全埋藏式人工心脏起搏器植入的手术者，植入的固定频率型起搏器是由埃姆奎斯特博士设计的，他因此成为世界第一例埋藏式心脏起搏器的设计者。

由一个起搏点控制整个心脏的整体活动具有极其重要的生理意义。正常情况下，窦房结的自律性最高，它自动产生的兴奋向外扩布，依次兴奋心房肌、房室交界、房室束、心室内传导组织和心室肌，引起整个心脏兴奋和收缩，临床上称窦性心律。在某种异常情况下，窦房结以外的自律组织（如窦房结自律性降低或者窦房结的兴奋因传导阻滞而不能控制某些自律组织）也可能自动发生兴奋，而心房或心室则依从当时情况下自律性最高部位的兴奋而跳动，所形成的心脏节律称为异位心律。

2. 决定和影响自律性的因素　自律细胞的自动兴奋，是 4 期膜自动去极化使膜电位从最大复极电位达到阈电位水平而引起的。因此，自律性的高低，既受最大复极电位与阈电位差距的影响，也取决于 4 期膜自动去极化的速度（图 4 - 5）。

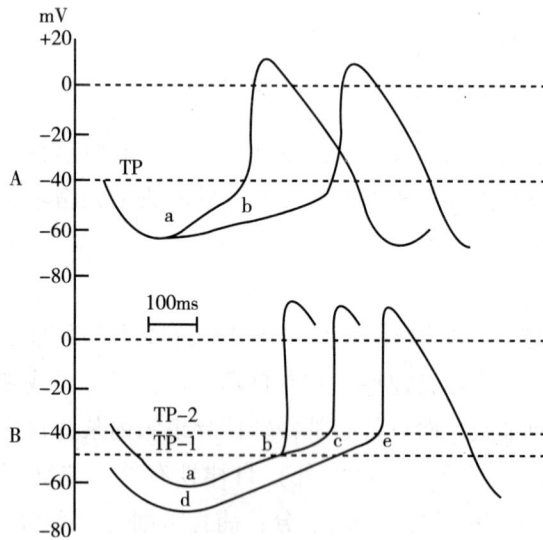

图 4 - 5　自律性的影响因素

A：4 期自动去极化速率由 a 变为 b 时，自律性降低；TP：阈电位；

B：最大复极电位由 a 变为 d 时，或阈电位由 TP - 1 变为 TP - 2 时，自律性降低

（1）最大复极电位与阈电位之间的差距　最大复极电位绝对值减少和（或）阈电位下移，均使两者之间的差距减小，自动去极化达到阈电位水平所需时间缩短，自律性增高；反之亦然。例如，迷走神经系统兴奋时可使窦房结自律细胞 K^+ 通道开放率增高，故其复极 3 期内 K^+ 外流增加，最大复极电位绝对值增大，自律性降低，心率减慢。

（2）4 期自动去极化的速度　若去极化速度增快，达阈电位水平所需时间缩短，单位时间内发生兴奋的次数增多，自律性增高。从前一节已知，4 期自动去极化速度取决于净内向电流增长的速度，即取决于膜内净正电荷增长速度。例如，儿茶酚胺可以增强内向电流，故可加速浦肯野细胞 4 期去极化速度，提高其自律性。

（二）传导性

心肌细胞传导兴奋的能力或特性称为心肌的传导性。相邻细胞之间以闰盘相连接，兴奋以局部电流的形式传导，使得兴奋在细胞间迅速传播，从而实现两侧心房和心室分别几乎同步的收缩和舒张。

1. 心脏内兴奋传播的途径和特点

（1）途径　正常心脏内兴奋传导主要依靠特殊传导系统来完成。窦房结发出的兴奋通

过心房肌传播到两心房，并沿心房的"优势传导通路"迅速传到房室交界，再经房室束和左、右束支到达浦肯野纤维网，引起心室肌兴奋，兴奋由心内膜侧向心外膜侧扩布，使整个心室兴奋（图 4 - 6）。

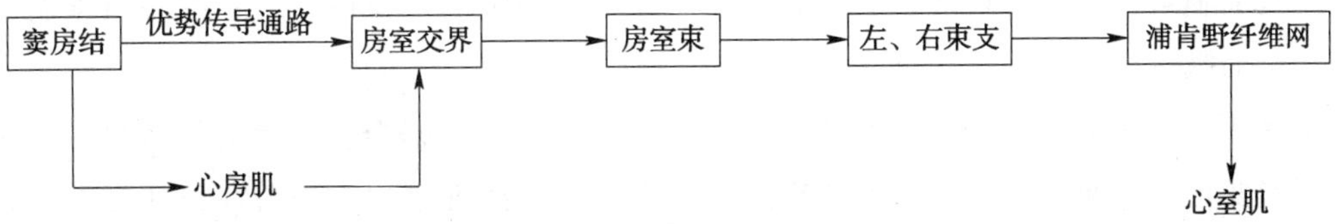

```
┌──────┐ 优势传导通路 ┌──────┐   ┌──────┐   ┌─────────┐   ┌───────────┐
│ 窦房结 │──────────→│房室交界│──→│ 房室束 │──→│ 左、右束支 │──→│ 浦肯野纤维网 │
└──────┘           └──────┘   └──────┘   └─────────┘   └───────────┘
   │                   ↑                                        │
   │      心房肌         │                                        ↓
   └──────────→─────────┘                                    ┌──────┐
                                                            │ 心室肌 │
                                                            └──────┘
```

图 4 - 6　心脏内兴奋传播的途径

（2）特点　由于各种心肌细胞的传导性高低不等，兴奋在心脏各个部分传播的速度是不相同的。在心房，一般心房肌的传导速度较慢（约为 0.4m/s），而"优势传导通路"的传导速度较快，窦房结的兴奋可以沿着这些通路很快传播到房室交界区。在心室，心室肌的传导速度约为 1m/s，而心室内传导组织的传导性却高得多，末梢浦肯野纤维传导速度最快可达 4m/s，而且它呈网状分布于心室壁，这样，由房室交界传入心室的兴奋就沿着高速传导的浦肯野纤维网迅速而广泛地向左右两侧心室壁传导，这种多方位的快速传导保证了心室的同步收缩。房室交界区细胞的传导性很低，其中，房室交界（包括房结区、结区和结希区）是正常兴奋由心房传入心室的唯一通路，且其传导速度慢，尤以结区最慢，占时较长，约需 0.1 秒，这种现象称为房室延搁。房室延搁具有重要的生理意义，它保证心房收缩完毕之后心室才开始收缩，避免心房和心室同步收缩，有利于心室血液的充盈与射血。但这一特性也使房室交界成为传导阻滞的好发部位，房室传导阻滞是临床上极为常见的一种心律失常。

2. 决定和影响传导性的因素　心肌的传导性取决于心肌细胞某些结构特点和电生理特性。

（1）结构因素　细胞直径与细胞内电阻呈反变关系，直径小的细胞内电阻大，产生的局部电流小于粗大的细胞，兴奋传导速度也较后者缓慢。心房肌、心室肌和浦肯野细胞的直径大于窦房结和房室交界细胞，其中，末梢浦肯野细胞的直径最大（在某些动物，直径可达 70μm），兴奋传导速度最快；窦房结细胞直径很小（5 ~ 10μm），传导速度很慢；而结区细胞直径更小，传导速度也最慢。

（2）生理因素　心肌细胞的电生理特性是决定和影响心肌传导性的主要因素。与其他可兴奋细胞相同，心肌细胞兴奋的传播也是通过形成局部电流而实现的（参见第二章）。因此，可以从局部电流的形成和邻近未兴奋部位膜的兴奋性这两方面来分析影响传导性的因素。

动作电位 0 期去极化的速度和幅度：局部电流是由兴奋部位膜 0 期去极化所引起的，0 期去极化的速度愈快，局部电流的形成也就愈快，很快就促使邻近未兴奋部位膜去极化达到阈电位水平，故兴奋传导愈快。另一方面，0 期去极化幅度愈大，兴奋和未兴奋部位之间的电位差愈大，形成的局部电流愈强，兴奋传导也愈快。除了细胞直径这个因素之外，浦肯野纤维等快反应细胞 0 期去极化速度和幅度明显高于窦房结等慢反应细胞，是前者传导性比后者为高的主要原因。

邻近未兴奋部位膜上决定 0 期去极化的离子通道的性状，是决定兴奋性从而也是影响传导性的主要因素。当静息电位和阈电位差距增大时，兴奋性降低（所需刺激阈值增高），同时，膜去极化达阈电位水平所需时间延长，传导速度因此减慢。

（三）兴奋性

心肌细胞对刺激产生兴奋的能力或特性称为心肌细胞的兴奋性。所有的心肌细胞与其他可兴奋细胞一样，均具有兴奋性。

1. 心肌细胞兴奋性的周期性变化 心肌细胞每产生一次兴奋，其膜电位将发生一系列有规律的变化，膜通道由备用状态经历激活、失活和复活等过程，兴奋性也随之发生相应的周期性改变。兴奋性的这种周期性变化，影响心肌细胞对重复刺激的反应能力，对心肌的收缩反应和兴奋的产生及传导过程具有重要作用。心室肌细胞在一次兴奋过程中，其兴奋性的变化可分以下几个时期（图4-7）。

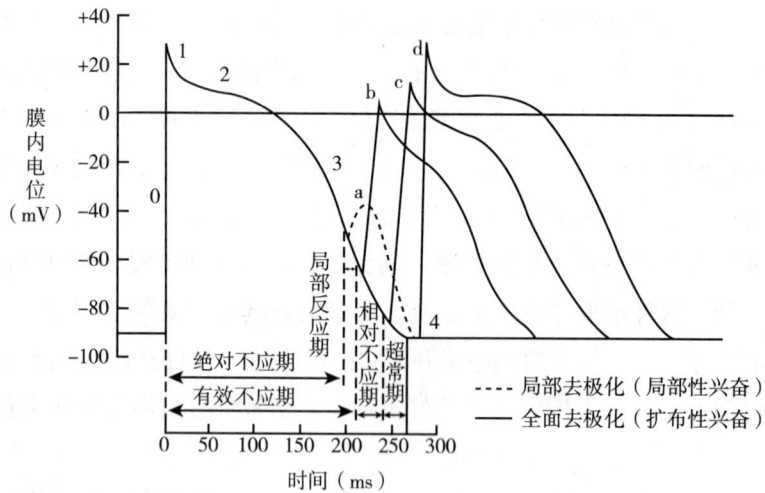

图4-7 心室肌动作电位兴奋性的周期性变化

（1）有效不应期 从0期去极化开始至3期复极化达-60mV这段时期内，给予有效刺激不能引发动作电位，称为有效不应期。其中从0期去极化开始至3期复极化膜内电位为-55mV的时间内，此时Na$^+$通道处于完全失活状态，心肌细胞兴奋性为零，故无论给予多强的刺激都不会使心肌细胞产生任何程度的去极化，称为绝对不应期。膜内电位从-55mV到-60mV期间，由于少量Na$^+$通道开始复活，此时如给予足够强度的刺激，心肌细胞可发生局部去极化，但仍不能产生动作电位，称为局部反应期。

（2）相对不应期 膜内电位复极化从-60mV至-80mV期间，给予阈上刺激，心肌细胞方可产生动作电位，称为相对不应期。此期部分Na$^+$通道由失活转为备用状态，受到刺激后Na$^+$通道开放，但数量较少，Na$^+$内流速度慢，动作电位幅度较正常小，心肌的兴奋性虽已逐渐恢复，但仍低于正常，易产生传导阻滞。

（3）超常期 膜内电位复极化从-80mV至-90mV期间，给予阈下刺激就能引起心肌细胞产生动作电位，称为超常期。在此期内，Na$^+$通道已大部分或全部处于备用状态，加之膜电位绝对值尚低于静息电位，距阈电位的差距较小，引起兴奋所需的刺激阈值减小，因此兴奋性高于正常水平。

最后，复极完毕，膜电位恢复正常静息水平，兴奋性也恢复正常。

2. 影响心肌细胞兴奋性的因素 兴奋的产生包括静息电位去极化到阈电位水平以及

Na⁺通道的激活这样两个环节，当这两方面的因素发生变化时，兴奋性将随之发生改变。

（1）静息电位水平　静息电位（在自律细胞，则为最大复极电位）绝对值增大时，距离阈电位的差距就加大，引起兴奋所需的刺激阈值增大，表现为兴奋性降低。反之，静息电位绝对值减少时，距阈电位的差距缩小，所需的刺激阈值减少，兴奋性增高（图4-8）。

（2）阈电位水平　阈电位水平上移，则和静息电位之间的差距增大，引起兴奋所需的刺激阈值增大，兴奋性降低。反之亦然（图4-9）。

（3）Na⁺通道的状态　Na⁺通道具有激活、失活和备用三种功能状态。Na⁺通道的活动是电压依从性和时间依从性的。当膜电位处于正常静息电位水平-90mV时，Na⁺通道处于备用状态，在此状态下，心肌受阈刺激，膜上Na⁺通道被大量激活而开放。Na⁺通道激活后就立即迅速失活（约1ms），通道关闭，Na⁺内流迅速终止。处于失活状态的Na⁺通道不能被再次激活；只有在膜电位恢复到静息电位水平时，Na⁺通道才重新恢复到备用状态，心肌细胞受到刺激才能使之激活开放。

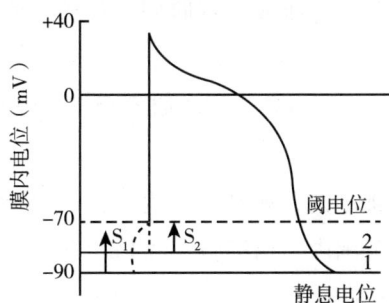

图4-8　静息电位改变对兴奋性的影响

S₁：刺激1；S₂：刺激2

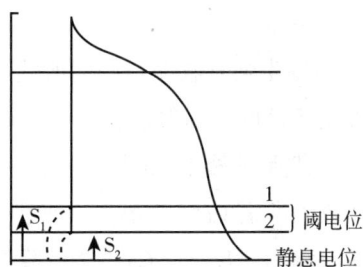

图4-9　阈电位改变对兴奋性的影响

S₁：刺激1；S₂：刺激2

3. 兴奋性周期性变化的意义　兴奋性发生周期性变化，是所有神经和肌组织共同的特性；但心肌细胞兴奋性变化的特点是有效不应期特别长，相当于整个收缩期加上舒张早期（图4-10）。心肌的这一特点具有重要意义，它使心肌不能产生像骨骼肌那样的强直收缩，始终保持着收缩与舒张交替的节律性活动，保证心脏的充盈和射血正常进行。

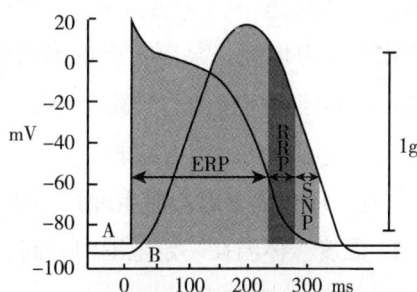

图4-10　心室肌细胞兴奋性的周期性变化与机械收缩的关系

ERP：绝对不应期；RRP：相对不应期；SNP：超常期

正常情况下，心脏是受窦房结自动产生的兴奋进行节律性的活动。如果在有效不应期之后，下一次窦房结兴奋传导心室肌之前，心室受到一次额外的人工刺激或异位起搏点产生的刺激，则可产生一次兴奋和收缩，称为期前兴奋或期前收缩（图4-11）。在期前收缩之后，出现一段较长的舒张期，称为代偿间歇。因为期前收缩也有自己的有效不应期，当下一次窦房结兴奋传到心室肌时，正好落在期前收缩的有效不应期内，因而不能引起心室的兴奋和收缩，出现一个较长的心室舒张期。期前收缩是临床上常见的一种异位心律，频繁或多发的期前收缩可以由心脏的炎症或缺血引起。

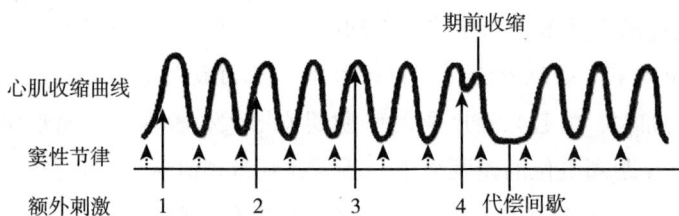

图 4 - 11　期前收缩与代偿间歇

（四）收缩性

心肌细胞受刺激兴奋后发生收缩的能力，称为收缩性。只有工作细胞（非自律细胞）具有收缩性。与骨骼肌细胞比较，心肌细胞收缩具有自身的特点。

1. 心肌细胞收缩的特点

（1）同步收缩（"全或无"式收缩）　由于心房和心室内特殊传导组织的传导速度快，加之心肌细胞之间的闰盘区电阻低，兴奋很容易通过，因此当心房或心室受到刺激后，兴奋几乎同时到达所有心房肌或心室肌，从而引起所有心房肌或心室肌同步收缩。同步收缩有利于心脏泵血。

（2）不发生强直收缩　如前所述，心肌细胞的有效不应期长使心肌不会产生强直收缩，这对心脏交替性的收缩射血和舒张充盈活动非常有利。

（3）对细胞外液中 Ca^{2+} 依赖性较大　由于心肌细胞的肌质网不发达，贮 Ca^{2+} 量少，因此，心肌收缩所需 Ca^{2+} 主要来自细胞外液。在一定范围内，当细胞外液 Ca^{2+} 浓度升高，可增强心肌收缩力；反之，Ca^{2+} 浓度降低，心肌收缩力减弱。

2. 影响心肌收缩的因素　在生理和病理情况下，许多因素都可以影响心肌的收缩。例如，正常机体在运动状态下，交感 - 肾上腺髓质系统兴奋，心肌收缩能力增强，泵出更多的血液以满足机体的

> **考点提示**
> 心肌细胞的自律性、传导性、兴奋性、收缩性的特点。

需要；各种因素所致的心肌缺血缺氧，代谢紊乱，能量供应不足，酸性代谢产物生成增多等，均可使心肌的收缩力减弱。

（五）理化因素对心肌生理特性的影响

1. 温度　体温在一定范围内升高，可使心率加快；反之则心率减慢。一般体温每升高 1℃，心率约增加 10 次/分。

2. 酸碱度　当血液 pH 降低时，心肌收缩力减弱；当 pH 升高时，心肌收缩力增强。

3. 主要离子对心肌生理特性的影响　心肌的电生理特性是以离子活动为基础的，因而细胞外液中离子浓度过低或过高均可影响心脏活动。其中以 K^+、Ca^{2+} 的影响较重要。

（1）K^+ 的影响　血 K^+ 浓度变化对心肌的影响最重要。K^+ 对心肌细胞有抑制作用，当血 K^+ 升高时，心肌的自律性、传导性和收缩性均下降，表现为心动过缓、传导阻滞和心肌收缩力减弱，严重时心肌的活动可停止于舒张状态。所以临床上在使用含有钾盐的药物时，不能用静脉推注，而应行静脉滴注，同时必须做到"少而慢"。当血 K^+ 浓度降低时，心肌的自律性、兴奋性和收缩性均增高，易发生期前收缩和异位心律。

（2）Ca^{2+} 的影响　Ca^{2+} 有增强心肌收缩力的作用，当血 Ca^{2+} 浓度升高时，可增强心肌收缩力；反之，血 Ca^{2+} 浓度降低，心肌收缩力减弱。

四、心脏的泵血功能

(一) 心率与心动周期

1. 心率 每分钟心跳的次数称为心率。正常成人安静状态下，心率为 60 ~ 100 次/分，平均为 75 次/分，低于 60 次/分为心动过缓，超过 100 次/分为心动过速。心率可因年龄、性别和生理状态不同而异。新生儿心率可达 130 次/分以上，以后逐渐减慢，至青春期接近成年人。成年人的心率，女性较男性快；经常进行体力劳动或体育锻炼的人，平时心率较慢；同一个人，安静或睡眠时较慢，肌肉活动增加或情绪激动时较快。

2. 心动周期 心房或心室每收缩和舒张一次所经历的机械活动周期，称为心动周期。一般以心房开始收缩作为一个心动周期的起点。

心动周期时程的长短与心率快慢有关。如以成年人安静时平均心率 75 次/分算，则每一次心动周期时程约为 0.8 秒，其中心房收缩期为 0.1 秒，舒张期为 0.7 秒；而心室收缩期为 0.3 秒，舒张期为 0.5 秒。心房和心室都处于舒张的时间为 0.4 秒，这一时期称为全心舒张期（图 4 - 12）。若心率加快，心动周期就会缩短。收缩期和舒张期虽均缩短，但舒张期的缩短更明显，心肌的工作时间相对延长，休息时间相对缩短，这对心脏的充盈及持久活动是不利的。所以，对任何病因引起的心率过快，都应当引起医生的足够重视。

综上所述，心动周期具有如下特点：①在一次心动周期中，心房收缩在先，心室收缩在后；②心动周期的长短与心率有关，两者之间成反比关系；③有一个全心舒张期；④左右两侧的心房和心室的

> **考点提示**
>
> 心率、心动周期的概念；心率与心动周期的关系。

舒缩是同步的；⑤在心动周期中，心房和心室的舒张期均比收缩期长，有利于静脉血的回流及心室充盈，保证心室有效的射血；⑥如果心率加快，主要影响的是舒张期。

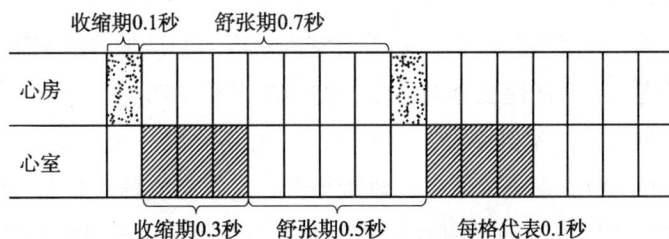

图 4 - 12 心动周期示意图

(二) 心脏的泵血过程

心脏泵血过程是指心脏通过收缩和舒张的交替活动将血液从静脉吸回心室并射入动脉的过程。现以左心为例说明心脏的射血与充盈过程（图 4 - 13）。

1. 心室收缩期

（1）**等容收缩期** 心室肌开始收缩，室内压迅速升高，当室内压超过房内压，推动房室瓣关闭。此时，室内压仍低于主动脉压，动脉瓣仍处于关闭状态，心室成为一个密闭的腔。当房室瓣关闭动脉瓣尚未开放的时期，心室内容积不变，称为等容收缩期。此期成为心动周期中室内压上升速度和幅度最大的时期。

（2）**快速射血期** 心室肌继续收缩，室内压继续升高，当室内压超过动脉压时，冲开动脉瓣，血液迅速射入动脉，心室容积迅速减小。此期射入到动脉的血量较大，约占总射

血量的 2/3，而且血流速度很快，故称为快速射血期。此期室内压上升达峰值，心室容积下降速度最快。

（3）缓慢射血期　快速射血期后，动脉内血液量增多，压力增大；同时由于心室内血量减少，心室肌收缩力下降，故射血速度减慢，称为缓慢射血期。

2. 心室舒张期

（1）等容舒张期　心室肌开始舒张，室内压急剧下降，当室内压低于动脉压，动脉瓣关闭，此时室内压仍然明显高于房内压，房室瓣依然处于关闭状态，心室再次形成一个密闭的腔。从动脉瓣关闭到房室瓣尚未开放的时期，心室内容积不变，称为等容舒张期。此期成为心动周期中室内压下降速度和幅度最大的时期。

（2）快速充盈期　等容舒张期末，室内压低于房内压，房室瓣开放，心房和大静脉内血液顺着房室压力梯度被快速的抽吸进入心室，心室容积增大，称为快速充盈期。在

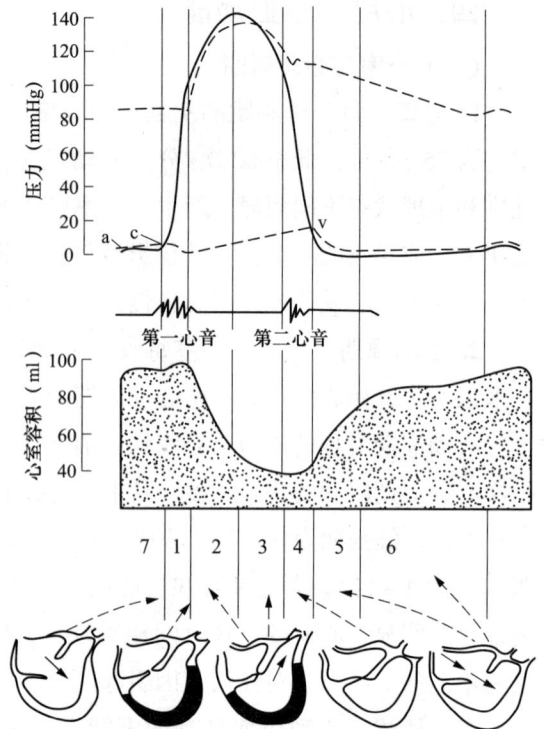

图 4-13　心脏的射血和充盈过程

1. 心房收缩期；2. 等容收缩期；3. 快速射血期；

4. 缓慢射血期；5. 等容舒张期；

6. 快速充盈期；7. 缓慢充盈期

这一时期内，进入心室的血量约占总充盈量的 2/3，是心室充盈的主要阶段。此期心室容积增加速度最快、量最多。

（3）缓慢充盈期　快速充盈期后，随着心室内血液不断增加，房室压力梯度逐渐减小，静脉内血液经心房流入心室的速度逐渐减慢，称为缓慢充盈期。

（4）心房收缩期　在心室舒张的最后 0.1 秒，心房收缩，房内压升高，进一步将心房内血液挤入心室，心房收缩期进入心室的血量约占心室总充盈量的 1/3。故从心室的充盈量来看，由心室舒张而"抽吸"的量约占 70%，通过心房收缩而充盈的量仅约占 30%。

总的来说，在心脏的泵血过程中，瓣膜的启闭保证了血液的单向流动，而瓣膜的启闭是由瓣膜两侧压力差决定的，压力差的变化又取决于心肌的活动，主要是心室肌的舒缩活动（表 4-1）。所以，临床上心房纤颤的患者，尽管心房已不能正常收缩，

考点提示

心脏泵血过程中心室容积、压力及瓣膜的启闭和血流方向的变化。

心室的充盈量有所减少，但对心脏的泵血功能影响尚不严重，若发生心室纤颤，则心脏的泵血功能丧失，后果极为严重。

表 4-1　心动周期中压力变化、瓣膜开放、血流方向、容积变化

时相	压力变化	房室瓣	动脉瓣	血流方向	容积
心房收缩期	房＞室＜A	开	关	房→室	↑
等容收缩期	房＜室＜A	关	关	不变	不变

时相	压力变化	房室瓣	动脉瓣	血流方向	容积
快速射血期	房＜室＞A	关	开	室→A	↓↓
缓慢射血期	房＜室＜A	关	开	室→A	↓
等容舒张期	房＜室＜A	关	关	不变	不变
快速充盈期	房＞室＜A	开	关	V→房→室	↑↑
缓慢充盈期	房＞室＜A	开	关	V→房→室	↑

注：A. 动脉；V. 静脉；↑增加；↓减小。

（三）心脏泵血功能的评价

1. 每搏输出量和射血分数　一侧心室每次收缩射出的血量称为每搏输出量，简称搏出量。正常成人安静状态下的搏出量为 60~80ml。正常成人安静时左心室舒张末期容积约 125ml，可见在射血期末，心室内还有血液存留。搏出量占心室舒张末期容积的百分比称为射血分数。安静状态下，健康成人的射血分数为 55%~65%。正常心脏搏出量始终与心室舒张末期容积相适应。在一定范围内，心室舒张末期容积增加时，搏出量也相应增加，射血分数基本不变。在心室异常扩大，心功能减退时，搏出量可能与正常人没有明显区别，但与已经增大了的心室舒张末期容积相比，射血分数明显下降。因此，射血分数是评定心脏泵血功能较为客观的指标，特别是对早期发现心脏泵血功能异常具有重要意义。

2. 每分输出量和心指数　一侧心室每分钟射出的血量称为每分输出量，简称心输出量，等于搏出量乘以心率。如按心率 75 次/分计算，正常成年人安静时心输出量为 4.5~6L/min，平均约为 5L/min。心输出量与机体新陈代谢水平相适应，可因性别、年龄及其他生理情况而不同。成年女性比同体重男性心输出量约低 10%；青年时期高于老年时期；重体力劳动或剧烈运动时，心输出量可高达 25~35L/min，麻醉情况下则可降低到 2.5L/min。故心输出量是以个体为单位计算的，身体矮小的人和高大的人，新陈代谢总量不相等，因此，用输出量的绝对值作为指标对不同个体之间的心功能进行比较，是不全面的。

研究表明，正常人安静时的心输出量与体表面积呈正比。将人体在空腹和安静状态下，以每平方米体表面积来计算的心输出量称为心指数。一般成人的体表面积为 1.6~1.7m²，静息时心输出量按 5~6L/min 计算，则心指数为 3.0~3.5L/(min·m²)。心指数是分析比较不同个体心脏功能常用的指标。安静和空腹情况下的心指数，称之为静息心指数，是分析比较不同个体心功能时常用的评定指标。心指数随年龄不同而不同。年龄在 10 岁左右时，静息心指数最大，可达 4L/(min·m²) 以上，以后随年龄增长而逐渐下降，到 80 岁时，静息心指数接近于 2L/(min·m²)。肌肉运动时，心指数随运动强度的增加大致成比例地增高。妊娠、情绪激动和进食时，心指数均增高。

由于心指数的测定未考虑心室舒张末期容积的变化，因此，在评价病理状态下心室射血功能时，其价值不如射血分数。

3. 心脏做功量　血液在心血管内流动过程中所消耗的能量，是由心脏做功所供给的，即心脏做功所释放的能量转化为压强能和血流的动能，血液才能循环流动。

心室收缩射血一次所做的功，称为每搏功。可以用搏出的血液所增加的动能和压强能来表示。心脏射出的血液所具有的动能在整个搏功中所占比例很小，可以略而不计。搏出血液的压强能可用平均动脉压［＝舒张压＋（收缩压－舒张压）×1/3］表示。故计算左心室每搏功的简式如下：

$$每搏功(J) = 搏出量(L) \times 0.001 \times (平均动脉压 - 平均左心房压)(mmHg) \times 13.6(kg/L) \times 9.807$$

设搏出量为70ml，收缩压120mmHg，舒张压80mmHg，平均左心房压6mmHg，心率75次/分，代入上式，求得左心室每搏功为0.803J。

正常情况下，左、右心室的搏出量基本相等，但肺动脉平均压仅为主动脉平均压的1/6左右，故右心室做功量也只有左心室的1/6。也就是说，在动脉压增高的情况下，心脏要射出与原先同等量的血液就必须加强收缩；如果此时心肌收缩的强度不变，那么，搏出量将会减少。实验资料表明，心肌的耗氧量与心肌的做功量是相平行的。由此可见，作为评定心泵血功能的指标，心脏做功量要比单纯的心输出量更为全面。特别是在动脉压不相等的各个人，或是对同一个人动脉压发生变动前后的心脏泵血功能进行分析比较时，情况更是如此。

4. 心力贮备 心输出量随机体代谢需要而增加的能力称为心力贮备。健康成年人静息状态下心输出量为5L左右；强体力劳动时，心输出量可达25～30L，为静息时的5～6倍。表明健康的心脏具有强大的心力贮备。心脏每分钟能射出的最大血量，称最大输出量，它反映心脏的健康程度。某些心脏疾病患者，静息时心输出量与健康人没明显差别，在代谢活动增强时，心输出量不能相应增加，最大输出量较正常人为低，不能满足机体的需要而表现为缺血、缺氧；而训练有素的运动员，心脏的最大输出量远比一般人为高，可达35L以上，为静息时的8倍左右。

（四）影响心输出量的因素

机体在长期进化的过程中，发生和发展了一套逐步完善的循环调节机构，使循环功能适应于不同生理情况下新陈代谢的需要。这种调节是在复杂的神经和体液机制参与下，通过对心脏和血管活动的综合调节而实现的（整体调节机制将后述）。本节主要从心脏本身来阐述控制心输出量的因素及其作用机制。搏出量和心率是决定心输出量的两大基本因素。凡能影响搏出量的因素和心率的改变均可影响心输出量。

1. 影响搏出量的因素 在心率不变的情况下，搏出量的多少取决于心室肌收缩的强度和速度，因此，凡能影响心肌收缩的因素都能影响搏出量，包括前负荷、后负荷和心肌收缩能力。

（1）前负荷 心室收缩之前所承受的负荷称为前负荷，即心室舒张末期充盈量。心室充盈量包括静脉回心血量和心室射血剩余血量两个部分。正常情况下，射血分数基本不变，因此，搏出量主要取决于静脉回心血量。实验证明，在一定的范围内，当静脉血的回流量增加时，心室舒张末期的充盈量增多，心肌纤维的初长度增加，心肌收缩力增强，搏出量增多。相反，静脉回流量减少，搏出量也减少。但如果静脉血回流过快、过多，使得心肌的前负荷过大时，心肌收缩力反而减弱，使搏出量减少。故临床上静脉输液或输血的速度和量应适当，以防发生急性心力衰竭。

（2）后负荷 心室肌在收缩过程中所承受的负荷称为后负荷，指心脏在射血过程中所遇到的阻力，即动脉血压。当心肌收缩力、心率保持不变，则后负荷与搏出量呈反比关系。动脉血压升高，后负荷增大，心室等容收缩期延长，射血期缩短，射血速度减慢，搏出量减少。临床上高血压患者，因长期后负荷加重，心肌经常处于收缩加强的状态而逐渐肥厚，导致心肌缺血缺氧、心肌收缩能力减弱，最后左心泵血功能衰竭。故对心力衰竭患者，可考虑用扩血管药物，以降低动脉血压，增加搏出量，减轻心脏负担。

（3）心肌收缩力 心肌不依赖于负荷而是通过心肌本身功能状态改变力学活动的一种内在特性，称为心肌收缩力。凡能影响兴奋 – 收缩偶联过程中各个环节的因素，都可以影响心肌收缩力，如细胞内 Ca^{2+} 的浓度和 ATP 酶的活性等。正常情况下，心肌收缩力受神经和体液因素的影响。当交感神经活动增强，肾上腺素和去甲肾上腺素分泌增多时，心肌收缩力增强，每搏输出量增多；当迷走神经活动增强，乙酰胆碱分泌增多时，则引起相反效应。

2. 心率 不同生理条件下，心率有很大变动，可低到每分钟 40~50 次，高达每分钟 200 次。心输出量是搏出量与心率的乘积，心率增快，心输出量增加。在保持每搏输出量不变的前提下，一定范围内心率与心输出量之间成正比。如心率过速或过缓，都会减少心输出量。心率过快时（超过 160~180 次/分），心舒期缩短，心室充盈不足，结果使每搏输出量明显减少，所以心输出量也减少。当心率增快但尚未超过此限度时，尽管此时心室充盈时间有所缩短，但由于回心血量中的绝大部分是在快速充盈期内进入心室的，因此，心室充盈量以及搏出量不至于减少或过分减少，而由于心率增加，每分钟的输出量增加。反之，如心率太慢（低于 40 次/分），心室舒张期过长，心室充盈早已接近限度，再延长心室舒张时间也不能相应增加充盈量和搏出量，结果心输出量也减少。可见，心跳频率最适宜时，心输出量最大，心率过快或过慢，心输出量都会减少。

心率受自主神经的控制，交感神经活动增强时，心率增快；迷走神经活动增强时，心率减慢。影响心率的体液因素主要有循环血液中的肾上腺素和去甲肾上腺素，以及甲状腺素。此外，心率也受体温的影响，体温升高 1℃，心率将增加 12~18 次。

> **考点提示**
> 心脏泵血功能的评价；心输出量及其影响因素。

五、心音

在一个心动周期中，心肌收缩、瓣膜启闭、血液加速和减速对心血管壁的加压和减压作用以及形成的涡流等因素引起的机械振动，可通过周围组织传递到胸壁。如将听诊器放在胸壁某些部位，就可以听到声音，称为心音。

心音发生在心动周期的某些特定时期，其音调和持续时间也有一定的规律。正常心脏可听到 4 个心音：即第一、第二、第三和第四心音。多数情况下只能听到第一和第二心音，在某些健康儿童和青年人也可听到第三心音，40 岁以上的健康人也有可能出现第四心音。心脏某些异常活动可以产生杂音或其他异常心音。因此，心音对于心脏疾病的诊断有一定的意义。

（一）第一心音

发生在心室收缩期，标志着心室收缩的开始。产生原理是：当心室收缩时，由于房室瓣迅速关闭、心室肌的收缩以及血液撞击动脉管壁引起的振动而产生。第一心音在左侧第五肋间锁骨中线内侧听得最清楚。第一心音的特点是：音调较低，持续时间较长。第一心音可反映心肌收缩的强弱和房室瓣的功能状态。

（二）第二心音

发生在心室舒张期，标志着心室舒张的开始。产生原理是：当心室舒张时，由于动脉

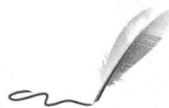

瓣迅速关闭、血液返流冲击主动脉根部引起的振动而产生。第二心音在胸骨左、右缘第二肋间听得最清楚。第二心音的特点是：音调较高，持续时间较短。第二心音可反映动脉瓣的功能状态。

第三心音发生在快速充盈期末，是一种低频、低振幅的心音。它可能是由于心室快速充盈期末，血流充盈减慢，流速突然改变，使心室壁和瓣膜发生振动而产生的。第四心音是与心房收缩有关的一组心室收缩期前的振动，故也称心房音。正常心房收缩，听不到声音，但在异常有力的心房收缩和左心室壁变硬的情况下，心房收缩使心室充盈的血量增加，心室进一步扩张，引起左心室肌及二尖瓣和血液振动，则可产生第四心音。听取心音对某些心脏病的诊断具有重要价值，故心音听诊是临床医生需要掌握的基本技能之一。

第二节　血管生理

一、各类血管的功能特点

血管系统由动脉、毛细血管和静脉相互串联构成。血液从心室流入动脉，经毛细血管后，由静脉返回心房。在体循环，供应各器官的血管相互间呈并联关系。从生理功能上可将血管分为以下几类。

1. 弹性贮器血管　指主动脉、肺动脉主干及其发出的最大的分支。此类血管的管壁坚厚，富含弹性纤维，有明显的可扩张性和弹性。左心室射血时，主动脉压升高，主动脉扩张，可使部分血液贮存在主动脉内。心室舒张时，被扩张的主动脉管壁弹性回缩，将贮存在主动脉内的血液推向外周血管。大动脉的这种功能称为弹性贮器作用，可使间断性的心脏射血转变为血管系统中连续的血流，并能减小每个心动周期中血压的波动幅度。

2. 分配血管　从弹性贮器血管以后到分支为小动脉前的动脉管道，功能是向各组织器官输送血液，故称分配血管。

3. 毛细血管前阻力血管　小动脉和微动脉的管径小，富含平滑肌。平滑肌舒缩活动可使局部血管的口径和血流阻力发生明显变化，从而改变所在器官、组织的血流量。因此，此两类血管称为毛细血管前阻力血管。

4. 毛细血管前括约肌　环绕在真毛细血管的起始部的平滑肌，称为毛细血管前括约肌。它的收缩和舒张可决定某一时间内毛细血管开放的数量。

5. 交换血管　指真毛细血管。其管壁仅由单层内皮细胞构成，通透性很高，是血管内血液和血管外组织液进行物质交换的场所。

6. 毛细血管后阻力血管　指微静脉。微静脉管径小，对血流也产生一定的阻力。可改变毛细血管血压和体液在血管内和组织间隙内的分配情况。

7. 容量血管　指静脉。静脉的数量多，口径粗，管壁薄，故其容量较大，较小的压力变化就可使容积发生较大的变化。在安静状态下，整个静脉系统容纳了全身循环血量的60%～70%。静脉在血管系统中起血液贮存库的作用，被称为容量血管。

8. 短路血管　指一些血管床中小动脉和小静脉之间的直接联系。它们可使小动脉内的血液不经过毛细血管而直接流入小静脉。手指、足趾、耳郭等处的皮肤中有许多短路血管存在，与体温调节有关。

二、动脉血压和动脉脉搏

（一）血压的概念

血液在血管内流动，对单位面积血管壁的侧压力称血压，也即压强。压强的国际标准计量单位为帕（Pa），即牛顿/米^2（N/m^2）。帕的单位较小，故血压数值通常用千帕（kPa）表示。由于长期来人们用水银检压计来测量血压，因此习惯上用水银柱的高度即毫米汞柱（mmHg）来表示血压数值。1mmHg 等于 0.133kPa。

（二）动脉血压

1. 动脉血压的形成　首先是由于心血管系统内血液充盈。如果血量增多，或血管容量缩小，则血液充盈程度大，血压高。反之，则血压低。

形成动脉血压的另一条件是心脏射血。心室肌收缩时所释放的能量分为推动血液流动的动能和对

血管壁形成侧压力的势能，即压强能。在心舒期，大动脉弹性回缩，又将部分势能转变为推动血液的动能。因此在心动周期中动脉血压发生周期性的变化。此外，由于血液从大动脉流向心房的过程中不断消耗能量，故血压逐渐降低。在机体处于安静状态时，体循环中毛细血管前阻力血管部分血压降落的幅度最大。

影响动脉血压形成的另两个因素是外周阻力和弹性贮器血管的弹性。

外周阻力主要是指小动脉和微动脉对血流的阻力。心脏每次射血在心缩期仅约1/3流向外周，其余2/3则暂时贮存于弹性贮器血管内。弹性贮器血管管壁的中膜主要是由弹性纤维构成，具有很大的弹性和可扩张性。血管壁的扩张变形，一方面缓冲血压的升高，另一方面将这部分能量转变为势能贮存起来。在心舒期，心脏停止射血，此时扩张变形的弹性贮器血管依其弹性回缩力回位，于是贮存于血管壁上的势能释放出来，维持心舒期的动脉血压，并推动血液继续流向外周。由此可见，弹性贮器血管的弹性作用不仅可缓冲动脉血压的大幅度波动，并且使心脏的间断射血变为动脉中的持续性血流。

2. 动脉血压的正常值　心室收缩时，主动脉压急剧升高，在快速射血期达到最高值，这时的动脉血压值称为收缩压。心室舒张时，主动脉压下降，在心舒末期动脉血压的最低值称为舒张压。收缩压和舒张压的差值称为脉搏压，简称脉压。一个心动周期中每一瞬间动脉血压的平均值，称为平均动脉压。平均动脉压大约等于2/3舒张压加1/3收缩压。

一般所说的动脉血压是指主动脉压。因为在大动脉中血压降落很小，故通常将在上臂测得的肱动脉血压代表主动脉压。血压采用间接法来测量，其测量方法见图4-14。当血压计袖带的压力超过肱动脉的收缩压时，动脉内无血液通过，在桡动脉处就无血液撞击血管的声音；当袖带内压力低于收缩压而高于舒张压时，心室收缩期内，血液可通过桡动脉，而舒张期则无血液通过，在听诊器内听到间断的声音；当袖带内压力低于舒张压时，血管畅通，听诊器内又无声音。因此，在间接法测量血压时，第一次声音出现，此时的血压为收缩压，声音消失时，为舒张压。我国健康青年人在安静状态时的收缩压为100~120mmHg（13.3~16.0kPa），舒张压为60~80mmHg（8.0~10.6kPa），脉搏压为30~40mmHg（4.0~5.3kPa）。

当血液从主动脉流向外周时，因不断克服血管对血流的阻力而消耗能量，血压也就逐

渐降低。在各段血管中，血压降落的幅度与该段血管对血流的阻力的大小成正比。在体循环中，微动脉段的血流阻力最大，血压降落也最为显著。

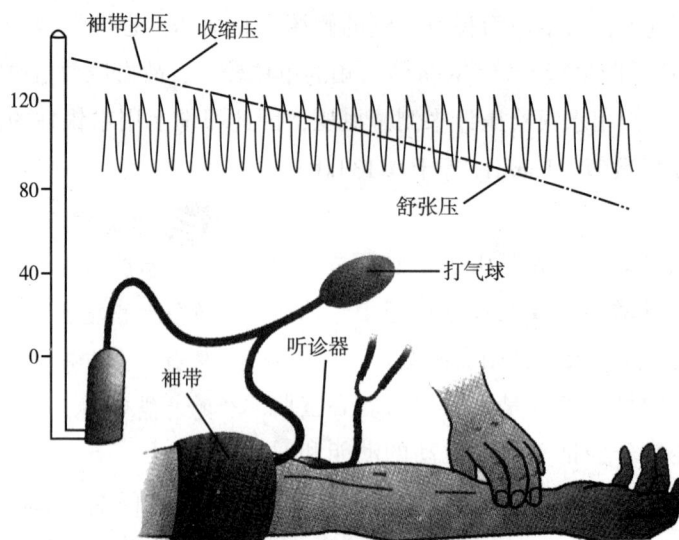

图 4 – 14　动脉血压的测量方法及原理

3. 影响动脉血压的因素　凡能影响动脉血压形成的因素，如心脏射血（又包括搏出量、心率）、外周阻力、弹性贮器血管的弹性、循环血量与血管容量的关系等，都能影响动脉血压。

（1）心脏每搏输出量　每搏输出量增大时，心缩期射入主动脉内的血量增多，主动脉管壁所受的张力增大，故收缩期动脉血压的升高更加明显。由于动脉血压升高，导致血流速度加快，如果外周阻力和心率的变化不大，则大动脉内增多的血量仍可在心舒期流至外周。到舒张期末，大动脉内存留的血量和每搏输出量增加之前相比，增加并不多。因此，当每搏输出量增加而外周阻力和心率变化不大时，动脉血压的升高主要表现为收缩压的升高，舒张压可能升高不多，脉压增大。反之，当每搏输出量减少时，则主要使收缩压降低，脉压减小。可见，在一般情况下，收缩压的高低主要反映心脏每搏输出量的多少。

（2）心率　心率加快，若每搏输出量和外周阻力不变，由于心舒期缩短，心舒期内流向外周的血液减少，导致心舒期末主动脉内存留的血量增多，舒张期血压升高。由于动脉血压升高可使血流速度加快，因此在心缩期内可有较多的血液流至外周，收缩压的升高不如舒张压的升高显著，脉压比心率增加前减小。相反，心率减慢时，舒张压降低的幅度比收缩压降低的幅度大，故脉压增大。

（3）外周阻力　如果心输出量不变而外周阻力加大，则心舒期内血液向外周流动的速度减慢，心舒期末存留在主动脉中的血量增多，故舒张压升高。在心缩期，由于动脉血压升高使血流速度加快，因此收缩压的升高不如舒张压的升高明显，脉压相应减小。反之，当外周阻力减小时，舒张压的降低比收缩压的降低明显，故脉压加大。可见，在一般情况下，舒张压的高低主要反映外周阻力的大小。

外周阻力的改变，主要是由骨骼肌和腹腔器官阻力血管口径的改变引起。另外，血液黏滞度也影响外周阻力。如果血液黏滞度增高，外周阻力就增大，舒张压就升高。

（4）主动脉和大动脉的弹性贮器作用　由于主动脉和大动脉的弹性贮器作用，可缓冲血压的急剧波动。老年人的动脉管壁硬化，顺应性变小，大动脉的弹性贮器作用减弱，故脉压增大。

（5）循环血量和血管系统容量的比例　循环血量和血管系统容量相适应，才能使血管系统足够充盈，并维持血压。失血后，循环血量减少，此时如果血管系统的容量改变不大，则循环系统的血液充盈必然降低，使动脉血压降低。在另一些情况下，如果循环血量不变而血管系统容量增大，也会造成动脉血压下降。

实际上，在各种不同的生理情况下，上述各种影响动脉血压的因素可同时发生改变。因此，在某种生理情况下动脉血压的变化，往往是各种因素相互作用的综合结果。

> **考点提示**
>
> 血液充盈时产生动脉血压的先提条件，心脏射血、外周阻力在动脉弹性的配合下产生了动脉血压及其变化。

（三）动脉脉搏

在每个心动周期中，动脉内的压力发生周期性的波动。这种周期性的压力变化可引起动脉血管发生搏动，称为动脉脉搏。动脉脉搏可沿着动脉向外周传播，且其传播速度远较血流速度为快。一般动脉管壁的顺应性愈大，脉搏波的传播速度就愈慢。老年人动脉管壁的顺应性减弱，所以脉搏波的传播速度比年轻人快些。在手术时暴露动脉，可以直接看到动脉随每次心搏而发生的搏动。用手指也可摸到身体浅表部位的动脉搏动，临床上最常选用桡动脉作为观察脉搏的部位。

三、静脉血压和静脉回心血量

静脉是血液回流入心脏的通道，静脉系统的容量很大，而且容易被扩张，又能够收缩。静脉对血流的阻力也很小，约占整个体循环总阻力的15%。因此静脉起血液贮存库的作用。静脉的收缩或舒张可有效地调节回心血量和心输出量，使血液循环功能能够适应机体在各种生理状态时的需要。

（一）静脉血压

当体循环血液到达微静脉时，血压下降至 $15 \sim 20 \text{mmHg}$。右心房血压最低，接近于零。通常将右心房和胸腔内大静脉的血压称为中心静脉压，其变动范围为 $4 \sim 12 \text{cmH}_2\text{O}$；各器官静脉的血压称为外周静脉压。心脏射血能力和静脉回心血量之间的相互关系决定了中心静脉压的高低。中心静脉压是反映心血管功能的又一指标。如果心脏射血能力较强，能将回流入心脏的血液及时地射入动脉，中心静脉压就较低。反之，心脏射血能力减弱时，中心静脉压就升高。另一方面，如果静脉回流速度加快，中心静脉压也会升高。因此，在血量增加，全身静脉收缩，或因微动脉舒张而使外周静脉压升高等情况下，中心静脉压都可能升高。监测中心静脉压对在临床上输液治疗休克患者时具有重要意义。如果中心静脉压偏低或有下降趋势，常提示输液量不足；如果中心静脉压高于正常并有进行性升高的趋势，则提示输液过快或心脏射血功能不全。当心脏射血功能减弱而使中心静脉压升高时，静脉回流将会减慢，较多的血液滞留在外周静脉内，故外周静脉压升高。

（二）重力对静脉压的影响

血液受地球重力场的影响，可在血管中产生一定的静水压。因此，各部分血管的血压由心脏作功及该部分血管的静水压两方面组成。各部分血管静水压的高低由人体的体位决定。平卧时，身体各部分血管大都和心脏处于相同的水平，故全身各处的静水压也大致相同。但当人体从平卧转为直立时，足部血管内的血压比卧位时高。其增高的部分等于从足至心脏这一段血柱高度形成的静水压，约90mmHg。而在心脏水平以上的部分，血管内的压力较平卧时为低，例如，颅顶脑膜矢状窦内压可降至－10mmHg（图4－15）。

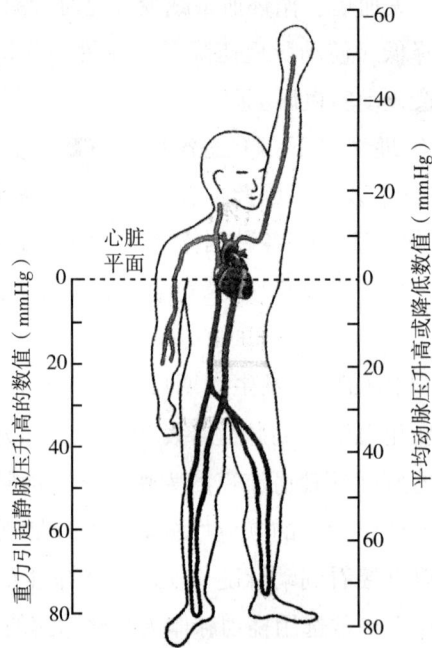

图4－15　重力对静脉压的影响

　　重力形成的静水压对于处在同一水平上的动脉和静脉是相同的，但是因为静脉管壁较动脉薄，管壁中弹性纤维和平滑肌都较少，所以静水压对静脉功能的影响远比对动脉功能的影响大。血液对血管壁的压力与血管外组织对管壁的压力之差称跨壁压。一定的跨壁压是保持血管充盈膨胀的必要条件。当跨壁压降低时血管就容易发生塌陷，此时静脉的容积减小；当跨壁压增大时，静脉充盈，容积增大。所以当人在直立时，足部的静脉充盈饱满，而颈部的静脉则塌陷。静脉的这一特性在人类特别值得注意。因为当人从卧位改为直立时，身体中大多数容量血管都处于心脏水平以下，由于身体低垂部分的静脉充盈扩张，可比在卧位时多容纳400～600ml血液，这部分血液主要来自胸腔内的血管。这样就造成体内各部分器官之间血量的重新分配，并导致暂时的回心血量减少，中心静脉压降低，每搏输出量减少和收缩压降低。这些变化会发动神经和体液的调节机制，使骨骼肌、皮肤和肾、腹腔内脏的阻力血管收缩以及心率加快，故动脉血压可以很快恢复。许多动物由于四足站地，多数容量血管都处于心脏水平以上，故体位改变时血量分配的变化不像在人类中那样明显。

（三）静脉回心血量及其影响因素

　　静脉回心血量取决于外周静脉压和中心静脉压的差，以及静脉对血流的阻力。

　　1. 循环系统平均充盈压　反映血管系统充盈程度的指标。当血量增加或容量血管收缩时，循环系统平均充盈压升高，静脉回心血量也就增多。反之，当血量减少或容量血管舒张时，循环系统平均充盈压降低，静脉回心血量减少。

　　2. 心脏收缩力量　心脏收缩时将血液射入动脉，舒张时则可从静脉抽吸血液。右心衰竭时，射血力量显著减弱，心舒期右心室内压较高，血液淤积在右心房和大静脉内，回心血量大大减少。患者可出现颈外静脉怒张、肝充血肿大、下肢水肿等体征。左心衰竭时，左心房压和肺静脉压升高，造成肺淤血和肺水肿。

3. 体位改变 当人体从卧位变为立位时，身体低垂部分的静脉因跨壁压增大而扩张，容纳的血量增多，故回心血量减少。在高温环境中这种情况更加明显。在高温环境中，皮肤血管舒张，皮肤血管中容纳的血量增多。若人在高温环境中长时间站立不动，回心血量就会明显减少，导致心输出量减少和脑供血不足，可引起头晕甚至昏厥。长期卧床的患者，静脉管壁的紧张性较低，可扩张性较高，加之腹壁和下肢肌肉的收缩力量减弱，对静脉的挤压作用减小，故由平卧位突然站起来时，可因大量血液积滞在下肢，回心血量过少而发生昏厥。

4. 骨骼肌的挤压作用 人体在站立位的情况下，当下肢进行肌肉运动，肌肉收缩可对肌肉内和肌肉间的静脉发生挤压，使静脉血流加快；另一方面，因静脉内有瓣膜存在，使静脉内的血液只能向心脏方向流动而不能倒流。骨骼肌和静脉瓣膜对静脉回流起着"泵"的作用，称为"静脉泵"或"肌肉泵"。下肢肌肉进行节律性舒缩活动时，如步行，肌肉泵的作用就能很好地发挥。因为当肌肉收缩时，可将静脉内的血液挤向心脏，当肌肉舒张时，静脉内压力降低，有利于微静脉和毛细血管内的血液流入静脉，使静脉充盈。肌肉泵的这种作用，对于在立位情况下降低下肢静脉压和减少血液在下肢静脉内潴留有十分重要的生理意义。例如，在站立不动时、足部的静脉压为 90mmHg，而在步行时则降低至 25mmHg 以下。在跑步时，两下肢肌肉泵每分钟挤出的血液可达数升。在这种情况下，下肢肌肉泵的作功在相当程度上加速了全身的血液循环，对心脏泵血起辅助作用。但是，如果肌肉不是作节律性的舒缩，而是维持在紧张收缩状态，则静脉持续受压，静脉回流反而减少。

5. 呼吸运动 胸膜腔负压使胸腔内大静脉经常处于充盈扩张状态。吸气时，胸腔容积加大，胸膜腔负压值进一步增大，胸腔内的大静脉和右心房更加扩张，压力也进一步降低，有利于外周静脉内的血液回流至右心房。呼气时，则出现相反的现象。可见，呼吸运动对静脉回流也起着"泵"的作用。但是，呼吸运动对肺循环静脉回流的影响和对体循环的影响不同。吸气时，肺的扩张，肺部的血管容积显著增大，能贮留较多的血液，故肺静脉回流至左心房的血量减少。呼气时的情况则相反。

四、微循环

微循环是指微动脉和微静脉之间的血液循环，是血液和组织之间进行物质交换的场所。

（一）微循环的组成和血流通路

1. 微循环的组成 典型的微循环（图 4 – 16）由微动脉、后微动脉、毛细血管前括约肌、真毛细血管、通血毛细血管（又称直捷通路）、动 – 静脉吻合支和微静脉等部分组成。

微动脉分支成为管径更细的后微动脉。每根后微动脉向一根至数根真毛细血管供血。真毛细血管通常从后微动脉以直角方向分出。在真毛细血管起始端通常有 1~2 个平滑肌细胞，即毛细血管前括约肌。其收缩状态决定了进入真毛细血管的血流量。真毛细血管是进行物质交换的有效部位。

毛细血管的血液经微静脉进入静脉。微静脉的舒缩状态可影响毛细血管血压，从而影响毛细血管处的液体交换和静脉回心血量。

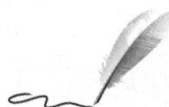

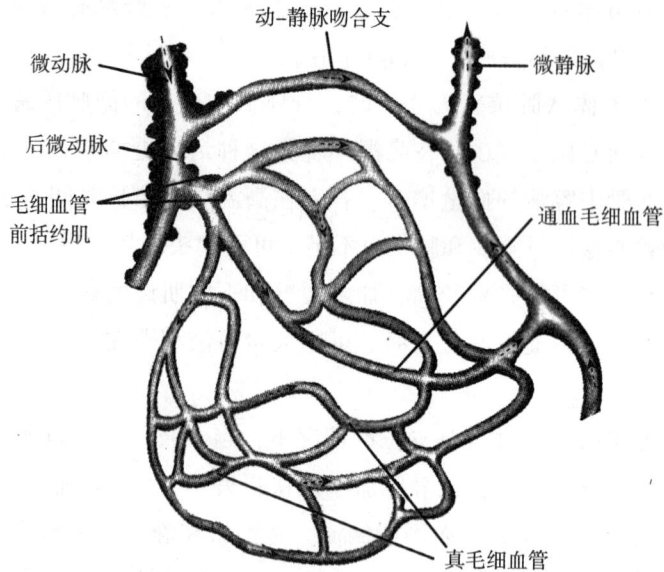

图 4 – 16 微循环的组成和构成的通路

2. 微循环的血流通路 血液可通过以下 3 条通路从微动脉流向微静脉。

(1) 迂回通路 血液由微动脉经后微动脉、毛细血管前括约肌、真毛细血管流入微静脉。这一通路的特点是：①通透性好；②血流缓慢；③与组织细胞接触面积大。有利于血液与组织细胞进行物质交换。

(2) 直捷通路 血液经微动脉、后微动脉和通血毛细血管进入微静脉。通血毛细血管是后微动脉的直接延伸。这一通路的特点是：①经常开放，且血流速度较快；②几乎不进行物质交换。可使一部分血液迅速通过微循环，以满足体循环有足够的静脉回心血量。直捷通路在骨骼肌组织中较为多见。

(3) 动 – 静脉短路 血液从微动脉经过动 – 静脉吻合支直接流回微静脉，完全不能进行物质交换。在人体某些部分的皮肤和皮下组织，特别是手指、足趾、耳郭等处，这类通路较多，主要与体温调节有关。当环境温度升高时，动 – 静脉吻合支开放增多，皮肤血流量增加，皮肤温度升高，有利于散发身体热量。环境温度低时，则动 – 静脉短路关闭，皮肤血流量减少，有利于保存体热。动 – 静脉短路开放，会相对地减少组织对血液中氧的摄取。在某些病理状态下，如感染性和中毒性休克时，动 – 静脉短路大量开放，可加重组织的缺氧状况。

(二) 微循环的调节

微动脉位于微循环的起始部位，微静脉则位于微循环的最后部分。它们主要接受交感神经的支配，也受肾上腺素、去甲肾上腺素、局部代谢产物等体液因素的调节。微动脉的舒缩活动，可调节微循环的血流灌注量，起着"总闸门"的作用；而微静脉则起"后闸门"的作用。后微动脉和毛细血管前括约肌位于真毛细血管的起始端，主要接受缺氧和局部酸性代谢产物（乳酸、CO_2 等）的调节，起着"分闸门"的作用。

正常情况下，交感神经具有一定紧张性活动，以维持微循环具有一定的血液灌注量，而真毛细血管则受局部代谢产物的自身调节而轮流开放（图 4 – 17 ）。

五、组织液的生成和淋巴回流

组织液存在于组织、细胞的间隙内，呈胶冻状，不能自由流动，也不会因重力作用而积聚在身体的低垂部分。组织液不能被注射针头抽出。在组织液中各种离子成分与血浆相同，但其中的蛋白质浓度明显低于血浆。

图 4-17　微循环的自身调节

（一）组织液的生成

组织液是血浆滤过毛细血管壁而形成的。毛细血管血压和组织液胶体渗透压促使液体由毛细血管内向血管外滤过；组织液静水压和血浆胶体渗透压将液体从血管外重吸收入毛细血管内。毛细血管内外滤过的力量和重吸收的力量之差，称为有效滤过压。

有效滤过压 =（毛细血管血压 + 组织液胶体渗透压）-（组织液静水压 + 血浆胶体渗透压）

在毛细血管动脉端，有效滤过压为 10mmHg，液体滤出毛细血管；而在毛细血管静脉端的有效滤过压为负值，故发生重吸收（图 4-18）。在毛细血管中，0.5% ~ 2% 血浆在毛细血管动脉端滤过进入组织间隙，其中约 90% 在静脉端被重吸收回血液，其余约 10%（包括滤过的白蛋白分子）进入毛细淋巴管，成为淋巴液。

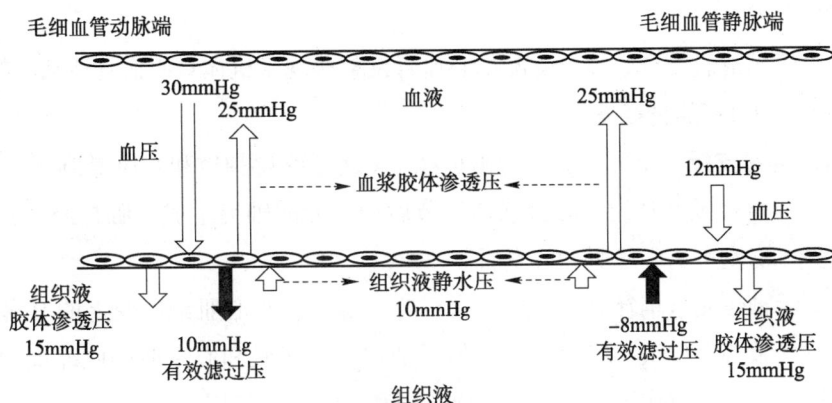

图 4-18　组织液的生成与回流

（二）影响组织液生成的因素

在正常情况下，组织液的生成受以下因素影响。

1. 毛细血管血压　毛细血管血压升高，组织液生成增多。右心衰竭时，静脉回流受阻，使毛细血管血压逆行升高，组织液生成增加，可产生水肿。

2. 血浆胶体渗透压　血浆胶体渗透压降低时，组织液生成增多。如某些肾病，大量血浆蛋白质随尿排出，血浆胶体渗透压下降，有效滤过压增大，产生水肿。

3. 淋巴回流　丝虫病患者淋巴管阻塞，组织液生成量大于回流量，出现下肢等部位的水肿。

> **考点提示**
>
> 　　有效滤过压是组织液生成的动力，各种因素如毛细血管血压、血浆胶体渗透压、淋巴回流和毛细血管通透性的变化均能使组织液的生成和回流平衡被打破，常常造成组织水肿。

4. 毛细血管壁通透性　毛细血管壁的通透性增高时，如烧伤、过敏反应时，局部组织释放大量组胺，使部分血浆蛋白质可滤过进入组织液，使组织液胶体渗透压升高，组织液生成增多，发生局部水肿。

（三）淋巴液的生成和回流

毛细淋巴管以稍膨大的盲端起始于组织间隙，彼此吻合成网，并逐渐汇合成大的淋巴管。全身的淋巴液经淋巴管收集，最后由右淋巴导管和胸导管导入静脉。

1. 淋巴液的生成　组织液进入淋巴管，即成为淋巴液。正常成人在安静状态下大约每小时有 120ml 淋巴液进入血液循环，每天生成的淋巴液总量大致相当于全身的血浆总量。组织液压力升高时，能加快淋巴液的生成速度。

2. 淋巴液的回流及影响淋巴液回流的因素　毛细淋巴管汇合形成集合淋巴管，淋巴管壁平滑肌的收缩和淋巴管内的瓣膜共同构成"淋巴管泵"，推动淋巴液单向流动。淋巴管周围组织对淋巴管的压迫也能推动淋巴液流动，如肌肉收缩、按摩等。

3. 淋巴液回流的生理功能　主要是将组织液中的蛋白质分子带回至血液中，并且能清除组织液中不能被毛细血管重吸收的较大的分子以及组织中的红细胞和细菌等。

第三节　心血管活动的调节

一、神经调节

心肌和血管平滑肌受自主神经支配。心血管反射实现了机体对心血管活动的神经调节。

（一）心脏和血管的神经支配

1. 心脏的神经支配　支配心脏的传出神经主要为心交感神经和心迷走神经。

（1）心交感神经及其作用　心交感神经节后神经元的轴突组成心脏神经丛，支配窦房结、房室交界、房室束、心房肌和心室肌。

心交感节后神经元末梢释放的递质为去甲肾上腺素，与心肌细胞膜上的 β 肾上腺素能受体结合，可导致心率加快，房室交界的传导加快，心房肌和心室肌的收缩能力加强。这些效应分别称为正性变时作用、正性变传导作用和正性变力作用。

（2）心迷走神经及其作用　支配心脏的迷走神经节后神经纤维支配窦房结、心房肌、房室交界、房室束及其分支。心室肌也由迷走神经支配，但纤维末梢的数量远较心房肌中为少。

心迷走神经节后纤维末梢释放的递质乙酰胆碱作用于心肌细胞膜的 M 胆碱能受体，可导致心率减慢，心房肌收缩能力减弱，心房肌不应期缩短，房室传导速度减慢，即具有负性变时、变力和变传导作用。

2. 血管的神经支配　绝大多数血管平滑肌都受自主神经支配。支配血管平滑肌的神经纤维可分为缩血管神经纤维和舒血管神经纤维，二者又统称为血管运动神经纤维。毛细血管前括约肌上神经分布很少，其舒缩活动主要受局部组织代谢产物影响。

（1）缩血管神经纤维　都是交感神经纤维，故一般称为交感缩血管纤维。血管平滑肌细胞有 α 和 β 两类肾上腺素能受体。α 肾上腺素能受体兴奋，可导致血管平滑肌收缩；β 肾上腺素能受体兴奋，则导致血管平滑肌舒张。去甲肾上腺素与 α 肾上腺素能受体结合的

能力较与 β 受体结合的能力强，故缩血管纤维兴奋时引起缩血管效应。

体内几乎所有的血管的平滑肌都受交感缩血管纤维支配，但不同部位的血管中缩血管纤维分布的密度不同。皮肤血管中缩血管纤维分布最密，骨骼肌和内脏的血管次之，冠状血管和脑血管中分布较少。在同一器官中，动脉中缩血管纤维的密度高于静脉，微动脉中密度最高，但毛细血管前括约肌中神经纤维分布很少。

人体内多数血管只接受交感缩血管纤维的单一神经支配。在安静状态下，交感缩血管纤维持续发放 1～3 次/秒的低频冲动，称为交感缩血管紧张，这种紧张性活动使血管平滑肌保持一定程度的收缩状态。当交感缩血管紧张增强时，血管平滑肌进一步收缩，进而引起全身血压升高；交感缩血管紧张减弱时，血管平滑肌收缩程度减低，故血管舒张，血压下降。

（2）舒血管神经纤维　舒血管神经纤维主要有以下几种。

1）交感舒血管神经纤维：狗和猫等动物支配骨骼肌微动脉的交感神经中还有舒血管纤维。释放的递质为乙酰胆碱，阿托品可阻断其效应。在平时没有紧张性活动，只有在动物处于情绪激动状态和发生防御反应时才发放冲动，使骨骼肌血管舒张，血流量增多。在人体内可能也有交感舒血管纤维存在。

2）副交感舒血管神经纤维：少数器官如脑膜、唾液腺、胃肠道的外分泌腺和外生殖器等的血管平滑肌除接受交感缩血管纤维支配外，还接受副交感舒血管纤维支配。副交感舒血管纤维末梢释放的递质为乙酰胆碱，与血管平滑肌的 M 型胆碱能受体结合，引起血管舒张。其主要对所支配的器官组织的局部血流起调节作用。

（二）心血管中枢

控制心血管活动的有关神经元集中的部位称为心血管中枢。分布在从脊髓到大脑皮质的各个水平上，各部分具有不同的功能，但又互相密切联系，协调整个心血管系统的活动，并使之与整个机体的活动相适应。

1. 延髓心血管中枢　延髓是最基本的心血管中枢。动物实验表明只要保留延髓及其以下中枢部分的完整，就可以维持心血管正常的紧张性活动，并完成一定的心血管反射活动。

延髓心血管中枢的神经元分心迷走神经元和控制心交感神经和交感缩血管神经活动的神经元。在平时这些神经元都有紧张性活动，分别称为心迷走紧张、心交感紧张和交感缩血管紧张。延髓可接受由颈动脉窦、主动脉弓和心脏感受器经舌咽神经和迷走神经传入的信息，然后发出纤维至延髓和中枢神经系统其他部位的神经元，继而影响心血管活动。

2. 延髓以上的心血管中枢　在延髓以上的脑干部分以及大脑和小脑中的心血管中枢表现为对心血管活动和机体其他功能之间的复杂的整合。例如，下丘脑是一个非常重要的整合部位，在体温调节、摄食、水平衡以及发怒、恐惧等情绪反应的整合中，都起着重要的作用。这些反应都包含有相应的心血管活动的变化。大脑的边缘系统，如颞极、扣带回的前部、杏仁、海马等，能影响下丘脑和脑干其他部位的心血管神经元的活动，并和机体各种行为的改变相协调。

（三）心血管反射

当机体处于不同的生理状态可引起各种心血管反射，使心输出量、动脉血压和各器官的血流量发生相应的改变，从而使循环功能适应于当时机体所处的状态或环境的变化。

1. 颈动脉窦和主动脉弓压力感受性反射　当动脉血压升高时，可引起压力感受性反射，其反射效应是使心率减慢、外周血管阻力降低、血压回降，因此此也被称为减压反射。

（1）动脉压力感受器　位于颈动脉窦和主动脉弓血管外膜下的感觉神经末梢，称为动脉压力感受器（图4-19）。当动脉血压升高时，在一定范围内，压力感受器的传入冲动频率与动脉管壁的扩张程度成正比。

（2）传入神经和中枢　颈动脉窦的传入神经纤维组成颈动脉窦神经。窦神经加入舌咽神经，进入延髓，和孤束核的神经元发生突触联系。主动脉弓的传入神经纤维行走于迷走神经干内，然后进入延髓，到达孤束核。

（3）反射效应　动脉血压升高时，压力感受器传入冲动增多，通过中枢机制，使心迷走紧张加强，心交感紧张和交感缩血管紧张减弱，其效应为心率减慢、心输出量减少、外周血管阻力降低，故动脉血压下降。反之，当动脉血压降低时，压力感受器传入冲动减少，使迷走

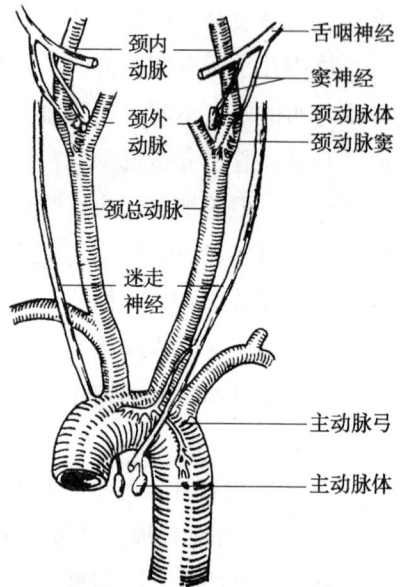

图4-19　颈动脉窦和主动脉弓压力感受器

紧张减弱、心交感和交感缩血管紧张加强，导致心率加快、心输出量增加、外周血管阻力增高，血压回升。

（4）压力感受性反射的生理意义　压力感受性反射在心输出量、外周血管阻力、血量等发生突然变化的情况下，对动脉血压进行快速的调节，使动脉血压不致发生过大的波动。在动脉血压的长期调节中此反射并不起重要作用。

📚 **考点提示**

压力感受性反射是对血压施行快速的调节，血压的长期调节依靠肾排水来调控。

在正常平均动脉压水平（大约100mmHg）的范围内，血压发生变动时，压力感受性反射最为敏感，纠正偏离正常水平的血压的能力最强，动脉血压偏离正常水平愈远，此反射纠正异常血压的能力愈低（图4-20）。

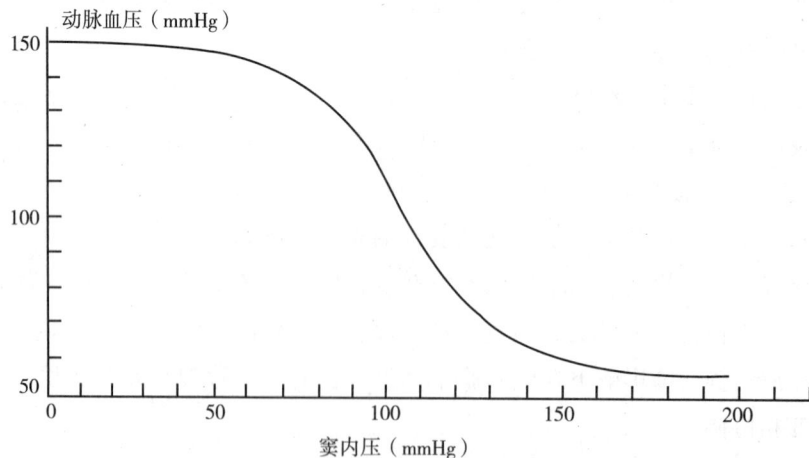

图4-20　压力感受性反射在不同窦内压下对血压的调节能力

2. 颈动脉体和主动脉体化学感受性反射　在颈总动脉分叉处和主动脉弓的内膜下，存在一些特殊的感受装置（图4-19），这些感受装置被称为颈动脉体和主动脉体化学感受

器。当血液的化学成分发生变化时，如缺氧、CO_2分压过高、H^+浓度过高等，可以刺激这些感受器，其兴奋性变化分别由颈动脉窦神经和迷走神经传入延髓孤束核，继而使延髓内呼吸神经元和心血管活动神经元的活动发生改变。

化学感受性反射一般在低氧、窒息、失血、动脉血压过低和酸中毒等情况下才发生作用。其效应主要使呼吸加深加快，并可间接地引起心率加快、心输出量增加、外周血管收缩，血压升高。

二、体液调节

(一) 肾素-血管紧张素系统

肾素由肾近球细胞合成和分泌，进入血液后。可激活肝脏合成和释放的血管紧张素原产生血管紧张素 I。在肺血管内皮产生的血管紧张素转换酶作用下，血管紧张素 I 水解，产生血管紧张素 II。血管紧张素 II 在血浆和组织中的血管紧张素酶 A 的作用下，可生成血管紧张素 III（图 4-21）。

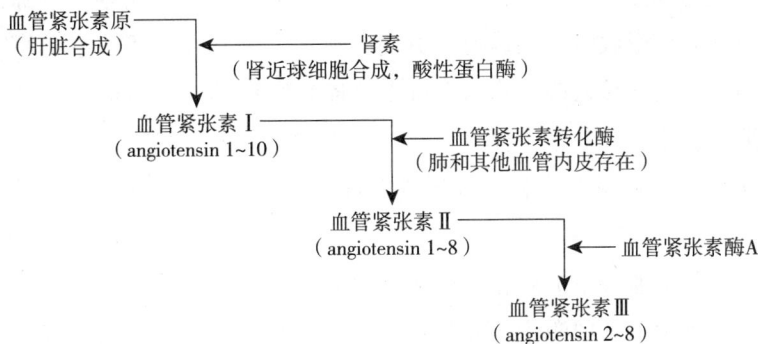

血管紧张素原（肝脏合成）——肾素（肾近球细胞合成，酸性蛋白酶）——血管紧张素 I（angiotensin 1~10）——血管紧张素转化酶（肺和其他血管内皮存在）——血管紧张素 II（angiotensin 1~8）——血管紧张素酶A——血管紧张素 III（angiotensin 2~8）

图 4-21　肾素-血管紧张素系统

当各种原因引起肾血流灌注减少、血浆中 Na^+ 浓度降低及交感神经兴奋时，肾素分泌增多。肾素-血管紧张素系统的生理功能，主要针对体液平衡、摄盐和全身血压进行调节。

血管紧张素中最重要的是血管紧张素 II。血管平滑肌、肾上腺皮质球状带细胞以及脑、肾等器官的细胞上存在血管紧张素受体。当血管紧张素与受体结合时，产生如下的生理效应：①血管紧张素 II 是最强的缩血管活性物质之一。作用于血管平滑肌，全身微动脉收缩，动脉血压升高。②刺激肾上腺皮质球状带细胞合成和释放醛固酮，后者可促进肾小管对水钠的重吸收，使细胞外液量增加，并使血压

考点提示

血管紧张素 II 可作用于全身的小动脉和小静脉，是最强的缩血管活性物质之一，临床上运用血管紧张素转化酶抑制剂，通过阻断血管紧张素的合成而起到抗高血压的效应。

升高。③血管紧张素 II 作用于中枢神经系统，引起交感缩血管紧张活动加强，并可增强渴觉，导致饮水行为。④可使血管升压素和促肾上腺皮质激素释放增加。

(二) 肾上腺素和去甲肾上腺素

循环血液中的肾上腺素和去甲肾上腺素主要来自肾上腺髓质的分泌。其中肾上腺素约占80%，去甲肾上腺素约占20%。

肾上腺素能受体分 α 和 β 两类。在心肌细胞膜上肾上腺素能受体主要是 $β_1$ 受体；血管细胞膜上的肾上腺素能受体为 α 和 $β_2$ 受体。α 受体兴奋可使血管收缩；β 受体兴奋可使心

率加快、血管舒张、心肌收缩力增强。

1. 肾上腺素 在心脏，肾上腺素与 β_1 受体结合，产生正性变时、变力和变传导作用，使心输出量增加。临床常作为强心急救药使用。在血管，肾上腺素的作用与血管平滑肌上 α 和 β_2 受体的分布密度相关。在皮肤、肾脏和胃肠道的血管平滑肌上，α 受体数量占优势，肾上腺素可使这些器官的血管收缩；在骨骼肌和肝的血管，β_2 受体占优势，小剂量的肾上腺素常兴奋 β_2 受体，引起血管舒张，大剂量时也兴奋 α 受体，引起血管收缩。因此，肾上腺素可调节全身各器官的血流分配，特别是在运动时，可使内脏血管收缩，而使骨骼肌血管舒张，骨骼肌的血流量明显增加。

2. 去甲肾上腺素 在血管，去甲肾上腺素与 α 受体结合的亲和力大于 β_2 受体，因此可使大多数血管强烈收缩，导致外周阻力明显增加，血压急剧升高；在心脏，去甲肾上腺素也可与心肌 β_1 受体结合，

> **考点提示**
> 肾上腺素和去甲肾上腺素的主要功能。

产生正性变时、变力和变传导作用，但不如肾上腺素对心脏的作用强。静脉注射去甲肾上腺素，可使全身血管广泛收缩，动脉血压升高；血压升高又通过压力感受性反射使心率减慢，掩盖了它对心脏的直接效应。临床上将去甲肾上腺素作为升压药。

（三）血管升压素

血管升压素在下丘脑视上核和室旁核内合成，经下丘脑垂体束进入垂体后叶内贮存，作为垂体后叶激素进入血循环。

血管升压素作用于血管平滑肌相应受体，引起血管平滑肌收缩；在肾集合管又可促进水的重吸收，故又称为抗利尿激素。完整机体中，血浆中血管升压素浓度升高时首先出现抗利尿效应；只有当其血浆浓度明显高于正常时，才引起血压升高。当细胞外液量减少，或血浆渗透压升高时，可刺激脑渗透压感受器，引起血管升压素释放增加。可见，血管升压素对于维持体内细胞外液量、血浆渗透压以及动脉血压的稳态，都起重要作用。

（四）心房钠尿肽

心房钠尿肽由心房肌细胞合成和释放。当心房壁受到牵拉时，可引起此激素的释放。在心血管，心房钠尿肽使血管舒张，外周阻力降低；也可使每搏输出量减少，心率减慢，故心输出量减少；在肾脏可使肾排水和排钠增多。此外，心房钠尿肽还能抑制肾素释放，抑制肾上腺皮质球状带细胞释放醛固酮；在脑内，心房钠尿肽可以抑制血管升压素的释放。这些作用都可导致体内细胞外液量减少，血压降低。

三、动脉血压的短期调节和长期调节

动脉血压的短期调节主要依靠神经反射来实现，其中最重要的是压力感受性反射。例如，人体从卧位突然站起，回心血量减少，心输出量降低。人体立刻通过压力感受性反射使交感紧张性活动加强，实现快速调节，提高心输出量。此外，化学感受性反射等也有一定的调节作用。

对动脉血压的长期调节需要体液因素和交感神经系统的共同参与，特别是肾脏在动脉血压的长期调节中起重要作用，即通过对体内细胞外液量的调节实现对血压的调控。此为肾－体液控制系统。当体内细胞外液量增多时，血量增加，血压升高。此变化可直接导致肾脏排水和排钠增加，减少细胞外液量，从而恢复血压。肾素－血管紧张素－醛固酮系统

· 78 ·

和血管升压素对肾－体液控制系统起一定的调节作用。

第四节 器官循环

一、冠状动脉循环

（一）冠状动脉循环的解剖特点

心肌的血液供应来自左、右冠状动脉。冠状动脉的主干走行于心脏的表面，其小分支垂直于心脏表面进入心肌，并在心内膜下层分支成网。这一结构使冠状动脉在心肌收缩时受压迫，血流量急剧减少甚至停止。左、右冠状动脉及其分支的走向多有变异。心肌的毛细血管网分布极为丰富。毛细血管数和心肌纤维数的比例为1:1。在心内膜下冠状动脉之间有侧支互相吻合，但冠状动脉侧支较细小，血流量很少。当冠状动脉突然阻塞时，不易很快建立侧支循环，常可导致心肌梗死。

（二）冠状动脉血流的特点

1. 途径短、血流快 血液从主动脉根部起，经冠状血管回流至右心房，仅需几秒就可完成。

2. 血压较高 冠状动脉直接开口于主动脉根部，且血流途径短，因此在血管内血压仍能维持较高的水平。

3. 血流量大 人在安静状态下冠状动脉血流量为每百克心肌每分钟60～80ml，占心输出量的4%～5%。当心肌活动加强，冠状动脉达到最大舒张状态时，冠状动脉血流量可增加到每百克心肌每分钟300～400ml。

4. 平静时动－静脉氧含量差很大 心肌摄氧能力很强。动脉血流经心脏后，其中65%～70%的氧被心肌摄取。因此，当机体进行剧烈运动时，心肌主要依靠冠状动脉血管的扩张来增加血流量，以满足心肌对氧的需求。

5. 血流量受心肌收缩的影响 在左心室等容收缩期，左冠状动脉受心肌收缩的压迫血流急剧减少，甚至发生倒流。在左心室射血期，主动脉压升高，冠状动脉血压也随着升高，冠状动脉血流量增加。到慢速射血期，冠状动脉血流量又下降。心肌舒张时，对冠状动脉的压迫解除，在等容舒张期，冠状动脉血流量突然增加，在舒张期的早期达到高峰，然后逐渐回降。在左心室深层，心肌收缩对冠状动脉血流的影响更为明显。动脉舒张压的高低和心舒期的长短是影响冠状动脉血流量的重要因素。

（三）冠状动脉血流量的调节

心肌本身的代谢水平是调节冠状动脉血流量最重要的因素。

1. 心肌代谢水平对冠状动脉血流量的影响 心肌代谢水平与冠状动脉血流量之间呈正比关系。心肌的耗氧量较高，但心肌的氧贮备较少，心肌对氧的需求主要通过冠状动脉舒张、增加冠状动脉血流量而实现。当心肌代谢增强时，H^+、CO_2、乳酸和腺苷等代谢产物增多，腺苷具有强烈的舒张小动脉的作用。

2. 神经调节 迷走神经兴奋对冠状动脉的直接作用是引起舒张。但迷走神经兴奋时又使心率减慢，心肌代谢率降低，这些因素可抵消迷走神经对冠状动脉的直接舒张作用。心交感神经激活冠状动脉平滑肌的 α 受体，使血管收缩。但交感神经兴奋又同时激活心肌的

β受体，使心率加快，心肌收缩加强，耗氧量增加，从而使冠状动脉舒张。因此交感神经对血管平滑肌的直接收缩效应可在短时间内被局部代谢产物的舒血管效应所掩盖。

3. 激素调节 肾上腺素和去甲肾上腺素可通过增强心肌的代谢活动和耗氧量使冠状动脉血流量增加；也可直接作用于冠状动脉血管的 α 或 β 受体，引起冠状动脉收缩或舒张。甲状腺素增多时，心肌代谢加强，耗氧量增加，使冠状动脉舒张，血流量增加。大剂量血管升压素可使冠状动脉收缩，冠状动脉血流量减少。血管紧张素 II 也能使冠状动脉收缩，冠状动脉血流量减少。

二、肺循环

（一）肺循环的生理特点

1. 血流阻力和血压 肺动脉分支短而管径较粗，对血流的阻力较小。肺动脉压远较主动脉压为低。右心室收缩压平均约为22mmHg，舒张压为0~1mmHg；肺静脉和左心房内压力为1~4mmHg，平均约为2mmHg。

2. 肺的血容量 肺部的血容量约为450ml，约占全身血量的9%。在用力呼气时，肺部血容量可减少至约200ml；而在深吸气时可增加到约1000ml。

3. 肺循环毛细血管处的液体交换 肺循环毛细血管压平均约为7mmHg，小于血浆胶体渗透压（平均为25mmHg），故肺部组织液的压力为负压。这一负压使肺泡膜和毛细血管壁互相紧密相贴，有利于肺泡和血液之间的气体交换；还有利于吸收肺泡内的液体，使肺泡内没有液体积聚。在左心衰竭时，肺静脉压力升高，肺循环毛细血管压也随着升高，可使液体积聚在肺泡或肺的组织间隙中，形成肺水肿。

（二）肺循环血流量的调节

1. 神经调节 肺循环血管受交感神经和迷走神经支配。刺激交感神经对肺血管的直接作用是引起肺血管收缩和血流阻力增大。但在整体情况下，交感神经兴奋时体循环的血管收缩，将一部分血液挤入肺循环，使肺循环内血容量增加。循环血液中的儿茶酚胺也有同样的效应。刺激迷走神经可使肺血管舒张。乙酰胆碱也使肺血管舒张，但在流经肺部后即分解失活。

2. 肺泡气的氧分压 急性或慢性的低氧都能使肺部血管收缩，血流阻力增大。引起肺血管收缩的原因是肺泡气的氧分压低而不是血管内血液的氧张力低。当一部分肺泡因通气不足而氧分压降低时，这些肺泡周围的血管收缩，血流减少，可使较多的血液流经通气充足、肺泡气氧分压高的肺泡。当吸入气氧分压过低时，如在高海拔地区，可引起肺循环微动脉广泛收缩，血流阻力增大，故肺动脉压显著升高。长期居住在高海拔地区的人，常可因肺动脉高压使右心室负荷长期加重而导致右心室肥厚。

3. 血管活性物质对肺血管的影响 肾上腺素、去甲肾上腺素、血管紧张素 II、前列腺素 $F_{2\alpha}$ 等能使肺循环的微动脉收缩。

三、脑循环

（一）脑循环的特点

1. 血流量大 脑的重量占体重的2%左右，但代谢水平高、耗氧量大。安静时，每百克脑的血流量为50~60ml/min，每分钟耗氧3~3.5ml。整个脑的血流量约为750ml/min，占心输出量的15%~20%。脑组织对缺氧的耐受力很低，脑血流中断10秒左右，就有出现意识丧失的危险；中断 5 ~ 8 分钟及以上，就会引起不可恢复性的脑损伤。

2. 血流量变化小 颅腔是骨性结构，其容积是固定的。颅腔内被脑、脑血管和脑脊液所充满，三者容积的总和也是固定的。由于脑组织和脑脊液都是不可压缩的，故脑血管舒缩程度受到相当的限制，血流量的变化较其他器官的为小。

3. 血 - 脑屏障和血 - 脑脊液屏障 在毛细血管血液和脑脊液之间存在限制某些物质自由扩散的屏障，称为血 - 脑脊液屏障。在毛细血管血液和脑组织之间也存在类似的屏障，称为血 - 脑屏障。脂溶性物质（如 O_2、CO_2 等）、某些脂溶性麻醉药物容易通过血 - 脑脊液屏障和血 - 脑屏障；水溶性物质如葡萄糖、氨基酸的通透性也大；但甘露醇、蔗糖和许多离子则通透性低，甚至不能通过。血 - 脑屏障和血 - 脑脊液屏障的存在，对保持脑组织周围化学环境的稳定和防止血液中的有害物质进入脑内具有重要意义。

(二) 脑血流量的调节

1. 脑血管的自身调节 正常情况下脑循环的灌注压为 80 ~ 100mmHg。平均动脉压降低或颅内压升高都可使脑的灌注压降低。但当平均动脉压在 60 ~ 140mmHg 的范围内变动时，脑血管可通过自身调节的机制使脑血流量保持恒定。平均动脉压降低到 60mmHg 以下时，脑血流量就会显著减少，引起脑的功能障碍。

2. CO_2 和 O_2 分压对脑血流量的影响 血液 CO_2 分压升高时，脑血管舒张，血流量增加。CO_2 过多时，通过使细胞外液 H^+ 浓度升高而使脑血管舒张。过度通气时，CO_2 呼出过多，动脉血 CO_2 分压过低，脑血流量减少，可引起头晕等症状。血液 O_2 分压降低时，也能使脑血管舒张。

3. 神经调节 脑血管也接受交感和副交感神经支配，但神经对脑血管的调节作用很小。刺激或切断支配脑血管的神经后，脑血流量并不发生明显改变。

知识拓展

冠状动脉粥样硬化性心脏病

冠状动脉粥样硬化性心脏病是由于冠状动脉或其分支的动脉粥样硬化，引起血管腔狭窄、阻塞，致使冠状动脉所分布区域的心肌缺血缺氧或者心肌坏死，引起心绞痛或心肌梗死等临床综合征。采用自桡动脉或股动脉插入导管至冠状动脉口的动脉造影和支架植入等心导管技术，疏通狭窄甚至闭塞的血管腔，改善心肌的血流灌注，已成为冠心病血管重建的重要手段。

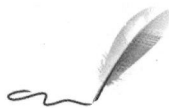

本章小结

心肌的生理学特性
- 自律性，窦房结自律性最高，是心脏的正常起搏点
- 传导性
  - 传导顺序
  - 特点：房室延搁
- 兴奋性
  - 周期性变化的特点：有效不应期特别长
  - 期前收缩、代偿间歇
- 收缩性
  - ①对细胞外液的Ca^{2+}浓度有明显的依赖性
  - ②不发生强直收缩
  - ③"全或无"式收缩

心脏的泵血过程
- 心房收缩期
- 心室收缩期——等容收缩期；快速射血期；减慢射血期
- 心室舒张期——等容舒张期；快速充盈期；减慢充盈期
- 主要是心室肌的舒缩活动

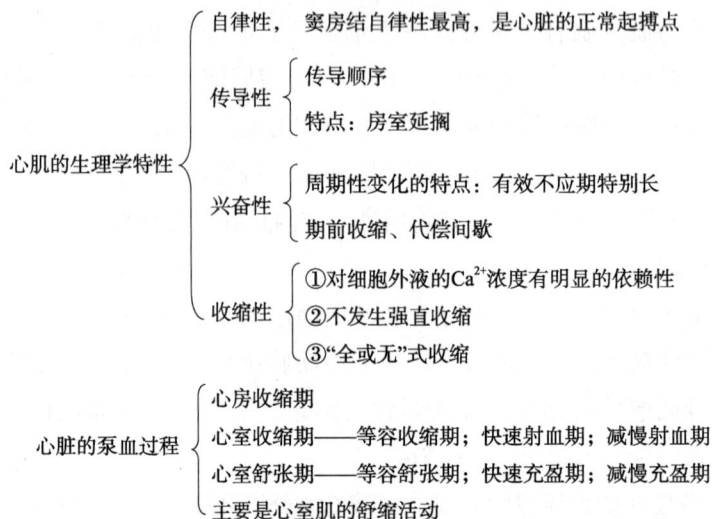

评价指标：每搏输出量；射血分数；心输出量；心指数。

影响动脉血压的因素

影响因素	收缩压	舒张压	脉压	解释
搏出量 ↑	↑↑	↑	↑	收缩压主要反映搏出量的大小
心率 ↑	↑	↑↑	↓	心率的变化主要影响舒张压
外周阻力↑	↑	↑↑	↓	舒张压主要反映外周阻力的大小
大动脉弹性↓	↑↑	↓↓	↑↑	动脉弹性下降导致弹性贮器作用减弱
循环血量与血管容量比例↓	↓↓	↓	↓	血液充盈程度下降导致血压下降

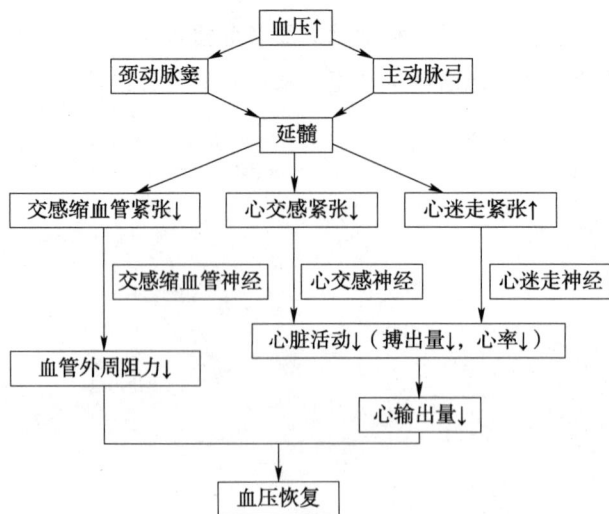

血压↑

颈动脉窦 ←→ 主动脉弓

延髓

交感缩血管紧张↓ 心交感紧张↓ 心迷走紧张↑

交感缩血管神经 心交感神经 心迷走神经

血管外周阻力↓   心脏活动↓（搏出量↓，心率↓）

心输出量↓

血压恢复

压力感受性反射的效应

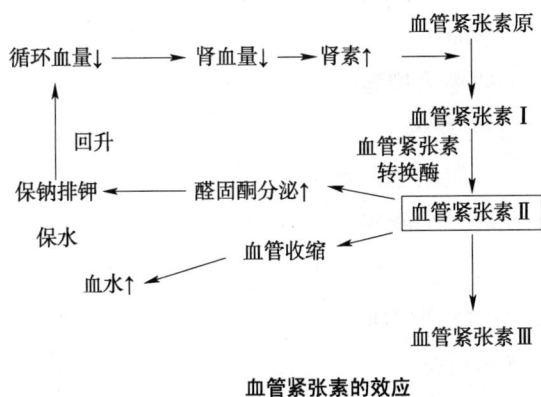

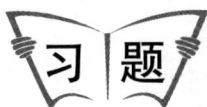

血管紧张素的效应

习 题

一、选择题

【A1／A2 型题】

1. 心室肌细胞动作电位 0 期的形成是因为

    A. Ca^{2+} 外流　　　　　B. Ca^{2+} 内流　　　　　C. Na^+ 内流

    D. K^+ 外流　　　　　E. K^+ 内流

2. 心室肌细胞动作电位平台期是下列哪些离子跨膜流动的综合结果

    A. Na^+ 内流，Cl^- 外流　　B. Na^+ 外流，K^+ 外流　　C. Na^+ 内流，K^+ 外流

    D. Ca^{2+} 内流，K^+ 外流　　E. K^+ 外流，Ca^{2+} 内流

3. 与骨骼肌相比，心室肌细胞动作电位的特点是

    A. 复极化快，无平台期　　B. 复极化慢，无平台期

    C. 复极化快，有平台期　　D. 与骨骼肌产生机制完全相同

    E. 复极化慢，有平台期

4. 有关心脏浦肯野细胞以下说法错误的是

    A. 属于快反应细胞　　　B. 静息电位与工作细胞一样

    C. 2 期为平台期　　　　D. 产生 4 期起搏电流主要由钠离子内流所致

    E. 是自律细胞

5. 心脏的正常起搏点在

    A. 窦房结　　　　　B. 房室交界区　　　　　C. 浦肯野纤维

    D. 左心室　　　　　E. 右心室

6. 心肌兴奋性的相对不应期，兴奋性低于正常，什么刺激可能引起反应

    A. 阈上刺激　　　　　B. 阈下刺激　　　　　C. 阈刺激

    D. 任何刺激无反应　　E. 任何刺激可反应

7. 心脏兴奋传导速度最慢的部位是

    A. 窦房结　　　　　B. 房室交界　　　　　C. 心房肌细胞

    D. 心室肌细胞　　　E. 浦肯野细胞

8. 有关理化因素对心肌特性的影响，错误的是

   A. 温度升高时，心率加快

   B. pH 降低时，心肌收缩力增强

   C. 血 K^+ 过高时，心率减慢

   D. 血 Ca^{2+} 增多时，心肌收缩力增强

   E. pH 降低时，心肌收缩力减弱

9. 房室延搁的生理意义是

   A. 使心室肌动作电位幅度增加

   B. 使心肌有效不应期延长

   C. 使心室肌不会产生完全强直收缩

   D. 增强心室肌收缩力

   E. 使心房和心室不会同时收缩

10. 心肌不会产生强直收缩，其原因是

   A. 心肌是功能上的合胞体
   B. 心肌肌浆网不发达，钙离子贮存少

   C. 心肌的有效不应期特别长
   D. 心肌有节律性，会自动节律收缩

   E. 心肌呈"全或无"收缩

11. 在一个心动周期中，收缩期与舒张期的关系是

   A. 心房收缩期长于心室收缩期
   B. 整个心动周期中，收缩期长于舒张期

   C. 收缩期与舒张期相等
   D. 整个心动周期中，舒张期长于收缩期

   E. 心室舒张期长于心房舒张期

12. 衡量心脏泵血功能的主要指标是

   A. 心率
   B. 心输出量

   C. 中心静脉压
   D. 动脉血压

   E. 静脉回流量

13. 影响心输出量的因素错误的是

   A. 心肌的前负荷相当于心室舒张末期的充盈血量

   B. 一定范围内，心率加快，心输出量减少

   C. 临床输液要控制输液量和速度，防止发生心肌前负荷过大而出现急性心力衰竭

   D. 心肌的后负荷是心肌收缩时遇到的阻力，即动脉血压

   E. 同等条件下，心肌收缩性增强，搏出量增多

14. 关于心音的叙述，错误的是

   A. 第一心音发生在心室收缩期
   B. 第二心音发生在心室舒张期

   C. 第一心音音调低，时间长；第二心音音调高，时间短

   D. 第一心音在心尖搏动处听得最清楚；第二心音在主、肺动脉瓣区听得最清楚

   E. 一般可听到三个心音

15. 影响外周阻力的最主要因素是

   A. 血管口径
   B. 血流量

   C. 血管壁弹性
   D. 血液黏滞性

   E. 血细胞的数量

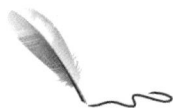

16. 其他因素不变，心率加快使脉压减小的主要原因是
    A. 收缩压升高
    B. 收缩压降低
    C. 舒张压升高
    D. 舒张压降低
    E. 收缩压和舒张压均降低，但收缩压降低更明显

17. 在其他因素不变的条件下，动脉血压升高将使
    A. 等容收缩期不变，搏出量不变
    B. 等容收缩期缩短，搏出量减少
    C. 等容收缩期缩短，搏出量增多
    D. 等容收缩期延长，搏出量减少
    E. 等容收缩期延长，搏出量增多

18. 使组织液生成的动力是
    A. 静脉血压
    B. 组织液静水压
    C. 组织液胶体渗透压
    D. 有效滤过压
    E. 毛细血管血压

19. 影响静脉回流的因素错误的是
    A. 心脏收缩力
    B. 外周阻力
    C. 体位
    D. 呼吸运动
    E. 骨骼肌的挤压

20. 某些肾脏病，大量血浆蛋白随着尿排出导致水肿是由于
    A. 有效滤过压增大
    B. 毛细血管血压升高
    C. 淋巴回流受阻
    D. 胶体渗透压升高
    E. 组织液胶体渗透压升高

21. 微循环中，营养物质交换的主要场所是
    A. 动静脉短路
    B. 直捷通路
    C. 迂回通路
    D. 通血毛细血管
    E. 以上都不是

22. 交感神经兴奋时对心脏的调节作用是
    A. 心率加快
    B. 心率减慢
    C. 传导速度变慢
    D. 心率加快及收缩力加强
    E. 心率减慢、传导减慢、收缩力下降

23. 交感缩血管神经纤维末梢释放的递质是
    A. 肾上腺素
    B. 去甲肾上腺素
    C. 乙酰胆碱
    D. 5 - 羟色胺
    E. 多巴胺

24. 关于压力感受器反射的叙述，正确的是
    A. 压力感受器只位于颈动脉窦
    B. 感受化学的刺激
    C. 使血压降低
    D. 维持血压的相对稳定
    E. 传入神经是交感神经

二、思考题

1. 简述一个心动周期中，心室内压力、容积、瓣膜启闭以及血流方向的变化。

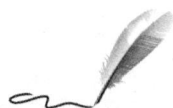

2. 试述影响心输出量的因素。

3. 简述动脉血压的形成及其影响因素。

4. 简述颈动脉窦和主动脉弓压力感受器反射调节的过程及其生理意义。

5. 老年人或身体虚弱者在久蹲后突然起立，会感觉到眩晕，眼视物模糊，站立不稳，甚至跌到。但休息一会儿后，症状会消失。

（1）什么原因会导致上述症状的出现？

（2）机体通过怎样的调节来消除这些症状？

（郝　玲　王红卫）

第五章　呼　吸

学习目标

1. 掌握　呼吸的环节；肺通气的动力和阻力；胸膜腔负压的形成和生理意义；气体交换的原理；O_2 和 CO_2 在血液中运输的形式；化学感受性反射。

2. 熟悉　肺泡表面活性物质的分泌和作用；评价肺功能的指标；影响肺换气的因素；肺牵张反射。

3. 了解　组织换气；氧解离曲线以及影响因素；呼吸中枢和呼吸节律的形成；肺防御性反射。

4. 能运用呼吸各环节的功能特点，分析临床实际中患者出现呼吸系统问题的原因；具备分析问题的能力。

案例讨论

[案例]　患儿，男，6 岁，因咳嗽、喘憋 2 小时入院。患者以往诊断有过敏性鼻炎，今日外出游玩后急性发病。患者发病前有打喷嚏、流鼻涕、鼻痒、眼痒、流泪等。后喘憋加重，自诉憋气、呼吸费力，被迫采取端坐呼吸，干咳，偶有白色泡沫样痰。查体：患者有发绀，鼻翼扇动，肺部听诊可闻及哮鸣音，呼气相延长。支气管舒张试验阳性（FEV_1 增加 15% 以上，且 FEV_1 绝对值增加 $>200ml$）。

[讨论]

1. 哪些主诉和检查表明患者有呼吸困难？

2. 哪些描述辅助判断患有过敏性哮喘？

呼吸是机体与外界环境之间的气体交换过程。呼吸系统由呼吸道和肺组成，其主要功能是从外界环境摄取机体新陈代谢所需要的 O_2，并向外界排出代谢产生的 CO_2，进而维持内环境的稳定和新陈代谢的正常进行。高等动物和人的组织细胞不能直接与外界环境进行气体交换，呼吸全过程由三个相互衔接并同时进行的环节来完成（图 5-1），即：①外呼吸，包括肺通气和肺换气；②气体在血液中的运输；③内呼吸，在生理学中通常仅指组织换气，细胞内生物氧化过程主要在生物化学中阐述。

呼吸是维持机体正常新陈代谢和生命活动所必需的最基本生理过程之一。呼吸过程不仅靠呼吸系统来完成，还与血液循环系统的功能紧密联系。因此，其中任何一个环节发生障碍，均可导致组织细

考点提示

机体与外界环境之间的气体交换过程称为呼吸，包括三个过程。

胞缺 O_2 和 CO_2 蓄积，引起内环境紊乱，从而影响新陈代谢的正常进行，严重时可危及生命。

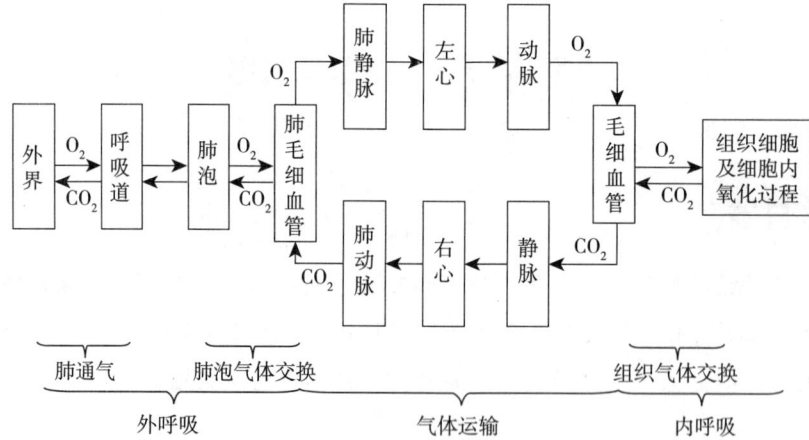

图 5-1 呼吸全过程示意图

第一节 肺通气

肺通气是指肺与外界环境之间的气体交换过程，包括吸气和呼气两个过程，是整个呼吸过程的基础。实现肺通气的基本结构包括呼吸道、肺、胸廓、呼吸肌和胸膜腔等。呼吸道是气体进出肺的通道，因此呼吸道保持通畅是实现正常呼吸的前提，它还对吸入气体具有加温、加湿、净化等作用。肺泡是肺换气的主要场所；胸膜腔是连接肺和胸廓的重要结构；呼吸肌是完成呼吸的动力器官。气体流动进出肺的过程，取决于两方面因素：一是推动气体流动的动力；另一个是气体流动时遇到的阻力。肺通气功能必须由肺通气的动力克服阻力才能实现。

一、肺通气的原理

气体总是顺压力梯度运动，气体进出肺是由肺泡气与外界大气之间存在的压力差决定的。通常情

> **考点提示**
>
> 实现肺通气的直接动力和原动力。

况下，大气压是相对恒定的，故气体能否进出肺主要取决于肺内压的变化。肺内压在呼吸过程中的变化取决于肺的扩张和缩小，但肺本身不具有主动扩张和回缩的能力，其张缩依赖于胸廓的扩大与缩小，而胸廓的张缩又是通过呼吸肌的收缩和舒张来实现的。可见，肺泡气与外界大气之间的压力差是实现肺通气的直接动力，呼吸肌的收缩和舒张是实现肺通气的原动力。

（一）呼吸运动

呼吸肌的收缩和舒张所引起的胸廓节律性扩大和缩小称为呼吸运动。主要吸气肌有膈肌和肋间外肌，主要呼气肌有肋间内肌和腹肌。此外，还有一些辅助吸气肌，如斜角肌、胸锁乳突肌、胸大肌等。

呼吸运动根据呼吸深度、参与活动的呼吸肌的主次可分成不同类型。

1. 平静呼吸和用力呼吸 安静状态下，平稳而均匀的呼吸运动称为平静呼吸，呼吸频率为16~20次/分。平静呼吸时，吸气运动是由膈肌和肋间外肌收缩引起的。膈肌位于胸腔和腹腔之间，静止时呈穹隆状向上隆起，是主要的吸气肌。当膈肌收缩时，膈顶下降，使胸廓的上下径增大（图5-2A）。肋间外肌起于上一肋骨下缘，肌束斜向前下，止于下一

肋骨上缘。当其收缩时，使胸骨和肋骨的前端上提，由于肋骨的走行是由后斜向前下，就使得肋弓向外侧偏转，从而增大了胸廓的前后径和左右径（图5-2B）。胸腔容积的扩大，引起肺容积随之增大，肺内压降低。当肺内压低于大气压时，外界气体进入肺内，完成吸气。平静呼吸时，呼气运动不是由呼气肌收缩引起的，而仅是由膈肌和肋间外肌舒张所致。膈肌和肋间外肌舒张时，膈顶、肋骨和胸骨均回位，胸腔和肺的容积均缩小，使肺内压升高。当高于大气压时，气体由肺内流出，即完成呼气。可见，平静呼吸时吸气是主动的，呼气是被动的。

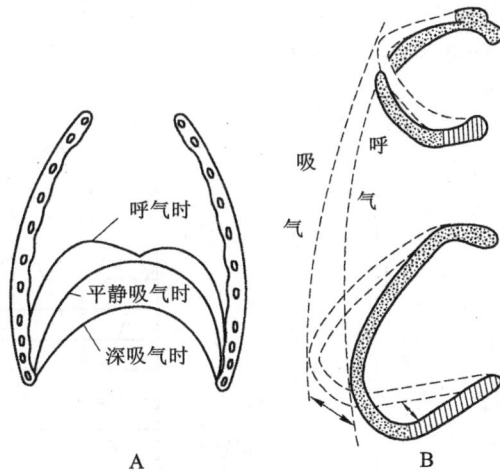

图5-2 呼吸肌活动引起胸腔容积变化示意图

在运动时用力而加深的呼吸，称为用力呼吸或深呼吸。用力吸气时，除膈肌和肋间外肌加强收缩外，胸锁乳突肌等辅助吸气肌也参与收缩，使胸廓进一步扩大，导致胸腔和肺的容积更大，肺内压更低，可吸入更多的气体。用力呼气时，除上述与吸气相关肌肉舒张外，呼气肌也参与收缩。腹肌是主要的呼气肌，收缩时，腹内压升高，推挤膈肌上移，同时也牵拉下部肋骨向下向内移位，使胸腔的上下径减小。肋间内肌的起止、走行与肋间外肌相反，收缩时使肋骨和胸骨下移，肋骨还向内侧偏转，胸腔的前后径和左右径进一步缩小；这样胸腔和肺的容积更小，肺内压更大，能呼出更多的气体。可见，用力呼吸时吸气是主动的，呼气也是主动的。

某些病理情况造成缺O_2、CO_2增多或肺通气阻力增大较为严重时，患者主观上感到空气不足、呼吸费力；客观上表现为呼吸用力，重者鼻翼扇动、张口耸肩甚至出现发绀，呼吸频率、深度和节律改变等，临床上称为呼吸困难。

2. 胸式呼吸和腹式呼吸 以膈肌的舒缩活动为主，主要表现为腹壁起伏明显的呼吸运动，称为腹式呼吸。以肋间外肌的舒缩活动为主，主要表现为胸壁起伏明显的呼吸运动，称为胸式呼吸。一般情况下，成年人呈腹式和胸式共存的混合式呼吸，只有在胸部或腹部活动受限时才会表现某种单一形式的呼吸运动。临床上，胸部有病变的患者如胸膜炎、肋骨骨折等，胸廓活动受限，主要表现为腹式呼吸；而妊娠后期、严重腹水或腹膜炎等情况下，因膈肌活动受限，主要表现为胸式呼吸。婴幼儿的肋骨倾斜度小，位置不易上提，故以腹式呼吸为主。

（二）肺内压和胸内压

1. 肺内压 在呼吸运动过程中，肺内压随胸腔的容积变化而呈周期性变化。吸气时，肺容积随胸廓扩大而相应增大，肺内压下降，低于大气压，空气在此压力差的推动下经呼吸道被吸入肺泡。随着肺内气体增多，肺内压也逐渐升高，至吸气末，肺内压升高到与大气压相等，气体停止流动。呼气时，肺容积减小，肺内压随之升高，当高于大气压时，肺内气体便经呼吸道呼出体外。随着肺内气体量的减少，肺内压也逐渐下降，至呼气末，肺内压又降到与大气压相等，气体再次停止流动（图5-3）。

呼吸过程中，肺内压变化的程度与呼吸运动的深浅、缓急和呼吸道是否通畅等因素有关。平静呼吸中肺内压变化较小，吸气时肺内压较大气压低1~2mmHg，呼气时较大气压高1~2mmHg。而用力呼吸或呼吸道不够通畅时，肺内压变化的程度较大。如紧闭声门，尽力吸气时，肺内压可比大气压低30~100mmHg；尽力呼气时可高于大气压60~140mmHg。

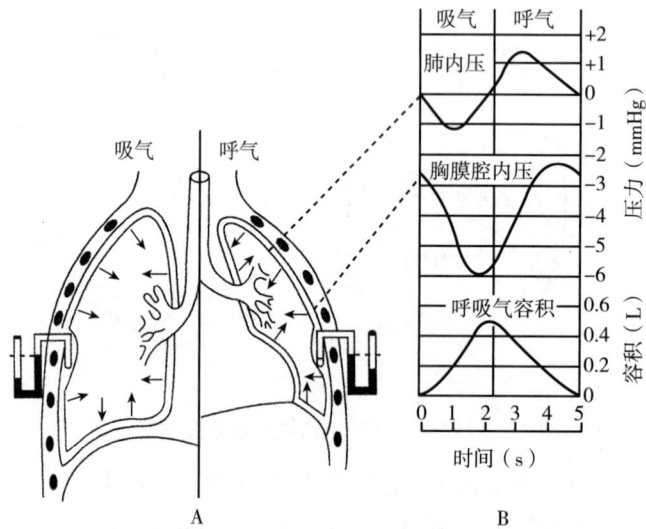

图5-3 吸气和呼气时肺内压、胸膜腔内压、呼吸气容积以及
胸膜腔内压直接测量示意图

可见，呼吸过程中由于肺内压的交替升降，造成肺内压和大气压之间的压力差，是推动气体进出肺的直接动力。根据这一原理，临床上对呼吸停止的患者，可以用多种人为的方法建立肺内压和大气压之间的压力差来维持肺通气，即为人工呼吸。人工呼吸分为正压法和负压法。对需要急救的患者施行口对口人工呼吸或简易呼吸气囊等属于正压通气；而节律性举臂压背或挤压胸廓为负压人工呼吸。在实施人工呼吸时，应注意保持呼吸道的通畅，否则操作无效。

2. 胸膜腔内压 胸膜的壁层和脏层在肺根处相互移行，形成左右两个密闭的、潜在的腔隙，称为胸膜腔。腔内没有气体，仅有少量浆液，浆液主要起润滑作用，减少呼吸时两层胸膜之间的摩擦，还因浆液分子之间的内聚力使两层胸膜相贴。因此，虽然肺与胸廓在结构上并不相连，但通过密闭的胸膜腔使二者之间建立联系，使肺能随胸廓的运动而运动。

胸膜腔内的压力称胸膜腔内压，简称胸内压。胸膜腔内压可用与检压计相连接的注射针头斜刺入胸膜腔来直接测定（图5-3）；也可让受试者吞下带有薄壁气囊的导管测定下胸段食管内压，来间接反映胸膜腔内压。测量结果表明，胸膜腔内压通常比大气压低，即为负压（以大气压为0计），并随呼吸运动发生周期性波动。平静呼吸时，吸气末胸膜腔内压为-10~-5mmHg，呼气末为-5~-3mmHg。当关闭声门用力吸气时，胸膜腔内压可降

至 -90mmHg；而在声门紧闭用力呼气时，胸膜腔内压可高于大气压 110mmHg。

胸膜腔内负压的形成与肺和胸廓的自然容积不同有关。在发育过程中，胸廓的发育比肺快，胸廓的自然容积大于肺的自然容积。在胸膜腔密闭的前提下，由于壁、脏两层胸膜紧贴在一起，故自出生后（第一次呼吸开始），肺始终处于被动扩张状态，也即产生了一定的回缩力。在忽略壁层胸膜因素的情况下，胸膜腔负压就主要与作用于脏层胸膜的肺内压和肺的回缩压有关。胸膜腔内的压力是这两种方向相反的压力的代数和，即：

$$胸膜腔内压 = 肺内压 - 肺的回缩压$$

在吸气末或呼气末，肺内压和大气压相等，若以大气压为 0 计，则：

$$胸膜腔内压 = - 肺的回缩压$$

可见，胸膜腔负压实际是由肺的回缩压决定的。因此其大小也随呼吸运动而变化。吸气时，肺扩张，肺的回缩力增大，胸膜腔负压增大；呼气时，肺缩小，肺的回缩力减小，胸膜腔负压也减小。

胸膜腔负压的存在具有重要的生理意义：①维持肺处于扩张状态，而不至于萎陷；②使肺与胸廓耦联在一起，并随胸廓的运动而张缩；③可作用于胸腔内壁薄且可扩张性较大的腔静脉和胸导管等，降低其压力，有利于静脉血和淋巴的回流。

胸膜腔内保持负压的重要前提是胸膜腔是密闭的。如果在外伤或其他疾病等原因导致胸膜破裂，胸膜腔与大气相通，气体便进入胸膜腔内形成气胸。此时胸膜腔负压减小或消失，肺因弹性而回缩，造成肺不张，这不仅影响肺通气功能，还能使血液和淋巴的回流受阻，严重时可危及生命。

（三）肺通气的阻力

肺通气过程中，遇到的阻力分为弹性阻力和非弹性阻力两种。一般情况下，弹性阻力是主要的，平静呼吸时约占总阻力的 70%。临床上，肺通气阻力增大是造成肺通气障碍最常见的原因。

1. 弹性阻力　弹性体对抗外力作用引起形变的力称为弹性阻力。肺和胸廓都具有弹性，因此弹性阻力包括肺弹性阻力和胸廓弹性阻力。

（1）肺弹性阻力　肺弹性阻力来自两方面：一是肺组织本身的弹性回缩力，约占肺弹性阻力的 1/3；二是肺泡内表面液体层与肺泡气之间的液 - 气界面所产生的表面张力，约占肺弹性阻力的 2/3。

肺组织本身的弹性成分主要包括弹性纤维和胶原纤维等结构。当肺被扩张时，这些纤维被牵拉而倾向于回缩。且在一定范围内，肺扩张越大，肺的弹性回缩力也逐渐增大，即弹性阻力越大。

肺的表面张力源于在肺泡的内表面覆盖的薄层液体。它与肺泡内气体之间形成液 - 气界面，从而产生表面张力。因为肺泡近似于球形，该液 - 气界面的表面张力朝向肺泡中心，使肺泡趋于回缩，产生弹性阻力。因此若表面张力过大，可导致肺泡萎陷。

肺泡表面活性物质主要由肺泡 II 型上皮细胞合成和分泌，是一种复杂的脂质和蛋白质混合物，主要成分是二棕榈酰卵磷脂。其分子一端是非极性疏水的脂肪酸，另一端是极性亲水基因，因此该分子可形成单分子层垂直排列在肺泡液 - 气界面上，可减弱液体分子之间的相互作用力，从而降低肺泡表面张力。

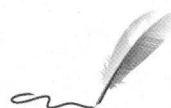

肺泡表面活性物质的作用是降低肺泡液－气界面的表面张力。该作用具有重要的生理意义：①降低吸气阻力，有利于肺的扩张。②维持肺泡容积的稳定性，根据 Laplace 定律，肺泡内的压力（P）与肺泡表面张力（T）成正比，与肺泡半径（r）成反比，即 $P=2T/r$。如果大、小肺泡的表面张力相等，则大肺泡半径大，肺泡内的压力小；小肺泡半径小，而压力大。若这些大、小肺泡彼此连通，就会导致大肺泡膨胀，小肺泡萎陷，肺泡将失去稳定性。但由于肺泡内液－气界面上存在肺泡表面活性物质，且其密度随肺泡半径变化。在大肺泡或吸气时，表面活性物质密度随肺泡半径的变大而减小，降低表面张力的作用减弱，肺泡表面张力增大，可防止肺泡过度膨胀；而小肺泡内的表面张力则小，可防止肺泡塌陷，从而维持不同大小肺泡的稳定性（图 5－4）。③减少组织液的生成，防止肺水肿。由于肺泡表面张力的合力方向指向肺泡腔内，对肺泡间质产生"抽吸"作用，使组织液生成增加，因而肺泡表面张力很高时有可能导致肺水肿。肺泡表面活性物质能降低肺泡表面张力，减小肺泡回缩力，从而防止肺水肿的发生。

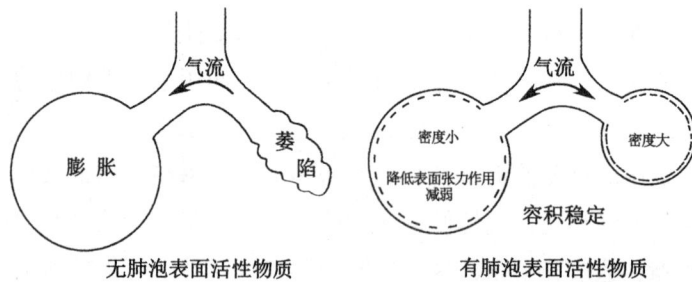

图 5－4　肺泡表面活性物质稳定肺泡容积示意图

知识链接

胎儿在六、七个月后，肺泡Ⅱ型上皮细胞才开始合成和分泌肺泡表面活性物质。因此，早产儿可能因为肺泡Ⅱ型上皮细胞尚未发育成熟，缺乏肺泡表面活性物质而导致肺泡表面张力过大，使肺弹性阻力增大，肺泡缩小，发生肺不张。且由于表面张力过大，组织液生成增多，同时纤维蛋白渗出，在肺泡内壁形成一层"透明膜"阻碍气体交换，出现新生儿呼吸窘迫综合征，严重时可导致死亡。由于肺泡液可进入羊水，因此可抽取羊水检查其中表面活性物质的含量和成分，以了解肺发育的成熟情况。如果发现肺表面活性物质缺乏，可适当延长妊娠或使用糖皮质激素促进其合成；也可在出生后给予外源性肺泡表面活性物质替代。

（2）胸廓弹性阻力　胸廓弹性阻力来自胸廓的弹性成分。在平静吸气末，胸廓处于自然位置（肺容量约占肺总量的67%），胸廓的弹性阻力为零。在平静呼气末，此时肺容量小于肺总量的67%，胸廓缩小，其弹性阻力向外，是吸气的动力、呼气的阻力；而在深吸气末，肺容量大于肺总量的67%时，胸廓扩大，其弹性阻力向内，是吸气的阻力、呼气的动力（图 5－5）。所以胸廓的弹性阻力对呼吸所起的作用要视其位置而定。但临床上单纯因胸廓因素引起肺通气障碍的情况较少见。

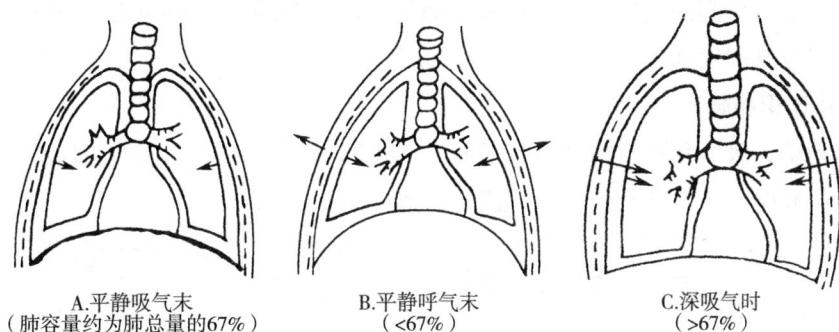

A.平静吸气末   B.平静呼气末   C.深吸气时
（肺容量约为肺总量的67%）   （<67%）   （>67%）

图5-5 不同状态时肺与胸廓弹性阻力示意图

（3）顺应性 由于肺和胸廓的弹性阻力难以测定，通常用顺应性来反映弹性阻力的大小。顺应性是指弹性体在外力作用下发生形变的难易程度。弹性阻力小者，容易扩张，顺应性大；弹性阻力大者，不易扩张，顺应性小。可见顺应性与弹性阻力成反比。顺应性的大小用单位压力变化（ΔP）所引起的容积变化（ΔV）来表示，单位是 L/cmH_2O。即：

$$顺应性 = \frac{容积变化（\Delta V）}{压力变化（\Delta P）}$$

总之，在某些病理情况下，如肺水肿、肺纤维化或肺泡表面活性物质减少等，肺的弹性阻力增大，肺顺应性降低，患者表现为吸气困难；而在肺气肿时，肺组织的弹性成分被破坏，肺组织本身的回缩力减小，弹性阻力减小，顺应性增大，患者表现为呼气困难。这些情况都会导致肺通气功能降低。

2. 非弹性阻力 非弹性阻力包括惯性阻力、黏滞阻力和气道阻力。惯性阻力是气体流动变化时因气流和组织的惯性所产生的阻力。黏滞阻力是呼吸时，胸廓、肺等组织相对位移产生的摩擦。平静呼吸时，呼吸频率较低、气流速度较慢，惯性阻力和黏滞阻力都很小。气道阻力是气体流经呼吸道时气体分子间和气体分子与气道壁之间的摩擦力，是非弹性阻力的主要成分，占80%～90%。

影响气道阻力的因素有气流速度、气流形式和气道口径等。当气流速度快、气流呈湍流、气道口径减小时均可导致气道阻力增大，其中气道口径的影响最显著。

气道口径的大小主要受神经、体液等因素的影响。交感神经兴奋，节后纤维末梢释放去甲肾上腺素，与气道平滑肌的 β_2 受体结合，引起气道平滑肌舒张，气道阻力降低；副交感（迷走）神经兴奋，节后纤维末梢释放乙酰胆碱，与气道平滑肌的 M 受

> **考点提示**
>
> 肺通气的阻力分弹性阻力和非弹性阻力两种，肺通气的阻力主要是肺泡表面张力。

体结合，则引起气道平滑肌收缩，气道阻力增大。体液因素中儿茶酚胺使气道平滑肌舒张；$PGF_{2\alpha}$ 可使气道收缩，而 PGE_2 却使之舒张。过敏反应时，由肥大细胞释放的组胺、白三烯等可使支气管平滑肌收缩，造成气道狭窄，发生哮喘。

二、肺通气功能的评价

肺通气过程受呼吸肌活动、肺和胸廓弹性以及气道阻力等多种因素的影响。临床上，肺通气功能障碍主要分两类：①限制性通气不足，由呼吸肌麻痹、肺或胸廓的弹性改变以及气胸等引起的肺扩张受限；②阻塞性通气不足，由支气管平滑肌痉挛、肿瘤、气道内异

物或分泌物过多等引起的气道狭窄或阻塞。通过对患者肺通气功能的测定可评估是否存在通气功能障碍及其程度和类型。

（一）肺容积和肺容量

呼吸运动中，吸入和呼出的气体容积的大多指标可用肺量计（肺功能仪）进行测量和记录，肺容积和肺容量是评价肺通气功能的基础（图5-6）。

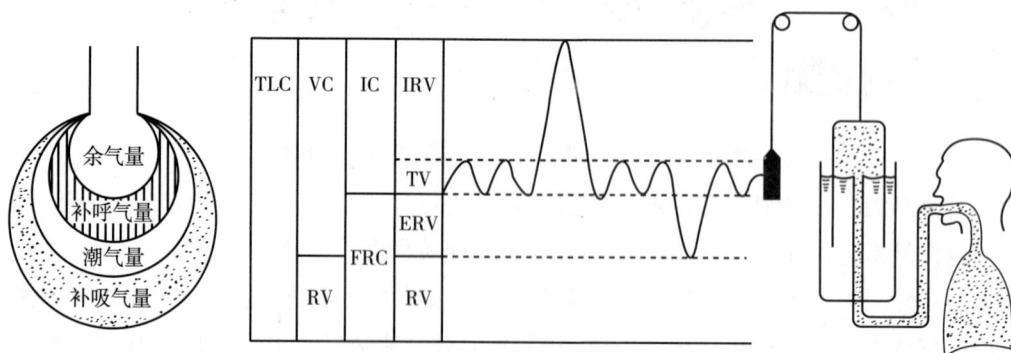

图5-6　肺量计检测与基本肺容积和肺容量图解

TV：潮气量；IRV：补吸气量；ERV：补呼气量；RV：余气量；

FRC：功能余气量；IC：深吸气量；VC：肺活量；TLC：肺总量

1. 潮气量　每次呼吸时吸入或呼出的气量称为潮气量。正常成年人平静呼吸时的潮气量为400~600ml。用力呼吸时，潮气量增大。

2. 补吸气量与深吸气量　平静吸气末，再尽力吸气所能吸入的气量称为补吸气量。正常成人为1500~2000ml，其大小反映吸气的储备能力。潮气量与补吸气量之和等于深吸气量，它是衡量最大通气潜力的重要指标之一。

3. 补呼气量　平静呼气末，再尽力呼气所能呼出的气量称为补呼气量。正常成人为900~1200ml，其大小反映呼气的储备能力。

4. 余气量和功能余气量　最大呼气末仍存留在肺内不能被呼出的气量称为余气量。正常成人为1000~1500ml。支气管哮喘和肺气肿的患者因呼气困难而余气量增大。

平静呼气末存留在肺内的气量称为功能余气量。它是余气量与补呼气量之和，正常成人约2500ml。肺气肿的患者功能余气量增加，而肺实质性病变时则减少。由于功能余气量的稀释作用，因此其生理意义是缓冲呼吸过程中肺泡内氧分压（PO_2）和二氧化碳分压（PCO_2）的变化幅度，使肺泡气和动脉血中的PO_2和PCO_2不会随呼吸而发生大幅度的波动，有利于肺换气。

5. 肺活量和用力呼气量　尽力吸气后，再尽力呼气所能呼出的最大气量称为肺活量，是潮气量、补吸气量与补呼气量之和。肺活量有较大的个体差异，与体格、性别、年龄、体位、呼吸肌强弱以及肺和胸廓的弹性等诸多因素有关。正常成年男性平均约为3500ml，女性约为2500ml。肺活量的大小可反映一次通气的最大能力，是评价肺通气功能的常用指标。

由于肺活量测定时，仅测呼出的气量而不限制呼气的时间，因此在某些通气功能有障碍的患者，可通过延长呼气时间，使测得的肺活量仍可在正常范围之内。因此，肺活量不能充分反映肺功能的状况。用力肺活量是指一次最大吸气后，尽力尽快呼气所能呼出的最大气量。正常情况下，用力肺活量略小于肺活量。用力呼气量是指一次最大吸气后，再用力尽快呼气，在一定时间内所能呼出的气量，通常以呼气过程中第 1、2、3 秒时间内所呼出气量占用力肺活量的百分数来表示。正常成人在第 FEV_1、FEV_2、FEV_3 分别占用力肺活量的 83%、96%、99%，其中 FEV_1 最有意义。该指标不仅能反映肺活量的大小，还能充分反映肺组织的弹性状态和气道的通畅程度。在肺纤维化等限制性肺部疾病和哮喘等阻塞性肺部疾病的患者，用力呼气量均明显降低。

> **考点提示**
> 肺活量和用力呼气量是肺通气功能评价的重要指标。

6. 肺总量 肺所能容纳的最大气量称为肺总量，等于肺活量和余气量之和。其大小有较大的个体差异，正常成年男性平均约 5000ml，女性为 3500ml。

（二）肺通气量

1. 肺通气量 肺通气量是指每分钟吸入或呼出的气体总量，它等于潮气量与呼吸频率的乘积。平静呼吸时，肺通气量为 6~9L/min，随年龄、性别、身材和活动量的不同而有差异。为便于在不同个体之间进行比较，应在基础状态下测定，并且以每平方米体表面积的肺通气量为单位来衡量。

劳动或运动时，肺通气量增大。在尽力作深而快的呼吸时，每分钟所能吸入或呼出的最大气量，称为最大随意通气量。测量时，一般只测量 10 秒或 15 秒的呼出气量，再换算成每分钟的最大通气量，可达 150L。最大随意通气量是单位时间内充分发挥最大通气能力所能达到的通气量，也反映通气功能的储备能力，是估计一个人能进行多大运动量的生理指标之一。

2. 肺泡通气量 在呼吸过程中，每次吸入的气体，并不都能进行有效的气体交换。从鼻到终末细支气管之间的呼吸道不能进行气体交换，故称为解剖无效腔。解剖无效腔与体重相关（约 2.2ml/kg），一般正常成人约为 150ml。但即使进入肺泡的气体，也可因为血流在肺内分布不均而不能全都与血液进行气体交换。未能进行气体交换的肺泡容积称为肺泡无效腔。解剖无效腔和肺泡无效腔合称为生理无效腔。健康成人平卧时，肺泡无效腔接近于零。

由于无效腔的存在，肺通气量就不能真正反映有效的气体交换量。肺泡通气量是指每分钟吸入肺泡的新鲜空气量。计算公式：肺泡通气量 =（潮气量 − 无效腔气量）×呼吸频率。平静呼吸时，潮气量为 500ml，无效腔气量为 150ml，则每次吸入肺泡的新鲜气体为 350ml。若功能余气量为 2500ml，则每次呼吸仅使肺泡内气体更新约 1/7。

由于解剖无效腔的容积相对恒定，潮气量和呼吸频率的变化对肺通气量和肺泡通气量有不同的影响。由表 5−1 所示，适当的深而慢的呼吸，可增大肺泡通气量，有利于肺换气，提高肺通气的效能；浅而快的呼吸对肺换气是不利的。

表 5 −1　不同呼吸形式时的肺通气量、肺泡通气量（ml／min）

呼吸形式	频率（次／分）	潮气量（ml）	肺通气量	肺泡通气量
平静呼吸	16	500	8000	5600
浅快呼吸	32	250	8000	3200
深慢呼吸	8	1000	8000	6800

> **考点提示**
> 肺通气量 = 潮气量×呼吸频率；肺泡通气量 =（潮气量 − 无效腔气量）×呼吸频率。

第二节 肺换气和组织换气

一、气体交换的基本原理

（一）气体的扩散

气体无论是处于气体状态，还是溶解于液体中，气体分子不停地进行无定向的运动，其结果是气体分子从压力高处向压力低处净转移，这一过程称为气体扩散。肺换气和组织换气都是以这种扩散方式进行的。

（二）气体的扩散速率及影响因素

在混合气体中，某种组成气体产生的压力称为该气体的分压，它等于混合气体的总压力乘以该组成气体在混合气体中所占的容积百分比。例如，大气的总压力在海平面约为760mmHg，O_2在大气中的容积百分比为20.9%，PO_2约159mmHg；CO_2在大气中的容积百分比为0.04%，则PCO_2约0.3mmHg。

当气体遇到液体，气体分子不断地溶解于液体中，而溶解的气体分子也可从液体中逸出。溶解的气体分子从溶液中逸出的力，称为该气体的张力。气体的张力也可称为液体中的气体分压。某气体在两个区域之间的分压差是气体扩散的动力和决定气体扩散方向的关键因素。表5-2列举出O_2和CO_2在不同部位分压的大致数值。

表5-2 O_2和CO_2在各处的分压（mmHg）

	海平面大气	肺泡气	动脉血	静脉血	组织
PO_2	159	104	100	40	30
PCO_2	0.3	40	40	46	50

气体的扩散速率与气体的分压差（ΔP）、气体在溶液中的溶解度（S）、扩散面积（A）和温度（T）成正比，与气体分子量（M_W）的平方根、扩散距离（d）成反比。即：

$$D \times \frac{\Delta P \cdot T \cdot A \cdot S}{d \cdot \sqrt{M_W}}$$

一般情况下，在肺换气过程，上述因素中的温度、扩散面积和扩散距离对O_2和CO_2来说是相同的，可忽略其影响。而CO_2分子量的平方根是O_2分子量的平方根的1.17倍，CO_2在血浆中的溶解度（51.5）约是O_2（2.14）的24倍，肺泡与静脉血之间PO_2（64）约是PCO_2（6）的10倍（表5-2）。根据计算，在肺换气过程中的CO_2的扩散速率约为O_2的2倍。因此，临床上肺换气功能障碍时，缺O_2比CO_2潴留更为常见，呼吸困难的患者也常先出现缺氧症状。

二、肺换气和组织换气

（一）肺换气

1. 肺换气的过程 肺动脉内的静脉血流经肺毛细血管时，血液中的PO_2是40mmHg，而肺泡气的PO_2为104mmHg，因此肺泡气中的O_2便顺分压差向血液中扩散。而静脉血的PCO_2是46mmHg，肺泡气的PCO_2是40mmHg，CO_2则从静脉血扩散到肺泡。经过肺内气体交换后，血液中的PO_2升高、PCO_2降低，即静脉血变为动脉血（图5-7）。通常O_2和CO_2扩散迅速，不到0.3秒即可达到平衡，而血液流经肺毛细血管的时间约为0.7秒。可见，当静脉血流经肺毛细血管时，有充足的时间进行气体交换，因此肺换气具有很大的储备能力。

2. 肺换气的影响因素 如上所述，气体的分压差、分子量及溶解度等因素均可影响气体的扩散速率。另外，肺换气过程还主要受以下因素的影响。

（1）呼吸膜的厚度和面积 肺泡气与血液进行气体交换须经过呼吸膜（图5-8），呼吸膜是实现肺换气的结构基础。呼吸膜有六层结构：含肺泡表面活性物质的液体层、肺泡上皮细胞和基膜、间质、毛细血管基膜和内皮细胞。呼吸膜很薄，平均厚度约0.6μm，通透性大。据估计，正常成人两肺有3亿多个肺泡，总扩散面积约70m²。安静时，用于气体扩散的呼吸膜面积约40m²，因此也有相当大的储备面积。

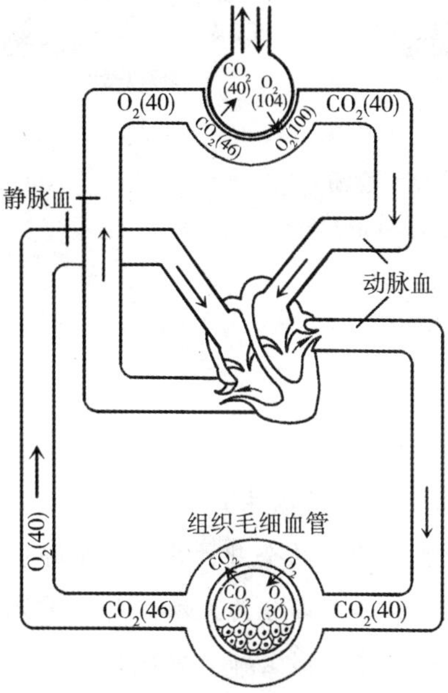

图5-7 肺换气和组织换气示意图

图中数字为气体分压（mmHg）

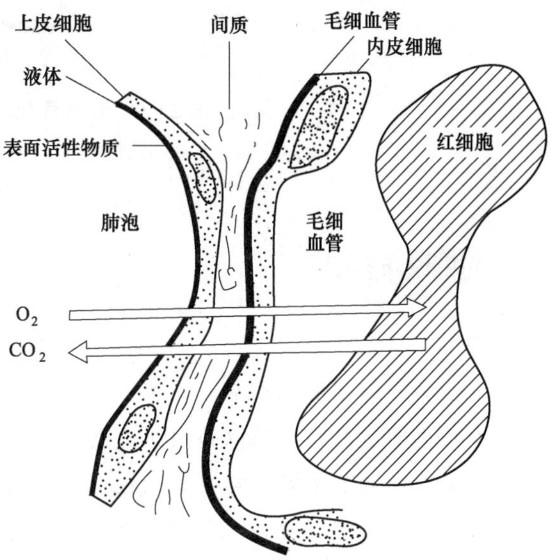

图5-8 呼吸膜结构示意图

气体扩散速率与呼吸膜的面积成正比，与厚度成反比。因此，在病理情况下，如肺气肿、肺实变、肺不张或肺毛细血管关闭和阻塞等，均可使呼吸膜的面积减小；肺水肿、肺纤维化、尘肺、肺炎等则可使呼吸膜的厚度增大。这些都会降低气体扩散速率，影响肺换气功能。

（2）通气/血流比值 肺换气过程发生在肺泡气和周围的血液之间，因此肺泡的通气量和血流量之间应保持适当的比例。通气/血流比值是指每分钟肺泡通气量（V_A）和每分钟肺血流量（Q）的比值。正常成人安静时，V_A约为4.2L/min，Q约为5.0L/min，因此计算得V_A/Q为0.84。V_A/Q在0.84的情况下，肺泡通气量和血流量之间比例适当，气体交换的效率高。

如果V_A/Q增大，这就意味着通气过度或血流不足，多见于部分肺泡血流量减少。使该部分肺泡气不能与血液进行充分的气体交换，致使肺泡无效腔增大。相反，如果V_A/Q减小，则意味着通气不足或血流增多，多见于部分肺泡通气不良。部分血液流经通气不良的肺泡，静脉血未能得到充分交换，这样就形成了功能性动-静脉短路（图5-9）。由此可见，无论V_A/Q增大或减小，都表明两者匹配不良，都会降低气体交换的效率，从而导致机体缺氧和CO_2潴留。

肺本身具有调节局部肺泡 V_A/Q 的能力。在通气不良的肺泡，肺泡气 PO_2 较低，可使这部分肺泡的肺动脉分支收缩，血流量减少。这样可使血液流向通气良好的肺泡，有利于气体交换。

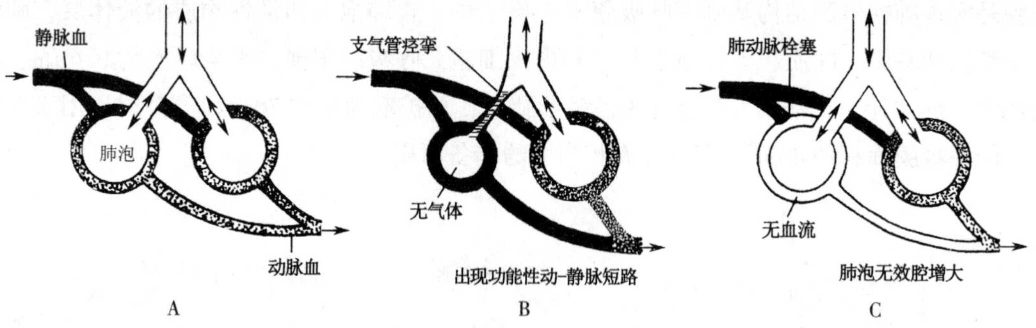

图 5-9　肺通气/血流比值变化示意图
A. V_A/Q 正常；B. V_A/W 减小；C. V_A/Q 增大

知识链接

尘　肺

尘肺即肺尘埃沉着病，该病是由于在职业活动中长期吸入生产性粉尘（灰尘），并在肺内潴留而引起的以肺组织弥漫性纤维化（瘢痕）为主的全身性疾病。尘肺按其吸入粉尘的种类不同，可分为无机尘肺和有机尘肺，尘肺大部分为无机尘肺。常见的有矽肺（最常见，吸入二氧化硅粉尘）、煤尘肺、石棉肺、棉尘肺、农民肺等。患者往往出现咳嗽、咳痰，常伴有胸痛。随肺组织纤维化程度的加重，有效呼吸面积减少，通气/血流比值改变，呼吸困难也逐渐加重。尘肺的治疗关键是脱离粉尘污染环境，以治疗和预防各种并发症为主，延缓尘肺的进展。

（二）组织换气

组织换气发生于毛细血管血液、组织液和组织细胞之间，在气体交换机制和影响因素等方面和肺换气相似。组织细胞代谢过程不断消耗 O_2，并产生 CO_2，因此组织细胞和组织液的 PO_2 可降至 30mmHg 以下，较毛细血管中血液的 PO_2 低；而此处的 PCO_2 可高达 50mmHg 以上，较血液中 PCO_2 高。所以当动脉血流经组织毛细血管时，O_2 便顺分压差由血液向组织液和细胞扩散，CO_2 则由细胞和组织液向血液扩散，结果使动脉血中的 PO_2 降低、PCO_2 升高而转变为静脉血。

组织换气受组织细胞代谢水平和血流量等因素的影响。如组织细胞代谢增强时，则组织液中 PO_2 降低、PCO_2 升高，血液与组织液之间的 PO_2 差和 PCO_2 差加大；且因代谢产物的作用可使毛细血管舒张，血流量增多，促进气体交换。而在组织发生水肿时，加大了气体扩散的距离，同时毛细血管受压，血流量减少，可妨碍气体交换。

考点提示
肺换气和组织换气通过扩散进行，动力是分压差。

第三节 气体在血液中的运输

由肺泡扩散入血液中的 O_2 须经过血液循环的运输才能到达各组织器官,供细胞利用;同样细胞代谢产生的 CO_2 也须由血液循环才能运送到肺泡,排出体外。因此,血液是运输 O_2 和 CO_2 的媒介,两者在血液中的运输形式包括物理溶解和化学结合两种。由表 5-3 可以看出,O_2 和 CO_2 在血液中都以化学结合为主要运输形式,物理溶解的量都很少,但物理溶解也有重要的作用。扩散入血液的 O_2 和 CO_2 都是先溶解于血浆中,提高其分压,再进行化学结合;同样 O_2 和 CO_2 从血液中释放时,也是溶解的先逸出,分压下降,然后结合的部分再分离出来,溶解于血液中。因此物理溶解起着"桥梁"作用,是 O_2 和 CO_2 实现化学结合和释放的必要环节。物理溶解的和化学结合两者之间处于动态平衡。

表 5-3 血液 O_2 和 CO_2 的含量 (ml/100ml 血液)

	动脉血			静脉血		
	物理溶解	化学结合	合计	物理溶解	化学结合	合计
O_2	0.31	20.0	20.31	0.11	15.2	15.31
CO_2	2.53	46.4	48.93	2.91	50.0	52.91

一、氧气的运输

血液中的 O_2 以溶解形式存在的量仅约占血液 O_2 总含量的 1.5%,以化学结合形式存在的量约占 98.5%。化学结合是与红细胞内的血红蛋白(Hb)进行的结合。

(一) O_2 与血红蛋白结合

血液中的 O_2 扩散入红细胞内,与红细胞内的血红蛋白结合,形成氧合血红蛋白(HbO_2),如下式所示:

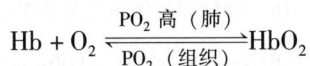

$$Hb + O_2 \xrightleftharpoons[PO_2 (组织)]{PO_2 高 (肺)} HbO_2$$

O_2 与 Hb 的结合反应有以下的特征:①反应快、可逆、不需酶的催化,反应方向取决于 PO_2 的高低。当血液流经肺时,此处 PO_2 高,O_2 便与 Hb 迅速结合,形成氧合 Hb;当血液流经组织时,此处 PO_2 低,HbO_2 便迅速解离,释出 O_2,成为去氧 Hb。②该反应为氧合反应而非氧化反应。Hb 分子的 Fe^{2+} 与 O_2 结合后仍是二价铁。③1 分子 Hb 可以结合 4 分子 O_2。在 100% O_2 饱和状态下,1g Hb 可以结合 O_2 的最大量为 1.39ml,但一般正常情况下,红细胞内存在少量不能结合 O_2 的高铁 Hb,通常按 1.34ml 计算。在 100ml 血液中,Hb 所能结合 O_2 的最大量称为 Hb 氧容量;而 Hb 实际结合 O_2 的量称为 Hb 氧含量。Hb 氧含量与氧容量的百分比为 Hb 氧饱和度。例如,在动脉血 Hb 氧饱和度能达到 100%;静脉血 Hb 氧饱和度约为 75%。通常情况下,血液中溶解的 O_2 极少,可忽略不计,因此,Hb 氧容量、Hb 氧含量和 Hb 氧饱和度可分别视为血氧容量、血氧含量和血氧饱和度。

HbO_2 呈鲜红色,去氧 Hb 呈紫蓝色。当血液中去氧 Hb 含量过多时(达 50g/L 以上),皮肤、黏膜呈暗紫色,这种现象称为发绀。出现发绀常表示机体缺氧,但也有例外。如严重贫血患者，即使有缺氧，但其皮肤、黏膜主要表现为苍白，并不出现发绀；而相反，红细胞增多时（如高原性红细胞增多症），可能有发绀，但机体并不一定缺氧。另外，CO 与 Hb 的亲和力约为 O_2 的 250 倍，当吸入较多 CO 时，CO 便迅速与血红蛋白结合，占据 Hb 分子中 O_2 的结合位点，严重影响 O_2 在血液中的运输，并且 CO 还能妨碍 Hb 与 O_2 的解离，由此导致机体缺氧，甚至死亡，称为 CO 中毒或煤气中毒。CO 与 Hb 结合后呈樱桃色，因此 CO 中毒患者机体虽有缺氧，但也不表现发绀。

（二）氧解离曲线及影响因素

1. 氧解离曲线 是表示 PO_2 与 Hb 氧饱和度关系的曲线（图 5 - 10）。该曲线表示不同 PO_2 时 O_2 与 Hb 的解离情况，同样也反映在不同 PO_2 时 O_2 和 Hb 的结合情况。氧解离曲线呈 S 形，根据其变化趋势及功能特点，可将曲线分为三段。

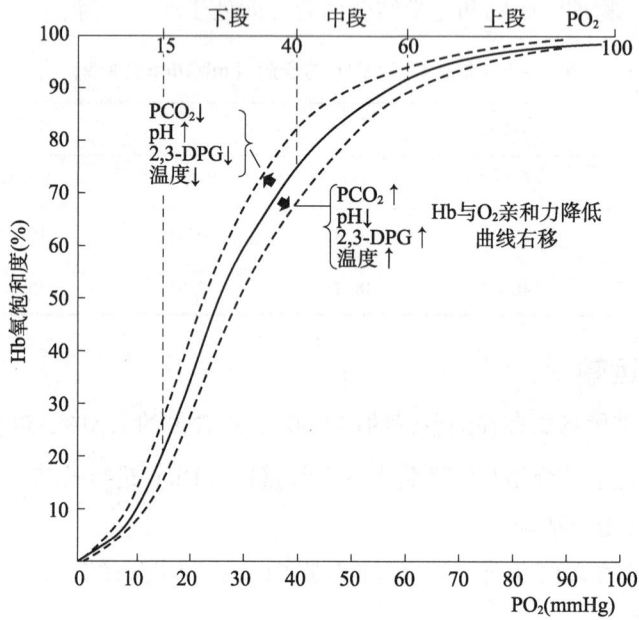

图 5 - 10 氧解离曲线及主要影响因素

（1）氧解离曲线上段 相当于血液 PO_2 在 60 ~ 100mmHg，即 PO_2 处于较高水平，是反映 Hb 与 O_2 结合的特点。这段曲线较平坦，表明 PO_2 在这个范围内的变化对 Hb 氧饱和度影响不大，这有助于血液中氧含量的稳定。例如，PO_2 为 100mmHg 时，相当于动脉血 PO_2，Hb 氧饱和度为 97.4%，血氧含量约为 19.4ml/100ml；如增加吸入气的 PO_2，使其提高到 150mmHg，Hb 氧饱和度最多为 100%，只增加了 2.6%，物理溶解的 O_2 量也只增加了大约 0.5ml/100ml；此时血氧含量约为 20.1ml/100ml 血液，增加不到 1ml。这就是临床上某些情况下单纯增加肺泡通气量几乎无助于 O_2 摄取的道理。同样，如 PO_2 下降到 70mmHg，Hb 氧饱和度为 94%，也仅降低了 3.4%，血氧含量下降并不多。因此，即使在高原或某些呼吸系统疾病患者，吸入气 PO_2 有所下降，但只要 PO_2 不低于 60mmHg，Hb 氧饱和度仍能保持在 90% 以上，血液仍可携带足够量的 O_2，不致发生明显的低氧血症。

（2）氧解离曲线中段 相当于 PO_2 在 40 ~ 60mmHg，它反映安静状态下机体的供氧情况。该段曲线较陡，表明在这个范围内，PO_2 稍有下降，Hb 氧饱和度就明显降低，有较多的 O_2 从 HbO_2 中释放出来。PO_2 为 40mmHg 时，相当于混合静脉血的 PO_2，Hb 氧饱和度约为

75%，血 O_2 含量约 14.4ml/100ml，即每 100ml 血液流过组织时释放 5ml O_2。

（3）氧解离曲线的下段 相当于 PO_2 在 15~40mmHg，曲线最为陡直。在组织代谢活动加强时（如运动），组织中的 PO_2 可降至 15mmHg，HbO_2 进一步解离，Hb 氧饱和度降至更低的水平，血氧含量仅约为 4.4ml/100ml，这样每 100ml 血液能供给组织 15ml O_2，说明血液流经代谢旺盛的组织时，能释放出更多的 O_2，约为安静时的 3 倍。可见该段曲线反映血液供氧的储备能力。

2. 影响氧解离曲线的因素 O_2 与 Hb 的结合和解离可受多种因素影响，引起 Hb 对 O_2 的亲合力发生变化，从而使氧解离曲线的位置偏移，以更好的适应细胞代谢的需要。影响因素主要有：①pH 和 PCO_2。当血液中 PCO_2 升高或 pH 降低时，Hb 对 O_2 的亲合力下降，氧解离曲线右移；反之，曲线左移。血液 H^+ 和 PCO_2 对 Hb 与 O_2 的亲合力的影响称为波尔效应，这样既可促进肺毛细血管血液（PCO_2 降低或 pH 升高）与 O_2 的结合，又有利于组织毛细血管血液对 O_2 的释放。②温度。体温升高或运动时，Hb 对 O_2 的亲合力下降，氧解离曲线右移，促进 O_2 的释放；而温度降低时，曲线左移。③2，3 - 二磷酸甘油酸（2，3 - DPG）。在慢性缺氧、贫血等情况下，糖酵解加强，红细胞内的 2，3 - DPG 增加，Hb 对 O_2 的亲合力下降，氧解离曲线右移，有利于 O_2 的释放。

二、二氧化碳的运输

血液中以物理溶解形式运输的 CO_2 约占运输总量的 5%，以化学结合形式运输的 CO_2 约占 95%。以化学结合的形式主要是：碳酸氢盐和氨基甲酸血红蛋白，前者是主要的，约占运输总量的 88%。

（一）碳酸氢盐

在血浆或红细胞内，溶解的 CO_2 与 H_2O 结合成 H_2CO_3，H_2CO_3 再解离成 HCO_3^- 和 H^+。该反应过程极为迅速、可逆，反应的方向取决于 PCO_2 的高低。上述反应如下式所示：

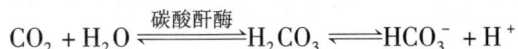

$$CO_2 + H_2O \xrightleftharpoons{\text{碳酸酐酶}} H_2CO_3 \rightleftharpoons HCO_3^- + H^+$$

在组织细胞，PCO_2 较高，反应向右进行。细胞代谢产生的 CO_2 扩散入血液，首先溶解于血浆中，溶解的 CO_2 小部分在血浆中发生上述反应（但较为缓慢），绝大部分扩散到红细胞内。因为红细胞内含有较高浓度的碳酸酐酶，在其催化下，CO_2 与 H_2O 迅速结合成 H_2CO_3，H_2CO_3 再解离成 HCO_3^- 和 H^+。反应中产生的 H^+ 主要与 Hb 结合而被缓冲；小部分 HCO_3^- 主要与 K^+ 结合成 $KHCO_3$ 来运输，大部分 HCO_3^- 便顺浓度梯度经红细胞膜扩散入血浆。由于红细胞膜不允许正离子自由通过，但可允许小的负离子通过，因此，为保持红细胞内的电位平衡，Cl^- 便由血浆扩散进入红细胞内，这一现象称为氯转移（图 5 - 11）。红细胞膜上有特异的 HCO_3^- - Cl^- 交换体，有助于两者的跨膜交换，HCO_3^- 便不会在红细胞内堆积，有利于上述反应的持续进行。进入血浆的 HCO_3^- 主要与血浆中的 Na^+ 结合，以 $NaHCO_3$ 的形式来运输。

碳酸酐酶发挥重要的作用，可增加反应速率约 5000 倍，因此临床上使用碳酸酐酶抑制剂（如乙酰唑胺）时，可能会影响 CO_2 的运输。由于碳酸酐酶主要存在于红细胞内，因此上述反应主要在红细胞内进行，但 CO_2 的运输主要是在血浆中以 $NaHCO_3$ 的形式来运输的。

而在肺部，肺泡气 PCO_2 较低，反应向相反的方向进行。首先血浆中溶解的 CO_2 扩散进入肺泡，红细胞内的 HCO_3^- 与 H^+ 生成 H_2CO_3，碳酸酐酶又催化 H_2CO_3 分解成 CO_2 和 H_2O，CO_2 从红细胞扩散入血浆，而血浆中的 HCO_3^- 便进入红细胞，Cl^- 同时再转移出红细胞。这样，以碳酸氢盐形式运输的 CO_2 在肺部又被释出。

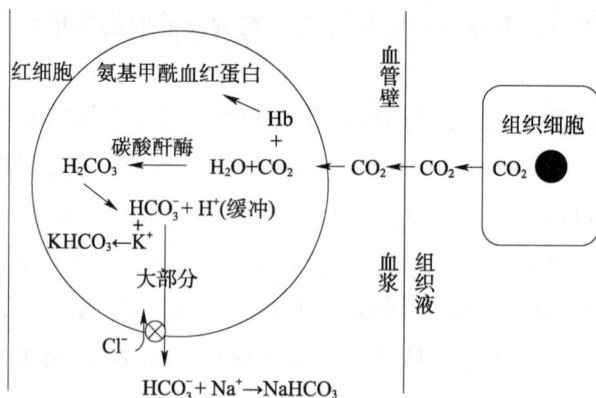

图 5-11 CO_2 在血液中运输示意图

（二）氨基甲酰血红蛋白

扩散进入红细胞的一部分 CO_2 与 Hb 的氨基结合，生成氨基甲酰血红蛋白，这一反应无需酶的催化，而且迅速、可逆。影响这一反应的主要因素是氧合作用，即 Hb 是否与 O_2 结合是影响 CO_2 运输的主要因素，HbO_2 与 CO_2 的结合能力比去氧 Hb 小。在组织，HbO_2 与 O_2 解离释出 O_2，产生的去氧 Hb 与 CO_2 结合力增强，结合的 CO_2 增多。而在肺部，HbO_2 生成增多，促使氨基甲酰血红蛋白解离，释放出 CO_2，使之进入肺泡而排出。

由此可见，红细胞不仅运输 O_2，也对 CO_2 的运输有重要作用。而且运输 CO_2 时血浆中产生的 $NaHCO_3$ 是重要的碱储备，对维持机体的酸碱平衡起重要作用。

> **考点提示**
>
> 气体在血液中运输形式包括物理溶解和化学结合。O_2 主要是与红细胞内的 Hb 结合；CO_2 主要是在血浆中以碳酸氢盐和氨基甲酰血红蛋白形式运输。

第四节 呼吸运动的调节

呼吸运动是呼吸肌的一种节律性舒缩活动，其节律起源于呼吸中枢。呼吸运动的深度和频率还可随机体内、外环境的改变而发生适应性变化。例如，在运动时，随着代谢增强，呼吸加深加快，肺通气量增大，摄取更多的 O_2，排出更多的 CO_2，以适应机体代谢水平的需要。呼吸节律的形成和这种适应性改变都是通过呼吸功能的调节来实现的。

一、呼吸中枢与呼吸节律的形成

呼吸中枢是指在中枢神经系统内，产生和调节节律性呼吸运动的神经细胞群。这些神经元广泛分布于脊髓、延髓、脑桥、间脑和大脑皮质等多个部位，也具有不同作用。正常节律性呼吸运动是在各级呼吸中枢的共同作用下实现的。

1. 脊髓 脊髓有支配呼吸肌的运动神经元，位于第 3～5 颈段（支配膈肌）和胸段（支配肋间肌和腹肌等）脊髓灰质前角。动物实验中，在延髓和脊髓之间横断，呼吸立即停止，说明脊髓不能产生节律性呼吸运动，只是联系高位呼吸中枢和呼吸肌的中继站。

2. 低位脑干 低位脑干指延髓和脑桥。早年横切脑干的方法研究发现，在中脑和脑桥之间横断（图 5－12，a 平面），仅保留低位脑干与脊髓的联系，节律性呼吸无明显变化；而若在延髓和脊髓之间横切（图 5－12，d 平面），则呼吸停止。上述结果表明呼吸节律产生于低位脑干，中脑以上的高位脑对呼吸节律的产生不是必需的。如果仅在脑桥上、中部之间横切（图 5－12，b 平面），呼吸将变慢变深；如再切断双侧迷走神经，吸气便大大延长，仅偶尔出现短暂的呼气，这种形式的呼吸称为长吸式呼吸。这一结果提示脑桥上部为呼吸调整中枢；来自肺部迷走神经的传入冲动也有同样的作用。但如果再在脑桥与延髓之间横切（图 5－12，c 平面），则不论迷走神经是否完整，动物长吸式呼吸都消失，并出现喘息样呼吸，表现为节律不规则的呼吸运动。即表明延髓有喘息中枢，可产生最基本的呼吸节律。因此，目前认为延髓有呼吸节律基本中枢，脑桥上部有呼吸调整中枢。

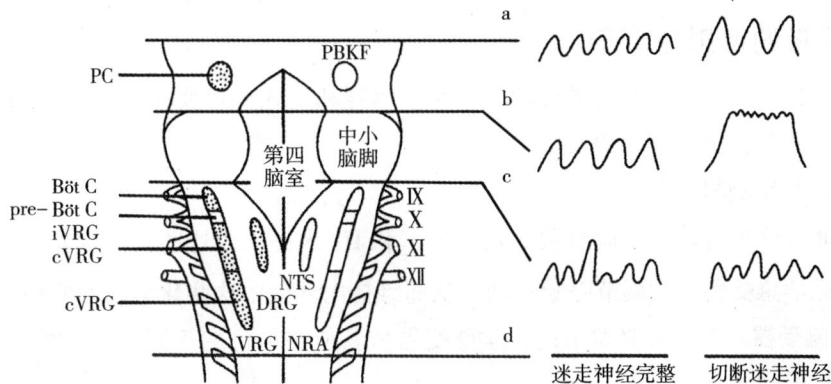

图 5－12　脑干与呼吸有关的核团和在不同平面横切脑干后呼吸的变化

低位脑干的呼吸神经元主要分布在三个区域。①延髓背内侧的背侧呼吸组：主要含吸气神经元，其作用是使膈肌兴奋引起吸气。②延髓腹外侧的腹侧呼吸组：含有吸气和呼气两种神经元，功能较复杂。③脑桥上部背侧的脑桥呼吸组：该区呼吸神经元相对集中于臂旁内侧核（NPBM）和相邻的 KF 核，合称 PBKF 核群，是呼吸调整中枢，其作用是抑制吸气，促进吸气转为呼气。

3. 高位脑 呼吸还受脑桥以上部位的影响，如大脑皮质、边缘系统、下丘脑等。特别是大脑皮质，能在一定限度内随意改变呼吸频率和深度，配合说话、哭笑、屏气或深呼吸等动作，还参与建立呼吸运动条件反射。

可见，大脑皮质是随意呼吸调节系统，低位脑干是非随意的自主节律呼吸调节系统，机体呼吸运动受两者的双重调节。这两个系统的下行通路是分开的，临床上可出现自主呼吸和随意呼吸分离的现象。

知识拓展

呼吸节律的形成

基本呼吸节律起源于延髓，但其确切机制尚不完全清楚，目前主要有两种学说：起步细胞学说和神经元网络学说。起步细胞学说认为，节律性呼吸运动由延髓内具有起步样活动的神经元的节律性兴奋引起（类似心脏窦房结起搏细胞）。有学者在新生大鼠研究中证实前包钦格复合体可能就是呼吸节律起步神经元的关键部位。神经元网络学说认为，呼吸节律的产生依赖于延髓内呼吸神经元之间的相互联系和相互作用。20世纪70年代提出了中枢吸气活动发生器和吸气切断机制模型，认为在延髓有一个中枢吸气活动发生器，引发吸气神经元呈渐增性放电，产生吸气；吸气切断机制接受来自吸气活动发生器、脑桥呼吸调整中枢和迷走神经肺牵张感受器传入信息的作用，使吸气切断而转为呼气。目前有关起步细胞学说的实验依据多来自于新生动物，而神经元网络学说的依据主要来自成年动物。因此，这两种机制很有可能都起作用，只是在动物的不同发育阶段，各自发挥不同作用。

二、呼吸的反射性调节

呼吸节律虽起源于脑，但呼吸运动的频率、幅度和形式等可受到来自各种感受器传入冲动的反射性调节，使呼吸运动发生相应的改变。

（一）化学感受性反射

机体可通过呼吸运动调节血液中 PO_2、PCO_2 和 H^+ 水平，而这些化学因素发生变化时，也可以通过化学感受性反射调节呼吸运动，从而维持内环境中这些化学因素的相对稳定。

1. 化学感受器　参与呼吸调节的化学感受器依其所在部位的不同，分为外周化学感受器和中枢化学感受器。

（1）外周化学感受器　包括颈动脉体和主动脉体，它们能感受血液中 PO_2、PCO_2 和 H^+ 浓度的变化。当动脉血 PO_2 降低、PCO_2 升高和 H^+ 浓度升高时，颈动脉体和主动脉体受到刺激，冲动分别经窦神经（舌咽神经的分支）和迷走神经传入孤束核，再传向延髓呼吸中枢，反射性地引起呼吸加深加快和心血管功能的改变。其中颈动脉体对呼吸中枢的影响较大。

（2）中枢化学感受器　如果摘除动物外周化学感受器或切断其传入神经后，吸入 CO_2 仍能刺激呼吸运动；而只增加脑脊液中 CO_2 和 H^+ 浓度，也能刺激呼吸。证实在延髓腹外侧浅表部位还存在中枢化学感受器。且进一步实验，保持 pH 不变，用含高浓度 CO_2 的人工脑脊液灌流脑室，不会引起肺通气量增加。说明中枢化学感受器的生理刺激是脑脊液和局部细胞外液的 H^+，而不是 CO_2。

但血液中的 CO_2 能迅速通过血脑屏障，与 H_2O 结合生成 H_2CO_3，继而解离出 H^+，使化学感受器周围液体中的 H^+ 浓度升高，能刺激中枢化学感受器，进而引起呼吸中枢的兴奋。由于脑脊液中催化该反应的碳酸酐酶含量较少，反应很慢，所以对 CO_2 的反应有一定的时间延迟。另外，血液中的 H^+ 不易通过血脑屏障，故血液 pH 的变化对中枢化学感受器的刺激作用不大。还有，中枢化学感受器对 PO_2 的变化不敏感，基本不感受低氧的刺激。

2. CO_2 对呼吸的影响　CO_2 是调节呼吸运动最重要的体液因素。当麻醉动物的动脉血液

PCO_2明显降低时可发生呼吸暂停,临床上过度通气也可使呼吸运动受抑制。因此,一定水平的PCO_2对维持呼吸和呼吸中枢的基本活动是必需的。另一方面,在肺通气或肺换气功能障碍、吸入气中CO_2浓度升高以及代谢活动增强等,均可使血液中的PCO_2升高(称为高碳酸血症)。当血液中PCO_2在一定范围内升高时,呼吸运动将反射性加深加快,肺通气量增加,即对呼吸运动产生兴奋作用。CO_2兴奋呼吸的作用是通过刺激中枢化学感受器和外周化学感受器两条途径实现的,中枢化学感受器起主要作用。但当PCO_2过高,可致呼吸中枢受抑制,引起呼吸困难、头痛头昏,甚至昏迷,出现CO_2麻醉。

3. H^+对呼吸的影响 机体酸中毒时,动脉血H^+浓度升高,呼吸加深加快,肺通气增加;相反H^+浓度降低,呼吸受到抑制,肺通气量减少。由于H^+通过血脑屏障的速度较慢,因此,血液中H^+对呼吸的调节主要是通过刺激外周化学感受器实现的。

4. 低氧对呼吸的影响 当吸入气PO_2降低以及肺通气或肺换气功能障碍时,动脉血中PO_2也随之降低,引起呼吸加深、加快,肺通气增加;反之,呼吸运动受抑制。实验中切断动物外周化学感受器的传入神经后,急性低氧对呼吸运动的调节效应完全消失。可见,低氧对呼吸运动的调节作用完全是通过刺激外周化学感受器实现的;另外,低氧对呼吸中枢还有直接的抑制作用。

一般情况下,低氧通过刺激外周化学感受器而兴奋呼吸中枢的作用,在一定程度上可以对抗低氧对中枢的直接抑制作用,从而使呼吸运动加强,肺通气量增加。但在严重缺氧时,外周化学感受器的反射性兴奋效应不足以克服低氧对呼吸中枢的直接抑制作用,将导致呼吸抑制。

临床上,慢性阻塞性肺疾病、肺源性心脏病等患者,长期存在慢性缺氧和CO_2潴留,中枢化学感受器容易对CO_2的刺激作用产生适应而敏感性降低,但外周化学感受器对低氧刺激的适应很慢,所以这种情况下,呼吸主要通过缺O_2刺激外周化学感受器反射性地引起呼吸加强。若此时对患者高流量、高浓度给氧或吸入纯O_2,会由于解除了低氧的刺激作用,反而引起呼吸抑制。因此这类患者采用给氧治疗时一般应以给予控制性吸氧为妥(低浓度持续,$30\% \sim 40\%$)。

> **考点提示**
>
> 血液中的PO_2、PCO_2和H^+水平变化都通过化学感受性反射对呼吸产生影响。

知识拓展

肺在维持酸碱平衡中的作用

人在普通饮食情况下,酸性物质产生量远远超过碱性物质,糖、蛋白质和脂肪三大物质氧化磷酸化的最终产物为CO_2,CO_2可由肺排出体外,属于挥发性酸。肺在维持机体酸碱平衡中的作用是通过改变肺泡通气量来控制CO_2的排出量,调节血浆碳酸(挥发酸)的浓度,通常将肺对挥发酸的调节称为酸碱平衡的呼吸性调节。肺功能的调节是通过中枢和外周化学感受器两方面进行的,这种调节作用较迅速,数分钟内起效,30分钟达高峰。

（二）肺牵张反射

由肺扩张或肺萎陷引起呼吸的反射性变化，称为肺牵张反射或黑－伯反射（Hering－Breuer reflex），包括肺扩张反射和肺萎陷反射两种。

1. 肺扩张反射　肺扩张反射是扩张时抑制吸气活动的反射。感受器位于从气管到细支气管壁的平滑肌内，属于牵张感受器。当肺吸气扩张时，牵拉呼吸道，使牵张感受器兴奋，冲动经迷走神经传入延髓，经呼吸中枢的作用促使吸气受抑制，转为呼气。因此，肺扩张反射的生理意义是阻止吸气过长、过深，促使吸气转为呼气，呼吸频率增加。在动物实验中，如果切断双侧迷走神经后，吸气过程延长、加深，呼吸变深变慢。

动物实验发现，肺扩张反射的敏感性有种属差异。兔的肺扩张反射很敏感，而人的敏感性较低。成年人，潮气量要超过 1500ml 时才能引起肺扩张反射。因此在平静呼吸时，该反射一般不参与呼吸运动的调节。但在肺顺应性降低的病理情况下，肺扩张对气道的牵拉刺激加强，可引起该反射，使呼吸变浅变快。

2. 肺萎陷反射　肺萎陷反射是肺萎陷时引起吸气活动增强或促进呼气转为吸气的反射。感受器同样位于气道平滑肌内，但该反射仅在肺有较大程度的缩小时才起作用，在平静呼吸调节中意义也不大。

（三）呼吸肌本体感受性反射

呼吸肌属于骨骼肌，也同样存在肌梭和腱器官等本体感受器。当呼吸肌受牵张刺激时，肌梭受到刺激而兴奋，其冲动传入脊髓，反射性地引起该呼吸肌的收缩。呼吸肌本体感受性反射对正常呼吸运动有一定的调节，其意义在于当呼吸肌负荷增大时，相应加强呼吸运动，以克服阻力实现有效的肺通气。

（四）防御性呼吸反射

在整个呼吸道黏膜都存在感受器，当受到机械或化学刺激时，引起一些有保护作用的防御性呼吸反射。主要包括：

1. 咳嗽反射　咳嗽反射是常见的重要防御性反射。感受器位于喉、气管和支气管的黏膜，传入冲动经迷走神经传入延髓，引起咳嗽反射。

咳嗽时，先是短促的或较深的吸气，继而声门紧闭，呼气肌强烈收缩，肺内压和胸膜腔内压急速上升，然后声门突然打开，由于肺内压很大，气体便高速冲出，可将呼吸道内异物或分泌物排出。正常的咳嗽反射能有效地清除呼吸道内的分泌物，但频繁或剧烈的咳嗽对人体也会产生不利的影响。

2. 喷嚏反射　喷嚏反射类似于咳嗽反射，不同的是鼻黏膜感受器受到刺激，冲动由三叉神经传入中枢，反射性引起腭垂下降，舌压向软腭，而不是声门关闭，呼出的气流主要从鼻腔高速喷出，以清除鼻腔中的刺激物。

本章小结

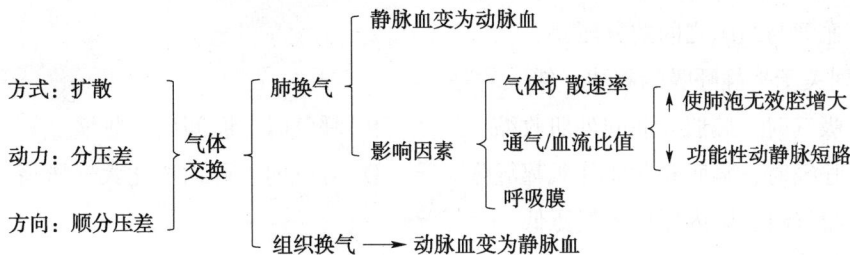

肺通气
- 动力
  - 直接动力 → 肺泡气与大气间的压力差
  - 纽带：胸膜腔负压
    - 前提：胸膜腔密闭
    - 主要因素：肺回缩压
  - 原动力 → 呼吸肌收缩、舒张
- 阻力
  - 弹性阻力
    - 肺弹性阻力
      - 肺泡表面张力（主）→ 吸气的阻力
      - 肺本身弹性回缩力 → 呼气的动力
    - 胸廓弹性阻力
      - 平静吸气末自然位置
      - 肺容量达到67%
  - 非弹性阻力 → 主要是气道阻力 → 影响因素主要是气道半径

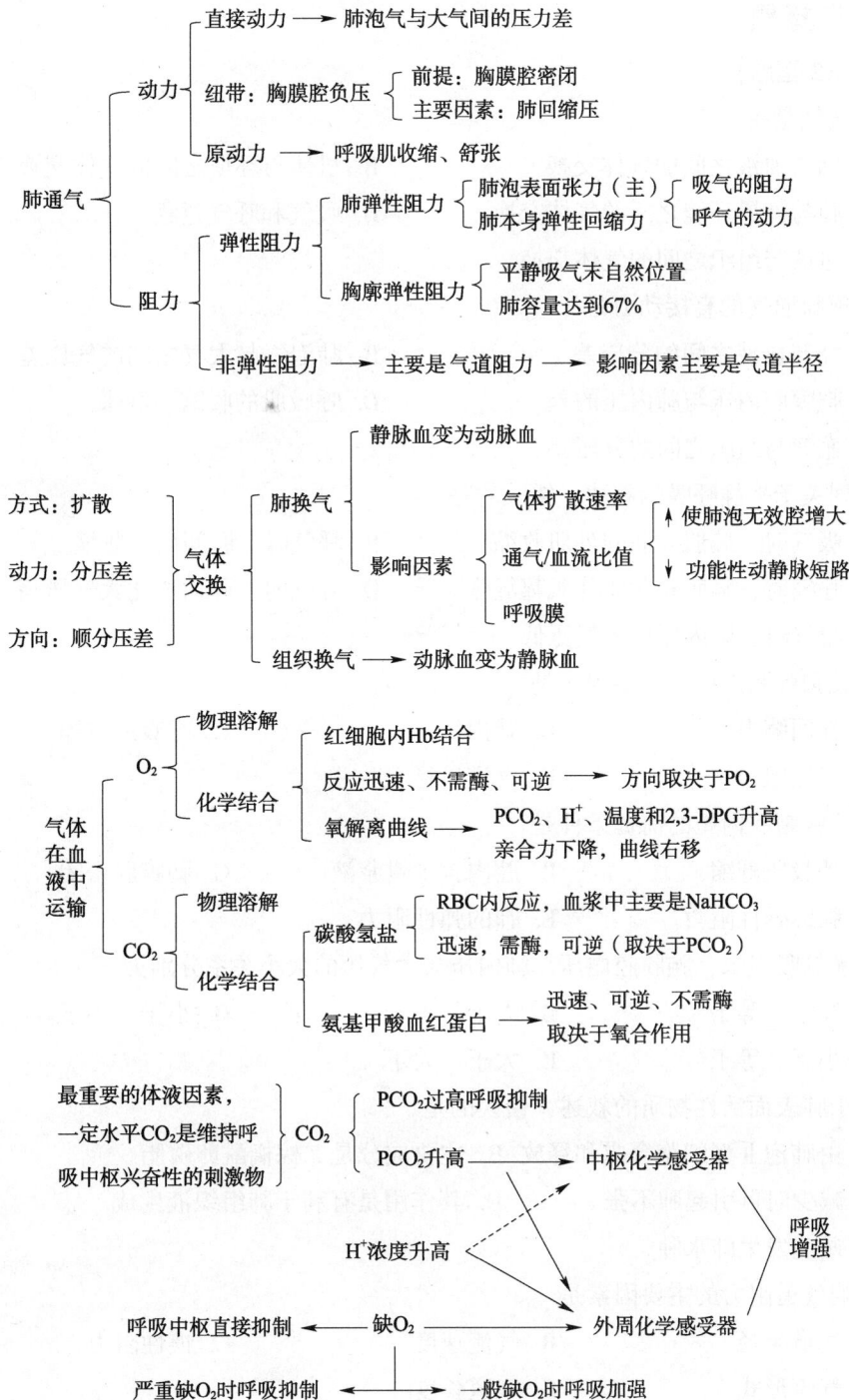

气体交换
- 方式：扩散
- 动力：分压差
- 方向：顺分压差
- 肺换气
  - 静脉血变为动脉血
  - 影响因素
    - 气体扩散速率
    - 通气/血流比值
      - ↑ 使肺泡无效腔增大
      - ↓ 功能性动静脉短路
    - 呼吸膜
- 组织换气 → 动脉血变为静脉血

气体在血液中运输
- O_2
  - 物理溶解
  - 化学结合
    - 红细胞内Hb结合
    - 反应迅速、不需酶、可逆 → 方向取决于PO_2
    - 氧解离曲线 → PCO_2、H^+、温度和2,3-DPG升高 亲和力下降，曲线右移
- CO_2
  - 物理溶解
  - 化学结合
    - 碳酸氢盐
      - RBC内反应，血浆中主要是$NaHCO_3$
      - 迅速，需酶，可逆（取决于PCO_2）
    - 氨基甲酸血红蛋白
      - 迅速、可逆、不需酶 取决于氧合作用

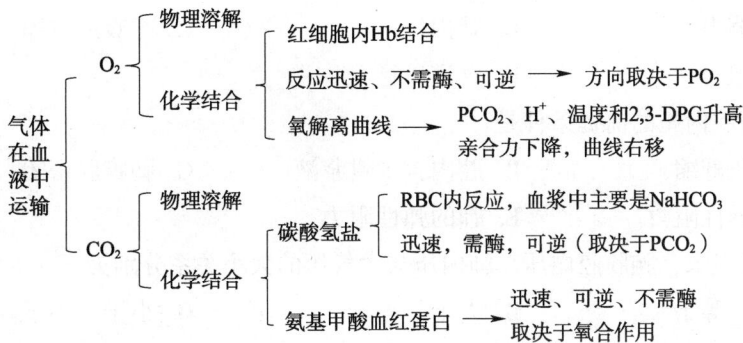

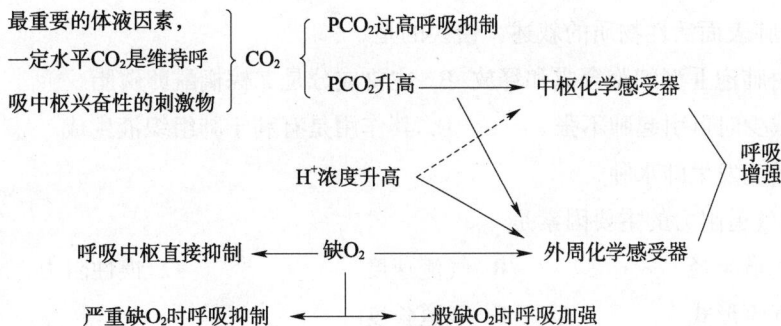

- 最重要的体液因素，一定水平CO_2是维持呼吸中枢兴奋性的刺激物
  - CO_2
    - PCO_2过高呼吸抑制
    - PCO_2升高 → 中枢化学感受器
- H^+浓度升高 ⟶ 外周化学感受器
- 呼吸中枢直接抑制 ← 缺O_2 → 外周化学感受器
  - 严重缺O_2时呼吸抑制 ← → 一般缺O_2时呼吸加强
- 呼吸增强

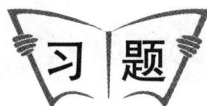

习 题

一、选择题

【A1/ A2 型题】

1. 肺通气是指

    A. 肺与血液之间的气体交换　　　　B. 机体与环境之间的气体交换

    C. 肺与外界环境之间的气体交换　　D. 吸气和呼气过程

    E. 血液与组织之间的气体交换

2. 实现肺通气的直接动力是

    A. 肺与血液之间的分压差　　　　　B. 肺泡气与大气之间的气压差

    C. 胸膜腔内压与肺内压的差　　　　D. 呼吸肌的收缩、舒张

    E. 血液与组织之间的分压差

3. 下列关于平静呼吸的叙述，错误的是

    A. 吸气时，膈肌和肋间外肌收缩　　B. 呼气时，肋间内肌收缩

    C. 呼气时，膈肌和肋间外肌都舒张　D. 呼气时，肺内压比大气压高

    E. 吸气时，肺内压比大气压低

4. 形成胸膜腔内压的主要因素是

    A. 肺回缩力　　　　B. 肺内压　　　　　C. 呼吸肌收缩

    D. 气道阻力　　　　E. 气道口径

5. 维持胸膜腔内压的前提条件是

    A. 呼吸肌舒缩　　　B. 腔内含少量浆液　　C. 胸膜腔密闭

    D. 胸廓弹性阻力　　E. 肺的弹性阻力

6. 在平静吸气末，胸膜腔内压、肺内压与大气压的大小关系分别为

    A. 等于、等于　　　B. 大于、等于　　　C. 小于、小于

    D. 小于、等于　　　E. 大于、大于

7. 关于肺表面活性物质的叙述，错误的是

    A. 由肺泡Ⅱ型细胞合成和释放　B. 主要成分是二棕榈酰卵磷脂

    C. 减少时可引起肺不张　　　　D. 其作用是有利于肺组织液生成

    E. 避免发生肺水肿

8. 影响气道阻力的主要因素是

    A. 气道半径　　　　B. 气流速度　　　　C. 惯性阻力

    D. 气流形式　　　　E. 气道长度

9. 用力呼气末，存留在肺内的气量是

    A. 潮气量　　　　　B. 余气量　　　　　C. 功能余气量

    D. 补呼气量　　　　E. 补吸气量

10. 反映一个人能进行最大运动量的生理指标是

A. 用力肺活量　　　　B. 最大随意通气量　　　　C. 肺活量

D. 用力呼气量　　　　E. 潮气量

11. 功能余气量与余气量的差为

A. 潮气量　　　　　　B. 补吸气量　　　　　　C. 补呼气量

D. 肺泡通气量　　　　E. 肺通气量

12. 以下计算公式，错误的是

A. 肺活量 + 余气量 = 肺总量

B. 潮气量 × 呼吸频率 = 肺通气量

C. 潮气量 + 补吸气量 + 补呼气量 = 肺活量

D. 肺通气量/肺血流量 = 通气/血流比值

E. （潮气量 – 无效腔气量）× 呼吸频率 = 肺泡通气量

13. 肺通气量和肺泡通气量之差等于

A. 无效腔气量 × 呼吸频率　　　B. 潮气量 × 呼吸频率

C. 余气量 × 呼吸频率　　　　　D. 功能余气量 × 呼吸频率

E. 补吸气量 × 呼吸频率

14. 气体扩散速率与

A. 扩散面积成反比　　　　　　B. 气体溶解度成反比

C. 气体分子量的平方根成反比　D. 气体分压差成反比

E. 与扩散距离成正比

15. 下列影响肺换气的因素中，错误的是

A. 气体扩散速率与呼吸膜的厚度成反比

B. 气体扩散速率与呼吸膜的面积成正比

C. 通气/血流比值减小，不利于肺换气

D. 通气/血流比值增大，有利于肺换气

E. 通气/血流比值正常，肺换气效率高

16. 下列部位，二氧化碳分压最高的是

A. 动脉血　　　　　　B. 毛细血管血液　　　　C. 细胞内液

D. 组织液　　　　　　E. 肺泡

17. 某人的肺通气量为 8000ml/min，呼吸频率为 16 次/分，无效腔气量为 200ml，每分肺血流量为 6000ml 时，其通气/血流比值应是

A. 0.6　　　　　　　B. 0.8　　　　　　　　C. 0.96

D. 1.33　　　　　　E. 1.8

18. CO_2 在血液中运输的主要形式是

A. 物理溶解　　　　　B. 与水结合成碳酸　　　C. 碳酸氢盐

D. 氨基甲酸血红蛋白　E. 与血红蛋白结合

19. 关于气体在血液中运输的叙述，错误的是

A. O_2 和 CO_2 都主要以化学结合形式运输

B. O_2 的结合形式是氧合血红蛋白

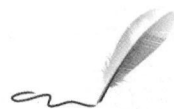

C. CO_2 和 Hb 的结合无需酶的催化

D. O_2 和 Hb 的结合反应快，可逆，需要酶的催化

E. O_2 和 Hb 的结合不需要酶的催化

20. 血红蛋白氧含量主要取决于

    A. PO_2 B. pH   C. PCO_2

    D. Hb 浓度   E. 温度

21. 血红蛋白氧容量主要取决于

    A. PCO_2 B. pH   C. PO_2

    D. Hb 浓度   E. 溶解度

22. 能使氧离曲线左移的因素是

    A. PCO_2升高   B. 温度升高   C. pH 升高

    D. 2，3 – DPG 升高   E. pH 降低

23. 调节呼吸的基本中枢在

    A. 下丘脑   B. 延髓   C. 脑桥

    D. 中脑   E. 脊髓

24. 呼吸调整中枢位于

    A. 大脑皮质   B. 延髓   C. 脑桥

    D. 中脑   E. 小脑

25. 在脑桥上、中部横断脑干时，动物呼吸将出现

    A. 呼吸停止   B. 喘息呼吸   C. 节律基本正常

    D. 变慢变深   E. 呼吸抑制

26. 在颈部切断双侧迷走神经后，动物会出现

    A. 呼吸深而快   B. 呼吸深而慢   C. 呼吸浅而慢

    D. 呼吸浅而快   E. 呼吸不变

27. 低氧对呼吸影响是

    A. 直接兴奋延髓呼吸中枢   B. 直接兴奋脑桥呼吸调整中枢

    C. 主要刺激中枢化学感受器   D. 轻度缺氧时呼吸加深加快

    E. 轻度缺氧时呼吸变浅变慢

28. 关于 CO_2对呼吸调节的叙述，错误的是

    A. CO_2是调节呼吸的最重要的体液因素

    B. 一定的 CO_2分压是维持呼吸中枢兴奋性的有效刺激

    C. 主要通过外周化学感受器刺激呼吸

    D. CO_2超过一定限度可有抑制和麻醉效应

    E. 主要通过中枢化学感受器刺激呼吸

29. 对中枢化学感受器刺激作用最强的物质是

    A. 脑脊液中的 CO_2 B. 脑脊液中的 H^+ C. 血液中的低 O_2

    D. 血液中的 H^+ E. 脑脊液中的低 O_2

30. 酸中毒时引起呼吸加强主要是通过

A. 刺激中枢化学感受器　　B. 刺激颈动脉窦、主动脉弓感受器

C. 刺激颈动脉体、主动脉体化学感受器

D. 刺激脑桥呼吸中枢

E. 刺激延髓呼吸中枢

二、思考题

1. 说出肺泡表面活性物质的分泌、作用和生理意义。

2. 分析影响肺换气的因素。

3. 切断动物双侧迷走神经呼吸有什么变化？为什么？

4. 患者，女性，55 岁，居住在北方，冬季室内使用自制煤球炉取暖，安装有烟囱。家人发现患者晨起时，出现恶心、呕吐、虚脱、意识模糊，皮肤和黏膜呈现樱桃红色，急送入院。检查示患者 HbCO 饱和度达 35%。患者可能发生了什么问题？发病机制是什么？

（杜广才）

扫码"练一练"

第六章　消化和吸收

案例讨论

[案例] 患者，男性，56 岁，工人。病史与主诉：因发热伴 2 小时前呕咖啡色液体就诊。患者上腹部不适 2 年多，伴反酸和嗳气。进餐后疼痛加剧，持续 1 小时左右缓解。体格检查：T 37.2℃，R 19 次/分，BP 95/60mmHg；神志清楚，两肺呼吸音粗，未及干湿啰音；心率 120 次/分，律齐。白细胞 12.32×10^9/L，大便隐血（＋＋＋＋）。辅助检查：胃镜检查显示胃幽门部黏膜溃疡 0.3cm×1.0cm，边缘齐，周围黏膜充血；十二指肠球部见溃疡 0.6cm×0.6cm，表面覆血痂。病理检查：良性溃疡，幽门螺杆菌检测阳性。初步诊断：①急性支气管炎；②上消化道出血，消化性溃疡？

[讨论]

1. 胃黏膜是如何保护自身免受胃酸和胃蛋白酶的侵蚀？

2. 上述哪些症状、体征和检查与患者的上消化道出血或消化性溃疡有关？

第一节　概　述

消化系统由消化道和消化腺组成，其基本功能是消化食物和吸收营养物质，还能排泄某些代谢产物，并具有重要的内分泌功能。

食物在消化道内被分解为可吸收的小分子物质的过程，称为消化。食物的消化方式有两种，一是机械性消化，即通过消化道肌肉的收缩和舒张，将食物磨碎，并使之与消化液充分混合，同时把食物不断地向消化道远端推送；二是化学性消化，即通过消化腺分泌的消化液中的各种消化酶将食物中的大分子物质分解为可吸收的小分子物质的过程。上述两种消化方式互相配合，共同作用，共同完成对食物的消化过程。

经消化后的小分子物质透过消化道黏膜进入血液或淋巴液的过程，称为吸收。消化和吸收是两个相辅相成、紧密联系的过程，并受神经、体液因素的调节。未被消化和吸收的食物残渣则以粪便的形式排出体外。

一、消化道平滑肌的生理特性

在整个消化道中，除口、咽和食管上端以及肛门外括约肌为骨骼肌外，其余部分的肌组织均为平滑肌。消化道通过这些肌肉的舒缩活动完成对食物的机械性消化，并向前推进。

(一) 消化道平滑肌的一般生理特性

消化道平滑肌具有肌组织的共同特性，如兴奋性、传导性和收缩性。但这些特性的表现均有其自身的特点。

1. 兴奋性较低、收缩缓慢　与骨骼肌相比，消化道平滑肌的兴奋性较低、收缩缓慢，其收缩的潜伏期、收缩期和舒张期所占的时间均比骨骼肌长，且变异很大。这一特点与平滑肌细胞 ATP 水解过程和横桥构型变化缓慢、肌质网不发达、Ca^{2+} 回收较慢等有关。

2. 自律性　消化道平滑肌有自发的节律性运动，但频率慢且节律不稳定。如消化道平滑肌在离体后，置于适宜的人工环境仍能自动进行节律性收缩和舒张，但其节律缓慢，远不如自律心肌规则。

3. 紧张性收缩　消化道平滑肌经常保持一种微弱的持续收缩状态。这对于维持消化道管腔内的基础压力、保持胃肠的形态和位置具有重要的意义。平滑肌的各种收缩活动均是在此基础上进行的。

4. 富有伸展性　消化道平滑肌能适应接纳食物的需要而做出较大伸展，以增加其容积；有利于胃肠道容纳更多的食物，而消化道内压不出现明显升高。

5. 对不同刺激的敏感性不同　消化道平滑肌对电刺激不敏感，但对机械牵拉、温度和化学刺激却特别敏感。消化道内食物对肠壁平滑肌的机械扩张、温度和化学性刺激均可促进消化腺的分泌和消化道平滑肌的舒缩运动。

(二) 消化道平滑肌的电生理特性

消化道平滑肌的电生理特性与其收缩特性密切相关，且较骨骼肌复杂，包括静息电位、慢波电位和动作电位等三种形式。

1. 静息电位　消化道平滑肌的静息电位不稳定，其值为 $-50 \sim -60 mV$，主要是由 K^+ 平衡电位产生；此外，Na^+、Cl^-、Ca^{2+} 和生电性钠泵也参与静息电位形成。

2. 慢波电位　安静状态下，消化道平滑肌在静息电位基础上可自发地产生周期性的轻度去极化和复极化电位波动，频率较慢，简称为慢波；因慢波频率对平滑肌的收缩节律起决定性作用，故又称为基本电节律。消化道不同部位的平滑肌慢波频率不同，人的胃平滑肌慢波约 3 次/分，十二指肠约 12 次/分，回肠末端为 8 ~ 9 次/分。慢波的波幅为 10 ~ 15mV，持续时间数秒至十几秒（图 6 - 1）。

慢波起源于消化道纵行肌和环行肌之间的 Cajal 细胞。Cajal 细胞是一种兼有成纤维细胞和平滑肌特性的间质细胞，具有较长的突起并互相连接，也连接平滑肌细胞并形成缝隙连接，进而可将慢波以电紧张的形式扩布给相邻的平滑肌。切断支配胃肠的神经，慢波仍然存在，但神经和体液因素可影响慢波的产生。因平滑肌上存在两个临界膜电位：机械阈和电阈，当慢波去极化达到机械阈时可引起细胞内 Ca^{2+} 浓度增加，足以引发肌细胞收缩，且收缩幅度与慢波幅度呈正相关；当慢波去极化达到电阈时则引发动作电位的产生，导致细胞内 Ca^{2+} 浓度的进一步增加，使平滑肌收缩进一步增强（图6-1）。

慢波产生的离子机制尚不明确，可能与细胞膜上生电性钠泵的波动性活动有关。用哇巴因抑制钠泵的活动后，胃肠平滑肌的慢波随之消失。

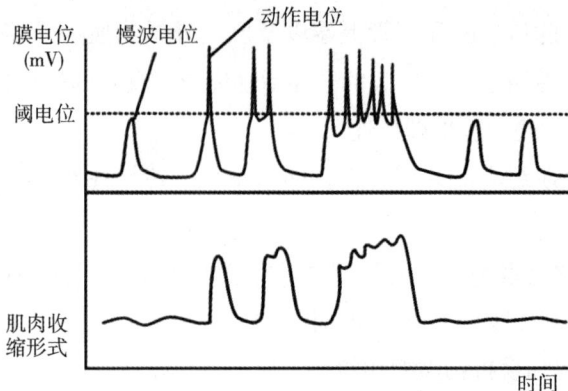

图6-1 消化道平滑肌的电活动与收缩形式

3. 动作电位 当慢波的电位波动使细胞膜去极化达到阈电位时，在慢波基础上可触发一个至数个动作电位，随后出现肌肉收缩（图6-1）。消化道平滑肌动作电位的去极化主要是由慢钙通道开放、Ca^{2+} 内流造成的，而 Ca^{2+} 内流可加强平滑肌的收缩，故动作电位的数目越多，平滑肌收缩的幅度越大；其复极化是由于 K^+ 通道的开放、K^+ 外流引起的。

综上所述，平滑肌收缩主要是在动作电位之后产生的，而动作电位则是在慢波去极化的基础上发生的；慢波是平滑肌的起步电位，控制着平滑肌收缩的节律，并决定消化道运动的方向、节律和速度。

> **考点提示**
> 慢波产生的离子机制与生电性钠泵的波动性活动有关。

二、消化腺的分泌功能

正常人每日由消化腺分泌的消化液总量达6~8L，主要由水、无机盐和有机物（包括各种消化酶、黏液、抗体等）等组成。消化液的主要功能：①分解食物中的营养物质；②为各种消化酶提供适宜的 pH 环境；③稀释食物，使消化道内容物的渗透压与血浆渗透压接近，有利于营养物质的吸收；④通过分泌黏液、抗体和大量液体，保护消化道黏膜，防止物理性和化学性损伤。

消化腺分泌消化液是腺细胞主动活动的过程，需要消耗能量。分泌过程包括由血液内摄取原料、在细胞内合成分泌物，以及将分泌物由细胞内排出等一系列复杂活动。

三、消化道的神经支配及其作用

支配消化道的神经由源于中枢的外来神经系统和位于消化道壁内的内在神经系统两部分组成，两者相互协调、共同调节机体胃肠功能。

（一）外来神经系统

消化道中除口腔、咽、食管上段和肛门外括约肌受躯体神经支配外，其余部分主要受自主神经系统支配。支配消化道的自主神经被称为外来神经，包括副交感神经和交感神经，其中以副交感神经对胃肠功能的调节为主。

1. 副交感神经 支配消化道的副交感神经主要有迷走神经和盆神经，其节前纤维直接终止于消化道的壁内神经元，与壁内神经元形成突触，然后发出节后神经纤维支配消化道的腺细胞、上皮细胞和平滑肌细胞。副交感神经的大部分节后神经纤维释放的递质是乙酰胆碱，通过激活 M 受体，可促进消化道的运动和消化腺的分泌，而消化道括约肌舒张。少数副交感神经的节后神经纤维释放某些肽类物质。

2. 交感神经 支配消化道的交感神经节前纤维来自第 5 胸段至第 2 腰段脊髓侧角，经腹腔神经节和肠系膜神经节内换元后，节后神经纤维终止于壁内神经丛或直接支配胃肠平滑肌、血管平滑肌和腺体。交感神经兴奋时，节后神经纤维末梢释放的递质是去甲肾上腺素，可抑制内在神经丛的活动，使胃肠活动减弱，消化腺分泌减少，而消化道括约肌收缩。

（二）内在神经系统

胃肠道的内在神经系统又称为壁内神经丛或肠神经系统，由位于黏膜下层的黏膜下神经丛和位于环行肌与纵行肌之间的肌间神经丛，两层神经结构组成。内在神经系统的神经元包括感觉神经元、运动神经元和大量的中间神经元，形成一个完整的、相对独立的整合系统，可通过局部反射独立地调节胃肠运动、分泌、血流量以及水、电解质的转运。但在完整的机体内，内在神经系统的活动受到外来神经系统的调节（图 6-2）。

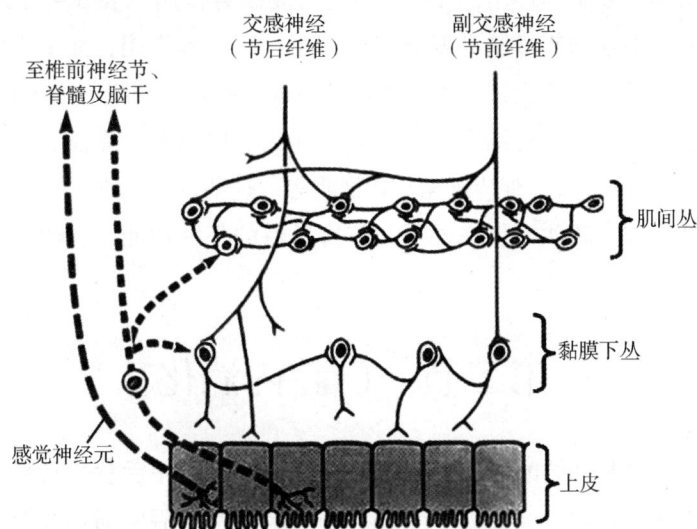

图 6-2 消化道壁内神经丛和外来神经结构关系图

四、消化系统的内分泌功能

消化道从胃到大肠的黏膜层内存在 40 多种内分泌细胞，细胞总数超过其他内分泌细胞的总和；因此，消化道被认为是人体最大的，也是最复杂的内分泌器官。由这些内分泌细胞合成和释放的具有多种生物活性的化学物质统称为胃肠激素。胃肠激素几乎都属于肽类，故又称之为胃肠肽。迄今已发现和鉴定的胃肠肽多达 30 多种，其中主要有促胃液素、促胰液素、缩胆囊素、抑胃肽和胃动素等（表 6-1）。

表 6-1 几种主要胃肠激素比较

名称	分泌细胞	分泌部位	主要生理作用	引起释放的因素
促胃液素	G 细胞	胃窦、小肠上部	促进胃酸和胃蛋白酶原分泌，使幽门括约肌收缩，延缓胃排空，促进胃肠蠕动和胃肠表皮生长，促进胰液（胰酶）、胆汁分泌	蛋白质消化产物、迷走神经兴奋、胃窦部扩张

续表

名称	分泌细胞	分泌部位	主要生理作用	引起释放的因素
促胰液素	S 细胞	小肠上部	促进胰液及胆汁（水、HCO_3^-）分泌，抑制胃酸分泌及胃肠运动，收缩幽门括约肌，抑制胃排空，促进胰腺组织生长	盐酸、蛋白质消化产物、脂肪酸
缩胆囊素	I 细胞	小肠上部	促进胰液（胰酶）分泌和胆囊收缩，抑制胃排空，促进小肠和结肠运动，松弛 Oddi 括约肌，促进胰腺组织生长	蛋白质消化产物、脂肪酸、盐酸
抑胃肽	K 细胞	小肠上部	促进胰岛素分泌，抑制胃酸和胃蛋白酶分泌，抑制胃排空	葡萄糖、脂肪酸、氨基酸
胃动素	M_0 细胞	小肠	促进消化间期胃和小肠的运动	迷走神经、盐酸、脂肪
生长抑素	D 细胞	胃、小肠	抑制胃液、胰液分泌，抑制促胃液素、促进促胰液素和胰岛素的分泌	蛋白、脂肪酸、盐酸

胃肠激素的生理作用极其广泛，包含以下三个方面：①调节消化腺的分泌和消化道的运动，是胃肠激素的主要生理作用，几种主要的胃肠激素作用见表 6 - 1；②调节其他激素的释放，如抑胃肽有很强的刺激胰岛素分泌的作用；③营养作用，如促胃液素能刺激胃泌酸部位黏膜和十二指肠黏膜的生长，缩胆囊素能促进胰腺外分泌组织的生长。

有些胃肠激素除了存在于胃肠道外，还同时存在于中枢神经系统，如神经降压素、生长抑素、胆囊收缩素（CCK）、促胃液素、P 物质等。这些双重分布并起重要作用的肽类物质统称为脑 - 肠肽。脑 - 肠肽不仅在外周调节胃肠道的各种功能，在中枢也参与对胃肠道生理功能的调节。

第二节　口腔内消化

食物的消化是从口腔开始的，通过咀嚼和唾液中酶的作用后食物得到初步消化，并形成混合的食团。食物在口腔内一般只停留 15 ~ 20 秒，然后经吞咽通过食管进入胃内。

一、唾液的分泌和作用

人有三对大唾液腺，即腮腺、颌下腺和舌下腺，此外还有许多散在的小唾液腺。唾液由这些大小唾液腺分泌的混合液组成。

（一）唾液性质和成分

唾液为无色、无味近中性（pH 6.6 ~ 7.1）的低渗液体，成人每日分泌量 1 ~ 1.5L。唾液中水分约占 99%；有机物主要为黏蛋白，还有唾液淀粉酶、免疫球蛋白和溶菌酶等；无机物有 Na^+、K^+、、Ca^{2+}、Cl^- 和一些气体分子。某些进入人体的重金属（如铅、汞）和狂犬病毒也可经唾液腺分泌而出现在唾液中。

（二）唾液的作用

唾液可以湿润和溶解食物，以易于吞咽并引起味觉；唾液还可清洁和保护口腔，其中溶菌酶和免疫球蛋白具有杀菌和杀病毒作用；唾液中含有的唾液淀粉酶，可使淀粉分解为麦芽糖。唾液淀粉酶发挥作用的最适 pH 为中性，在食物进入胃后仍可继续发挥作用，直至胃酸分泌增多使 pH 低于 4.5 时将完全失活。

知识拓展

唾液腺的排泄作用

汞、铅中毒的患者，在牙龈上常出现棕色线和蓝色线，这是汞、铅随唾液腺分泌排出后而沉积的结果。狂犬病毒和脊髓灰质炎病毒也可由唾液腺分泌排出，因此经唾液可传播狂犬病和脊髓灰质炎。

（三）唾液分泌的调节

在安静情况下，唾液约以 0.5ml/min 的速度分泌，量小稀薄，称为基础分泌，主要功能是湿润口腔。进食时唾液的分泌完全是神经调节，包括条件反射和非条件反射。进食之前，食物的形状、颜色、气味、进食的环境以及和进食有关的第二信号（语言、文字）等，都能形成条件反射，引起唾液的分泌；"望梅止渴"是条件反射引起唾液分泌的经典例子。进食过程中，食物对口腔黏膜的机械、化学和温度的刺激可引起口腔黏膜和舌的感受器兴奋，冲动沿传入神经纤维到达中枢，再由传出神经到唾液腺，引起唾液的分泌。

唾液分泌的初级中枢在延髓，高级中枢位于下丘脑和大脑皮质。支配唾液分泌的传出神经为副交感神经和交感神经，以前者的作用为主。副交感神经兴奋时其末梢释放 ACh，作用于腺细胞膜上 M 受体，可引起含水量多而含有机物较少的唾液分泌，唾液稀薄。阿托品可阻断 ACh 的作用，使唾液分泌减少。支配唾液腺的交感神经节后纤维释放的递质为去甲肾上腺素，作用于腺细胞膜上 β 受体，使唾液腺分泌黏稠的唾液。

二、咀嚼与吞咽

口腔的运动主要为咀嚼和吞咽。食物在口腔内经过咀嚼被切割、磨碎并经咀嚼运动和舌的活动与唾液混合形成食团，经过短暂停留后被吞咽进入胃。

（一）咀嚼

咀嚼是由咀嚼肌按一定顺序收缩而实现的复杂的节律性动作。咀嚼肌属于骨骼肌，受大脑意识控制，可做随意运动。咀嚼的作用包括：①磨碎、混合食物，使之便于吞咽；②使食物与唾液淀粉酶充分接触而产生化学性消化作用；③加强食物对口腔内各种感受器的刺激，反射性地引起胃、胰、肝、胆囊等活动加强，为下一步的消化和吸收过程作好准备。

（二）吞咽

吞咽是指口腔的食团通过咽和食管进入胃内的过程。吞咽动作由一系列高度协调的反射活动组成。根据食团经过的部位，可将吞咽过程分为三期。

1. 口腔期　食团从口腔进入咽的时期。主要是通过舌的运动把食团推入咽部，这是一种随意运动，受大脑意识控制。

2. 咽期　食团从咽部进入食管上端的时期。主要是由于食团刺激了软腭和咽部的触觉感受器，引起一系列快速反射动作，包括软腭上升，咽后壁向前突出，封闭鼻咽通路；声带内收，喉头升高并向前紧贴会厌，封闭喉和气管的通路，呼吸暂停，食管上括约肌舒张，食团被挤入食管。

3. 食管期　食团沿食管上端下行经贲门至胃的时期。此期主要通过食管蠕动完成。蠕动是指空腔器官平滑肌普遍存在的一种运动形式，由平滑肌的顺序舒缩引起，形成一种向

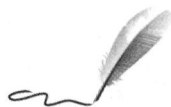

前推动的波形运动。食管蠕动时，食团前面有舒张波，食团后面紧跟有收缩波，从而挤压食团，推动食团向食管下端移动。

在食管下端近胃贲门处虽然在解剖上不存在括约肌，但存在一段长 3~5cm 的高压区，该处管腔内的压力比胃内压高 5~10mmHg；生理情况下，这一高压区可阻止胃内容物逆流入食管，起到生理性括约肌的作用，故称为食管下括约肌（LES）。当食团进入食管后，刺激食管壁上的机械感受器，可反射性引起 LES 舒张，允许食团通过食管下端入胃。当食团入胃后，LES 收缩，恢复其静息时的管腔张力，可防止胃内容物反流入食管。

LES 受迷走神经抑制性和兴奋性纤维的双重支配。进食时，食物刺激食管壁可反射性引起迷走神经的抑制性纤维兴奋，末梢释放血管活性肽或 NO，使 LES 舒张。而食物入胃后，迷走神经的兴奋性纤维兴奋，末梢释放 ACh，使 LES 收缩。食物入胃后也可通过体液因素引起促胃液素、胃动素等的释放，导致 LES 张力增加；但促胰液素、缩胆囊素等释放致使其舒张。此外，妊娠、过量饮酒和吸烟等可使 LES 的张力降低。当 LES 张力减弱，易造成胃液反流，损伤食管黏膜；而 LES 舒张障碍，则会引起吞咽困难。

> **知识拓展**
>
> **食管下括约肌功能障碍疾病**
>
> 1. 食管 – 贲门失弛缓症　是一种食管运动障碍性疾病，以食管缺乏蠕动和 LES 松弛不良为特征。当食管下 2/3 部的肌间神经丛受损时，LES 不能正常松弛，导致食团入胃受阻，出现吞咽困难、胸骨下疼痛、食物反流、夜间呛咳等症状。食管 – 贲门失弛缓症的病因尚不明确，可能与遗传、自身免疫、感染或（和）环境因素有关。目前治疗方式有药物治疗、气囊扩张术、食管肌层切开术及肉毒毒素局部注射等。
>
> 2. 反流性食管炎　是一种胃、十二指肠内容物反流入食管引起的食管炎症性病变，内镜下表现为食管黏膜的炎症、糜烂、溃疡或纤维化等。食管有三重保护机制，包括 LES、食管对胃反流物的廓清作用及食管黏膜屏障。反流性食管炎的发生与这三重保护作用减退有关，而 LES 屏障功能减退为主要发病机制。

第三节　胃内消化

胃是消化道中最膨大的部分，成人胃的容量为 1~2L，具有储存和初步消化食物的功能。食物在胃内经过机械性消化和化学性消化，食团逐渐被胃运动研磨和胃液水解形成食糜，然后被逐步排入十二指肠。

一、胃液的分泌和作用

胃对食物的化学性消化是通过胃液来实现的。胃黏膜中存在三种外分泌腺：①贲门腺，分布于胃和食管连接处的宽 1~4cm 的环状区内，分泌黏液；②泌酸腺，分布于占全胃黏膜约 2/3 的胃底和胃体部，由壁细胞、主细胞和颈黏液细胞组成，分别分泌盐酸、胃蛋白酶原和黏液，壁细胞还分泌内因子；③幽门腺，分布于幽门，分泌碱性黏液。胃液是由这三种腺体和胃黏膜上皮细胞的分泌物构成的。另外，胃黏膜内还含有多种内分泌细胞，如 G

细胞、D 细胞和肠嗜铬样细胞，通过分泌促胃液素、生长抑素、组胺等胃肠激素，对消化液的分泌及胃肠道运动起调节作用。

（一）胃液的性质、成分和作用

纯净的胃液是无色的酸性液体，pH 为 0.9~1.5，正常人每日分泌量为 1.5~2.5L。胃液的主要成分有盐酸、胃蛋白酶原、内因子和黏液，其余为水、HCO_3^-、Na^+、K^+ 等无机物。

1. 盐酸　也称胃酸，由壁细胞分泌。正常人空腹时盐酸排出量（基础酸排出量）为 0~5mmol/h，主要受迷走神经的紧张性和少量促胃液素自发释放的影响。在食物或药物的刺激下，盐酸分泌量明显增加，最大排出量可达 20~25mmol/h；盐酸的分泌量与壁细胞的数量和功能状态直接相关。

胃液中 H^+ 的浓度为 150~170mmol/L，比血浆中 H^+ 的浓度高 300 万~400 万倍。因此，胃壁细胞分泌 H^+ 是逆巨大浓度梯度进行的主动过程。H^+ 的分泌是依靠壁细胞顶端分泌小管膜中的质子泵实现的，质子泵具有转运 H^+、K^+ 和催化 ATP 水解的功能，故也称 H^+，$K^+ - ATP$ 酶或 H^+ 泵。质子泵在壁细胞分泌盐酸过程中起重要作用，是各种因素引起盐酸分泌的最后通路；而质子泵可被质子泵选择性抑制剂如奥美拉唑等所阻断，故临床上该类药物常被用于治疗消化性溃疡。

壁细胞分泌盐酸的基本过程如图 6-3 所示：壁细胞面向胃腔的顶端膜内陷形成分泌小管，小管膜上镶嵌有质子泵和 Cl^- 通道。胃壁细胞分泌的 H^+ 来源于细胞内水的解离，在质子泵的作用下，H^+ 从胞内主动转运到分泌小管中，再进入腺胞腔；而 OH^- 在碳酸酐酶的催化下，与 CO_2 结合生成 HCO_3^-，HCO_3^- 在壁细胞基底侧膜上通过 $Cl^- - HCO_3^-$ 交换体与 Cl^- 交换，被转运出细胞，并经细胞间隙进入血液；而 Cl^- 进入细胞后通过分泌小管的 Cl^- 通道进入小管腔和腺胞腔与 H^+ 形成 HCl。在消化期，由于盐酸大量分泌的同时有大量的 HCO_3^- 进入血液，形成所谓的餐后碱潮。

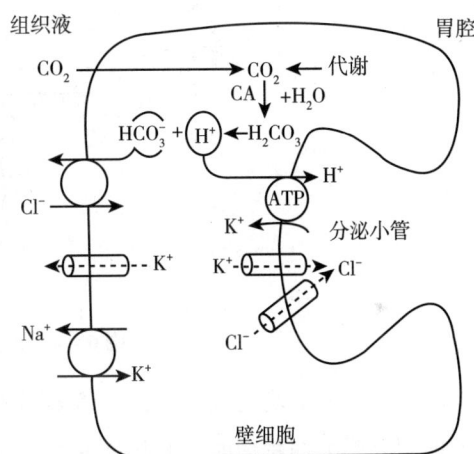
图 6-3　壁细胞分泌盐酸的示意图
CA：碳酸酐酶

胃内的盐酸具有多种生理作用：①激活胃蛋白酶原，使之转变为有活性的胃蛋白酶，并为胃蛋白酶提供适宜的酸性环境；②使食物中的蛋白质变性，易于被消化；③杀灭随食物进入胃内的细菌；④盐酸进入小肠后可促进胰液、胆汁和小肠液的分泌；⑤盐酸造成的酸性环境，有助于小肠对铁和钙的吸收。临床上，盐酸分泌不足，常引起食欲不振、腹胀、腹泻等消化不良和贫血症状，如萎缩性胃炎；但盐酸分泌过多，对胃和十二指肠黏膜有侵蚀作用，诱发或加重溃疡疾病，是消化性溃疡发病的重要原因之一。

2. 胃蛋白酶原　胃蛋白酶原主要由主细胞合成并分泌，以酶原颗粒的形式贮存于细胞内，本身不具有活性。进食、迷走神经兴奋及促胃液素等刺激可促进胃蛋白酶原释放。胃蛋白酶原分泌入胃腔后，在盐酸的作用下，转变成为具有活性的胃蛋白酶。已激活的胃蛋白酶对胃蛋白酶原也有激活作用（正反馈）。胃蛋白酶可水解食物中的蛋白质，使其分解为脉、胨及少量多肽和氨基酸。胃蛋白酶只有在酸性较强的环境中才能发挥作用，其最适 pH 为 2.0～3.5。当 pH 超过 5.0 时，胃蛋白酶即发生不可逆转的变性而丧失活性。

3. 内因子 壁细胞在分泌盐酸的同时，也分泌一种称为内因子的糖蛋白。内因子能与进入胃内的维生素 B_{12} 结合形成复合物，保护维生素 B_{12} 免遭小肠内蛋白水解酶破坏，同时促进其在回肠的主动吸收。当内因子分泌缺乏（胃大部分切除、萎缩性胃炎或胃泌酸功能降低），或产生抗内因子抗体时，可因维生素 B_{12} 吸收障碍而影响红细胞生成，导致巨幼细胞贫血。

4. 黏液和碳酸氢盐 胃液中含有大量的黏液，其主要成分为糖蛋白，是由胃黏膜表面的上皮细胞、泌酸腺、贲门腺和幽门腺的黏液细胞共同分泌的。由于黏液具有较高的黏滞性和形成凝胶的特性，分泌后即覆盖在胃黏膜表面；同时胃黏膜黏液细胞分泌的 HCO_3^- 也渗入此凝胶层中，共同形成一层 0.5～1mm 厚的抗胃黏膜损伤的屏障，称为黏液－碳酸氢盐屏障（图 6-4）。

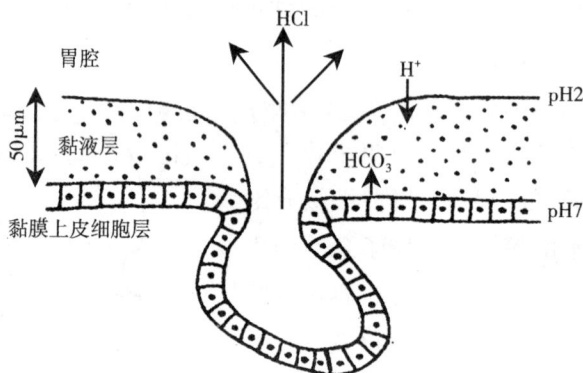

图 6-4 黏液－碳酸氢盐屏障模式图

由于黏液的高度黏稠性可显著减慢离子在黏液层中的扩散速度，当胃液中的 H^+ 透过黏液向胃黏膜方向扩散时，其扩散速度明显减慢，并与不断从黏液层近黏膜细胞侧扩散而来的 HCO_3^- 发生中和。这样就在黏液层中形成了一个 pH 梯度，近胃腔侧呈强酸性，pH 约 2.0，而近胃黏膜细胞侧的酸碱度可接近中性，pH 约 7.0。这层润滑的机械与碱性屏障可保护胃黏膜免受食物的摩擦损伤，并可阻止胃黏膜细胞与胃蛋白酶及高浓度的盐酸直接接触，起到有效防止盐酸对胃黏膜的直接侵蚀和胃蛋白酶对胃黏膜的消化作用。

除了上述的黏液－碳酸氢盐屏障外，胃黏膜上皮细胞的顶端膜和相邻细胞侧膜之间存在的紧密连接也起重要作用，这种结构对 H^+ 相对不通透，因此可阻止胃腔内的 H^+ 进入黏膜层内，称为胃黏膜屏障。其次，胃和十二指肠黏膜能合成和释放大量的前列腺素和表皮生长因子，它们可抑制盐酸和胃蛋白酶原的分泌，刺激黏液和碳酸氢盐的分泌，使胃黏膜微血管扩张，增加胃黏膜血流，因此有助于维持胃黏膜的完整和促进胃黏膜的修复。此外，胃黏膜上皮细胞处于不断的生长、迁移和脱落状态，这又给胃黏膜提供了进一步的保护作用。

许多因素如大量饮酒、胆盐、阿司匹林类药物、肾上腺素以及耐酸的幽门螺杆菌感染等，均可破坏或削弱黏液－碳酸氢盐屏障及胃黏膜屏障的保护作用，进而导致胃黏膜的损伤，引起胃炎或溃疡的发生。

知识拓展

消化性溃疡与幽门螺杆菌的关系

消化性溃疡一般是指发生于胃和十二指肠的慢性溃疡，是一种多发病、常见病；其中胃酸分泌过多、幽门螺杆菌感染和胃黏膜保护作用减弱等因素是引起消化性溃疡的主要原因。自 1982 年 Warren 和 Marshall 首次从慢性活动性胃炎患者的胃黏膜中分离出幽门螺杆菌（Hp）以来，大量研究证实 Hp 感染与消化性溃疡有密切关系。

Hp 能产生高活性的尿素酶，分解尿素为氨和 CO_2。尿素和氨能损伤胃黏膜层和黏膜细胞，从而破坏黏液－碳酸氢盐屏障和胃黏膜屏障，致使 H^+ 逆向扩散而损伤黏膜组织，导致消化性溃疡的发生。同时 Hp 可引起黏膜局部产生炎症和免疫反应，促进促胃液素的分泌，进一步加重胃或十二指肠黏膜的损伤。

（二）消化期的胃液分泌

空腹时，胃液的分泌量很少。进食后可刺激胃液的大量分泌，称为消化期的胃液分泌；根据消化道感受食物刺激的部位，将其分为头期、胃期和肠期三个时期；它们都受神经和体液的双重调节，但头期主要受神经调节，肠期主要受体液调节。

1. 头期胃液分泌　进食时，食物可刺激头面部的感受器，而导致的胃液分泌。头期胃液分泌的机制曾用假饲的实验方法进行研究：事先将狗的食管切断，并在胃部造瘘，食物经口腔进入食管后随即从食管切口处流出体外，食物并未进入胃内（假饲），但却引起胃液分泌（图 6-5）。

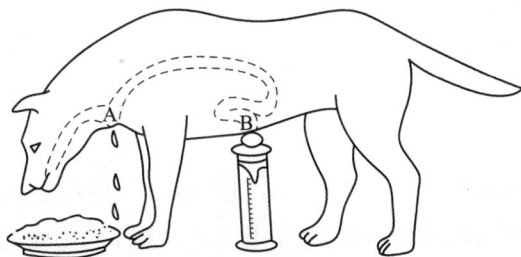

图 6-5　"假饲"实验方法示意图

A. 食管瘘；B. 胃瘘

头期胃液分泌的机制包括条件反射和非条件反射。前者是由和食物有关的颜色、形状、气味、声音等刺激眼、耳、鼻等处的感受器引起的；后者则是当咀嚼和吞咽食物时，刺激口腔和咽等处的化学和机械感受器引起的；这些感受器的传入神经冲动传到反射中枢后，再由迷走神经兴奋引起胃液分泌。迷走神经条件反射和非条件反射的共同传出神经，可直接刺激壁细胞和 G 细胞，即可直接促进胃液分泌，也可通过释放促胃液素间接促进胃液分泌。在人类的头期胃液分泌中，以直接作用为主。

头期胃液分泌受情绪和食欲的影响很大，其分泌量约占整个消化期总分泌量的 30%，且胃液的酸度和胃蛋白酶含量均很高。

2. 胃期胃液分泌 食物入胃后，食物的机械和化学刺激作用于胃部感受器，继而引发的胃液分泌。其机制既有神经调节又有体液调节：①食物机械性扩张刺激胃底、胃体部的感受器，经迷走-迷走神经反射和壁内神经丛的短反射，直接或间接通过促胃液素释放而引起胃液分泌；②扩张胃幽门部，通过壁内神经丛作用于 G 细胞引起促胃液素的释放；③食物的化学成分，主要是蛋白质的消化产物（肽和氨基酸），可直接作用于 G 细胞，通过刺激促胃液素释放引起胃液的分泌。

胃期胃液的分泌量约占整个消化期分泌量的 60%，胃液的酸度高，但胃蛋白酶的含量比头期少，故消化能力较头期弱。

3. 肠期胃液分泌 食糜进入十二指肠后，继续引起胃液分泌。肠期胃液分泌的机制主要是体液调节：食物的机械扩张刺激以及消化产物作用于十二指肠黏膜，后者释放促胃液素及肠泌酸素等胃肠激素促进胃液分泌。

肠期胃液分泌的量很少，占整个消化期分泌量的约 10%，酸度不高，消化力也不强。这可能与酸、脂肪、高渗溶液进入小肠后对胃液分泌产生抑制作用有关。

（三）调节胃液分泌的神经和体液因素

胃液的分泌主要受神经和体液因素的调控，同时精神、情绪、环境和生活习惯等行为调节也参与对胃液分泌的调节。

1. 促进胃液分泌的主要因素 空腹时胃液的分泌量很少，进食是胃液分泌的自然刺激。

（1）乙酰胆碱（ACh） 大部分支配胃的迷走神经节后纤维末梢和部分肠壁内在神经末梢均可释放。ACh 可与壁细胞膜上的胆碱能 M 受体结合，引起胃酸分泌。临床上可应用 M 受体拮抗剂阿托品，阻断其效应，减少胃酸的分泌。此外，ACh 还可以作用于胃泌酸腺内的肠嗜铬样细胞和幽门部 G 细胞，分别引起组胺和促胃液素的释放，间接引起壁细胞分泌盐酸。

（2）促胃液素 是由胃窦及上段小肠黏膜的 G 细胞分泌的一种胃肠激素，主要经血液循环到达壁细胞，通过与壁细胞膜上的促胃液素受体结合而强烈刺激胃酸分泌。促胃液素也是泌酸腺黏膜生长的一个不可缺少的调节物，此外，它还可刺激小肠、结肠黏膜及胰腺外分泌组织的生长。

（3）组胺 由胃黏膜固有层内的肠嗜铬样细胞释放，通过局部扩散作用于邻近壁细胞膜上的 H^+ 体，具有很强的刺激胃酸分泌的作用。肠嗜铬样细胞膜上具有促胃液素受体和 M 受体，因此，它还能增强 ACh 和促胃液素引起的胃酸分泌。

可见，上述三种内源性泌酸物质不仅可各自独立刺激壁细胞分泌盐酸，三者之间还存在相互加强的效应（图 6-6）。此外，Ca^{2+}、低血糖、咖啡因和酒精等也可刺激胃液分泌。

2. 抑制胃液分泌的主要因素 进食过程中，胃液分泌除受兴奋性因素调节外，还受到各种抑制性因素的调节，主要有盐酸、脂肪和高张溶液。实际表现的胃液分泌正是兴奋性和抑制性因素共同作用的结果。

（1）盐酸 盐酸对胃液的分泌具有负反馈调节作用。当胃窦 pH 降到 1.2~1.5 时，盐酸可直接作用于壁细胞，或通过抑制 G 细胞释放促胃液素和刺激 D 细胞释放生长抑素而抑制胃酸的分泌。当十二指肠内的 pH 降到 2.5 以下时，也可刺激小肠黏膜释放促胰液素，后者对促胃液素引起的胃酸分泌有明显的抑制作用。盐酸是胃腺活动的产物，它对胃腺活动又产生抑制作用，这种负反馈机制有助于防止胃酸过度分泌，对胃肠黏膜的保护具有重要的生理意义。

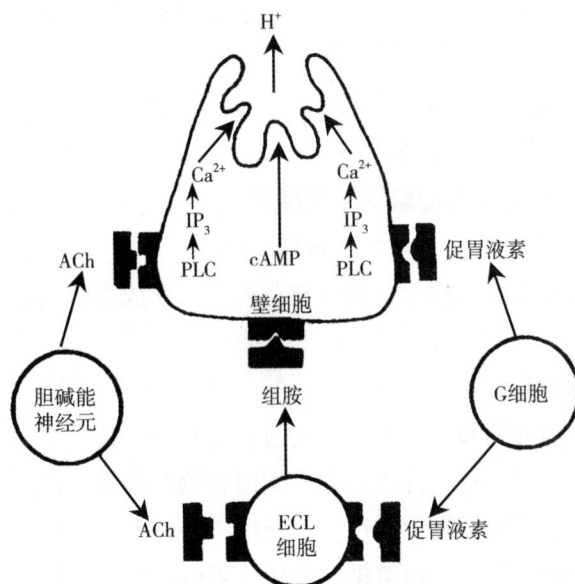

图 6-6　ACh、促胃液素、组胺对盐酸的分泌及相互关系模式图

（2）脂肪　脂肪及其消化产物主要是通过刺激上段小肠释放肠抑胃素而抑制胃酸分泌的。目前认为，肠抑胃素可能是包含数种抑制胃酸分泌作用的胃肠激素，如促胰液素、抑胃肽、神经降压素等。

（3）高张溶液　当食糜进入十二指肠后，肠腔内形成的高张溶液可刺激小肠内的渗透压感受器，通过肠-胃反射反射性抑制胃液分泌，也能通过刺激小肠黏膜释放一种或几种胃肠激素而抑制胃液分泌。

此外，生长抑素、缩胆囊素、促胰液素、抑胃肽、血管活性肽等也能抑制胃液的分泌。

二、胃的运动

根据胃壁肌层的结构和功能特点，将胃分为头区和尾区。头区包括胃底和胃体上 1/3，此区运动较弱，主要功能是储存食物；尾区包括胃体下 2/3 和胃窦，此区运动较强，主要功能是磨碎食物，使之与胃液混合形成食糜，并将食糜逐步排入十二指肠。

（一）胃的运动形式

1. 紧张性收缩　胃壁平滑肌经常处于一定程度的缓慢持续收缩状态，称为紧张性收缩。在空腹时已存在，进食后逐渐加强；其生理意义是使胃保持一定的形状和位置，防止胃下垂，维持一定的胃内压并有利于胃液渗入食团。紧张性收缩是消化道平滑肌共有的一种运动形式，同时它也是其他运动形式的基础。

2. 容受性舒张　当咀嚼和吞咽时，食物对口腔、咽、食管等处感受器的刺激，通过迷走-迷走反射可引起胃头区平滑肌的舒张，称为容受性舒张。容受性舒张能使胃腔容量由空腹时约 50ml 增加到进食后的 1.5L，以适应大量食物的摄入，而胃内压无明显升高。

3. 蠕动　胃的蠕动出现于食物入胃后约 5 分钟，起始于胃的中部，有节律地向幽门方向推进。每分钟约发生 3 次，每次蠕动约需 1 分钟到达幽门。因此，在整个胃上，通常是一波未平，一波又起。蠕动波开始时较小，在向幽门方向推进的过程中波的幅度和速度逐渐增强，当接近幽门时明显增强，可将一部分食糜（1～2ml）排入十二指肠。当收缩波超越胃内容物到达胃窦终末时，由于该部胃窦强有力的收缩，可将一部分食糜反向推回近侧胃窦或胃体。胃蠕动对食糜的这种回推，非常有利于食物与胃液的充分混合和对食物进行机械性与化学性的消化。

胃蠕动的频率主要受胃平滑肌的慢波节律的控制，同时也受神经和体液因素的影响。迷走神经兴奋、促胃液素和胃动素可增强胃的蠕动，交感神经兴奋、促胰液素和抑胃肽的作用则相反。胃蠕动的意义在于磨碎进入胃内的食团，使之与胃液充分混合，形成糊状的食糜，并将食糜逐步地推入十二指肠。

> **考点提示**
> 胃的主要运动形式包括紧张性收缩、容受性舒张和蠕动。

（二）胃排空及其控制

1. 胃排空　胃内食糜由胃排入十二指肠的过程，称为胃排空。一般在食物入胃后5分钟即有部分食糜被排入十二指肠。胃排空的速度因食物的种类、性状和胃的运动而异；一般来说，液体食物的排空远比固体食物快，小颗粒食物比大块食物快，等渗液体比非等渗液体快；在三种主要食物成分中，糖类排空最快，蛋白质次之，脂类最慢。混合食物由胃完全排空需4～6小时。

2. 胃排空的控制　胃排空的直接动力是胃内压与十二指肠内压之差，而其原动力是胃平滑肌的舒缩。因此，胃排空的速度受来自胃和十二指肠两方面因素的控制。

（1）胃内促进排空的因素　胃的内容物作为扩张胃的机械刺激，通过迷走－迷走反射和壁内神经丛反射使胃运动增强，胃排空加快。食物的扩张刺激和消化产物（尤其是蛋白质消化产物），还可引起G细胞分泌促胃液素导致胃体和胃窦的收缩增强，其总的效应是延缓胃排空。

（2）十二指肠内抑制胃排空的因素　在十二指肠壁上存在多种感受器，食糜中的盐酸、脂肪、高渗溶液以及机械性扩张可刺激这些感受器，反射性地抑制胃运动，使胃排空减慢，这种反射称为肠－胃反射。胃内食糜，特别是胃酸和脂肪进入十二指肠后，还可刺激小肠上段黏膜释放多种激素，如促胰液素、缩胆囊素、抑胃肽等，抑制胃的运动和胃排空。

十二指肠内抑制胃运动的各种因素并不是经常存在的。随着盐酸在肠内被中和、食物消化产物被吸收，它们对胃的抑制消除，胃的运动又逐渐增强，继续推动食糜进入十二指肠。可见，胃的排空是间断性的，而且与上段小肠内的消化、吸收过程相适应。

（三）呕吐

呕吐是指将胃内容物，或部分肠内容物从口腔强力驱出的反射性动作。当舌根、咽部、胃肠、胆总管、泌尿生殖道、视觉和前庭器官等处的感受器受到机械或化学的刺激时都可引起呕吐。呕吐时，胃和食管下端舒张，膈肌和腹肌猛烈收缩，从而挤压胃内容物经食管从口腔驱出。剧烈呕吐前，通常还发生上段小肠强烈的逆蠕动，可推进小肠部分内容物入胃，所以呕吐物中常混有胆汁及小肠液。

呕吐是一种具有保护意义的防御反射，其呕吐中枢在延髓。在延髓呕吐中枢附近还存在一个特殊的化学感受区；在体内代谢改变时，如糖尿病酸中毒、肝肾衰竭等情况下产生的内源性催吐物质，或摄入某些中枢催吐药如阿扑吗啡、酒精、麻醉剂和洋地黄等，都可刺激此化学感受区，通过其再兴奋呕吐中枢，引起呕吐。呕吐可将胃内有害的物质排出，但剧烈而频繁的呕吐会影响进食和正常的消化活动，而且大量消化液的丢失会导致机体失水、电解质和酸碱平衡的紊乱。

第四节　小肠内消化

食糜由胃进入十二指肠后便开始小肠内的消化，在胰液、胆汁及小肠液的化学性消化和小肠运动的机械性消化共同作用下，食物的消化过程在小肠基本完成。因此，小肠内消化是整个消化过程中最重要的阶段。未被消化的食物残渣经小肠末端排入大肠。

一、胰液的分泌和作用

胰腺是具有内分泌和外分泌两种功能的腺体，胰腺的内分泌功能主要与糖代谢有关，将在内分泌章节中讨论；胰腺的外分泌物为胰液，是由胰腺的腺泡细胞及小导管上皮细胞分泌的，具有很强的消化能力。

（一）胰液的性质、成分和作用

胰液是一种无色、无臭的碱性液体，pH 为 7.8~8.4，每日分泌量为 1~2L，渗透压与血浆相等。胰液的成分包括水、无机物和有机物；无机物主要有 HCO_3^-、Na^+、K^+ 和 Cl^- 等，以 HCO_3^- 为主，主要由小导管的上皮细胞分泌；有机物主要是多种消化酶，如淀粉酶、脂肪酶、胰蛋白酶原和糜蛋白酶原等，由腺泡细胞分泌。

1. 碳酸氢盐　HCO_3^- 的生理作用：①中和进入十二指肠的盐酸，保护肠黏膜免受酸性食糜的侵蚀；②为小肠内多种消化酶的活动提供适宜的 pH 环境。

2. 胰淀粉酶　以活性形式分泌，其作用的最适 pH 为 6.7~7.0；可将淀粉、糖原及其他碳水化合物水解为二糖及少量单糖。胰淀粉酶水解效率高、速度快，淀粉与胰液接触约 10 分钟就完全水解。急性胰腺炎时，血和尿中的胰淀粉酶含量明显升高。

3. 胰脂肪酶　是分解脂肪的主要消化酶，其最适 pH 为 7.5~8.5，可分解三酰甘油为脂肪酸、一酰甘油及甘油。胰脂肪酶只有在胰腺分泌的另一种小分子蛋白质辅脂酶存在的条件下才能发挥作用。辅脂酶对胆盐微胶粒具有较高的亲合力，当胰脂肪酶、辅脂酶和胆盐形成三元络合物时，辅脂酶可把脂肪酶紧密地附着于油水界面，可防止胆盐将脂肪酶从脂滴表面清除下去，因而可以增加脂肪酶水解的效力。胰液中还含有胆固醇酯酶和磷脂酶 A_2，分别水解胆固醇酯和磷脂。

4. 胰蛋白酶原和糜蛋白酶原　这两种酶均以无活性的酶原形式贮存于腺泡细胞内。分泌后随胰液进入十二指肠，小肠液中的肠激酶是激活胰蛋白酶原的特异性酶，可使其变为有活性的胰蛋白酶；此外，胃酸、胰蛋白酶本身（正反馈）以及组织液也能使胰蛋白酶原激活。胰蛋白酶又进一步激活糜蛋白酶原，使之转变为糜蛋白酶。胰蛋白酶和糜蛋白酶的作用极为相似，都能分解蛋白质为胨和脓；当两者共同作用于蛋白质时，则可将蛋白质消化为小分子的多肽和氨基酸。

由于胰液中含有水解糖、脂肪和蛋白质三类营养物质的消化酶，因此胰液是消化食物最全面、消化力最强的一种消化液。临床和实验均证实，当胰液分泌障碍时，会明显影响蛋白质和脂肪的消化和吸收，常可引起脂肪泻，但糖的消化和吸收一般不受影响。

（二）胰液分泌的调节

在非消化期，胰液几乎不分泌或很少分泌。进食可引起胰液的大量分泌，故食物是刺

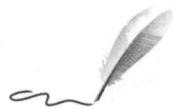

激胰液分泌的自然因素。进食时胰液的分泌受神经和体液的双重调节，但以体液调节为主。

1. 神经调节 食物的性状、气味以及食物本身对口腔、食管、胃和小肠的刺激都可以通过神经调节（包括条件反射和非条件反射）引起胰液分泌。反射的传出神经主要是迷走神经，通过其末梢释放的 ACh 直接作用于胰腺腺泡细胞引起胰液分泌；也可作用于胃窦部 G 细胞，引起促胃液素分泌而间接引起胰液分泌；但对小导管细胞的作用较弱。迷走神经兴奋时引起的胰液分泌的特点是水分和 HCO_3^- 较少，而酶的含量却很丰富。

2. 体液调节 调节胰液分泌的体液因素主要有促胰液素和缩胆囊素。

（1）促胰液素 是由小肠上段黏膜内的 S 细胞分泌的。盐酸是引起促胰液素释放的最强的刺激因素，其次为蛋白质分解产物和脂肪酸，糖类几乎没有作用。促胰液素主要作用于胰腺小导管的上皮细胞，使其分泌大量的水分和 HCO_3^-，因而使胰液的分泌量大为增加，而酶的含量很低。

（2）缩胆囊素(CCK) 是由小肠上段黏膜中 I 细胞释放的。引起 CCK 释放的因素由强到弱为蛋白质分解产物、脂肪酸、盐酸、脂肪，而糖类没有刺激作用。CCK 主要的作用是促进胰腺的腺泡细胞分泌各种消化酶，而水分和 HCO_3^- 分泌较少；同时 CCK 的另一个重要作用是促进胆囊强烈收缩，排出胆汁。

二、胆汁的分泌和作用

肝细胞能持续的分泌胆汁，经肝内、外胆管收集后排入十二指肠或胆囊。在消化间期，Oddi 括约肌收缩，胆囊舒张，肝脏分泌的胆汁大部分流入胆囊贮存（胆囊胆汁）；在消化期，Oddi 括约肌舒张，肝脏分泌的胆汁（肝胆汁）直接排入十二指肠，同时胆囊收缩将胆囊内的胆汁排入十二指肠。

（一）胆汁的性质、成分和作用

1. 胆汁的性质和成分 胆汁是一种有色、味苦、较稠的液体，肝胆汁呈金黄色，透明清亮，pH 约 7.4；胆囊胆汁因被浓缩而颜色加深，呈深棕色，因 HCO_3^- 被吸收而呈弱酸性，pH 约 6.8。

成人每天分泌胆汁 800～1000ml，胆汁中除水和无机盐外，还有胆盐、胆色素、胆固醇、卵磷脂等。胆汁是唯一不含消化酶的消化液。胆盐是胆汁中最重要的成分，其作用主要是促进脂肪的消化和吸收；胆色素是红细胞中血红蛋白的分解产物，胆色素的种类和浓度决定胆汁的颜色；胆固醇是肝脏脂肪代谢的产物，卵磷脂是胆固醇的有效溶剂，当胆固醇分泌过多或卵磷脂合成减少时，胆固醇易从胆汁中析出而沉积下来，这是形成胆结石的常见原因。

2. 胆汁的作用 胆汁中虽然不含有消化酶，但它对脂肪的消化和吸收具有重要意义。

（1）促进脂肪的消化 胆汁中的胆盐、胆固醇和卵磷脂等都可以作为乳化剂，减少脂肪的表面张力，使脂肪乳化为脂肪微滴，分散在肠腔内，从而增加胰脂肪酶的作用面积，使其分解脂肪的作用加速。

（2）促进脂肪及脂溶性维生素的吸收 胆盐是双嗜性分子，在水中可聚合成微胶粒，肠腔中脂肪的分解产物，如脂肪酸、一酰甘油等均可溶入到微胶粒中，形成水溶性的混合微胶粒。混合微胶粒很容易穿过小肠绒毛表面的静水层到达肠黏膜，因而可促进脂肪分解产物的吸收。胆汁的这一作用也可促进脂溶性维生素 A、维生素 D、维生素 E、维生素 K 的吸收。

（3）中和胃酸和利胆作用　胆汁排入十二指肠后，可中和一部分胃酸。进入小肠的胆盐大部分被回肠末端黏膜吸收入血，再由门静脉运回到肝脏后重新合成胆汁，称为胆盐的肠－肝循环（图6-7）。每次进餐后可进行2~3次肠－肝循环。返回到肝脏的胆盐有刺激胆汁分泌的作用，称为胆盐的利胆作用。

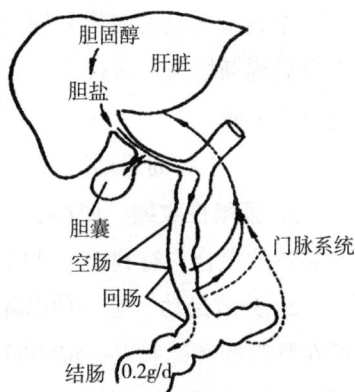

图6-7　胆盐的肠－肝循环

（二）胆汁分泌和排出的调节

食物是引起胆汁分泌和排出的自然刺激物，其中以高蛋白食物刺激作用最强，高脂肪和混合性食物次之，而糖类食物作用最弱。胆汁的分泌和排出受到神经和体液的双重调节，且以体液调节为主。

1. 神经调节　进食动作或食物对胃、小肠黏膜的刺激可通过迷走神经反射，引起肝胆汁分泌少量增加，胆囊收缩也轻度加强。迷走神经还可通过引起促胃液素释放而间接引起肝胆汁分泌和胆囊收缩。

2. 体液调节　多种体液因素参与调节胆汁的分泌和排出。①缩胆囊素：可引起胆囊的强烈收缩及Oddi括约肌舒张，促进胆汁排出；②促胰液素：有一定的刺激肝胆汁分泌的作用，主要刺激胆管上皮分泌大量的水和HCO_3^-，而刺激肝细胞分泌胆盐的作用不明显；③促胃液素：可直接促进肝胆汁的分泌，也可通过刺激盐酸分泌后引起促胰液素释放间接促进胆汁分泌；④胆盐：通过胆盐的肠－肝循环返回肝脏的胆盐具有很强的促进肝胆汁分泌的作用，是临床上常用的利胆剂之一。

三、小肠液的分泌和作用

小肠内有两种腺体，即十二指肠腺和小肠腺，小肠液就是这两种腺体分泌的混合液。

（一）小肠液的性质、成分和作用

小肠液是一种弱碱性液体，pH约为7.6，渗透压与血浆相等，成人每日的分泌量为1~3L。大量的小肠液可以稀释消化产物，使其渗透压下降，有利于吸收。小肠液分泌后又很快被小肠绒毛重吸收，这种液体的交流为小肠内营养物质的吸收提供了媒介。

由小肠腺分泌的肠激酶能将胰液中的胰蛋白酶原激活为胰蛋白酶，以利于蛋白质的消化。小肠对食物的消化还存在一种特殊的形式，在小肠黏膜上皮细胞内含有多种消化酶，如分解寡肽的肽酶、分解双糖的蔗糖酶和麦芽糖酶等，这些酶可将进入小肠上皮细胞内的寡肽和双糖进一步分解为氨基酸和单糖。但当这些酶随脱落的肠上皮细胞进入肠腔后对小肠内的消化不再起作用。

（二）小肠液分泌的调节

小肠液呈常态性分泌，但在不同条件下分泌量变化很大。食糜对肠黏膜局部的机械性和化学性刺激，可通过肠壁内神经丛的局部反射引起小肠液的分泌，是调节小肠分泌的主要机制。小肠黏膜对肠壁的扩张刺激很敏感，小肠内食糜量越多，小肠液的分泌就越多。刺激迷走神经可引起十二指肠腺分泌增加，而交感神经兴奋则抑制。此外，促胃液素、促胰液素、缩胆囊素和血管活性肠肽等也能刺激小肠液的分泌。

四、小肠的运动

小肠平滑肌由内层较厚的环行肌和外层较薄的纵行肌组成。空腹时，小肠运动很弱，进食后逐渐增强；通过小肠的运动可完成机械性消化，促进化学性消化和吸收，并推送食糜进入大肠。

（一）小肠的运动形式

1. 紧张性收缩 使小肠保持一定的形状和位置，并维持肠腔内一定的压力，有利于肠内容物的混合，有利于食糜的消化和吸收；同时紧张性收缩也是小肠其他运动形式的基础。

2. 分节运动 是一种以环行肌为主的节律性收缩和舒张交替进行的运动。表现为食糜所在肠管的环行肌以一定的间隔交替收缩，将小肠分成许多邻接的小节段；随后原收缩处舒张，而原舒张处收缩；如此反复进行，使小肠内的食糜不断地被分割，又不断地混合，形成新的节段（图6-8）。

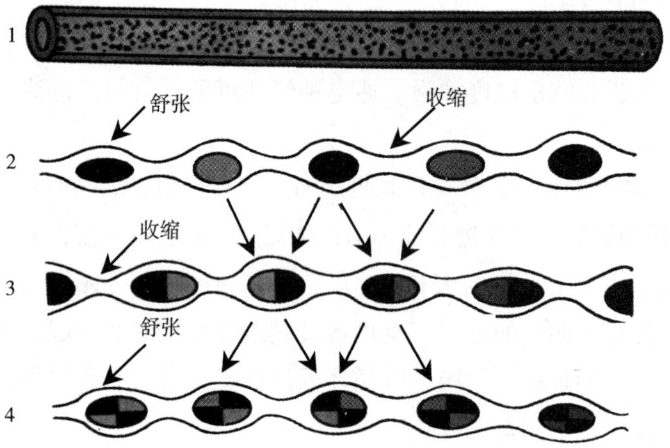

图6-8 小肠分节运动模式图

分节运动在空腹时几乎不存在，进食后逐渐增强。小肠各段分节运动的频率不同，上部频率较高，下部较低；人十二指肠分节运动的频率是约每分钟11次，回肠末端约每分钟8次。分节运动的意义在于：①使食糜与消化液充分混合，有利于化学性消化；②使食糜与肠壁紧密接触，并不断挤压肠壁促进血液和淋巴回流，有利于营养物质的吸收；③分节运动存在由上而下的频率梯度，故对食糜有弱的推进作用。

3. 蠕动 可发生于小肠的任何部位，但速度较慢，每秒钟仅0.5～2.0cm，行数厘米后消失。其作用是将食糜向小肠远端推进一段后，在新的肠段开始分节运动。进食时的吞咽动作或食糜进入十二指

> **考点提示**
> 小肠运动的基本形式包括紧张性收缩、分节运动和蠕动。

肠，可引起一种强烈的快速蠕动，称为蠕动冲。当肠黏膜受到强烈刺激时（如肠道感染或使用泻药），蠕动冲增多，可在数分钟之内把食糜从小肠上段推送到结肠，从而可迅速清除食糜中的有害刺激物或解除肠管的过度扩张。

（二）小肠运动的调节

小肠的运动主要受肌间神经丛的调节。小肠内容物对肠黏膜的机械性、化学性刺激可通过局部神经反射引起小肠运动加强。一般情况下，副交感神经兴奋可加强小肠的收缩，蠕动增强，而交感神经兴奋则抑制小肠运动。此外，促胃液素、缩胆囊素、胃动素、5-羟

色胺等可增强小肠运动，而促胰液素、生长抑素和肾上腺素能抑制小肠运动。

（三）回盲括约肌的功能

回肠末端与盲肠交界处的环行肌明显加厚，起到括约肌的作用，称为回盲括约肌。该括约肌平时保持轻度的收缩状态，使回肠末端内压力比大肠内压力高，一方面可防止小肠内容物过快地排入大肠，延长食物在小肠的停留时间，有利于小肠充分的消化和吸收；另一方面能阻止大肠内食物残渣的倒流。

第五节　大肠内消化

人类的大肠没有重要的消化活动，它的主要功能在于吸收水分和无机盐；同时为吸收后的食物残渣提供暂时的储存场所，并使之转变为粪便以及将粪便排出体外。

一、大肠液的分泌

大肠液是由大肠黏膜表面的上皮细胞和杯状细胞分泌的，富含黏液和 HCO_3^-，pH 为 $8.3 \sim 8.4$。大肠液中的黏液蛋白具有保护肠黏膜和润滑粪便的作用。大肠液的分泌主要是由食物残渣对肠壁的机械性刺激引起的，刺激副交感神经可使其分泌增加，而刺激交感神经可使分泌减少。

二、大肠内细菌的活动

大肠内有大量细菌，大多是大肠杆菌、葡萄球菌等，主要来自空气和食物。据估计，粪便中细菌占粪便固体重量的 $20\% \sim 30\%$。大肠内的酸碱度、温度很适合于一般细菌的繁殖和活动，但这些细菌通常不致病，为"正常菌群"。肠道细菌对人体的作用复杂，包括有益和有害的作用。

细菌对糖和脂肪的分解称为发酵，能产生乳酸、乙酸、CO_2 和甲烷等；蛋白质的细菌分解称为腐败，产生胨、氨基酸、硫化氢、组胺、吲哚等。正常情况下，由于有毒害物质吸收甚少，经肝脏解毒后对人体无明显不良影响。消化不良或便秘时，一些有毒物质的产生和吸收增多，严重时可危害人体。

此外，大肠内的细菌能利用肠内较简单的物质合成维生素 B 复合物和维生素 K，这些维生素可被人体吸收利用。若长期使用肠道抗菌类药物，肠道内正常菌群被抑制，不仅引起肠道菌群失调，也可引起维生素 B 复合物和维生素 K 缺乏。

三、大肠的运动和排便

大肠的运动少而慢，对刺激的反应比较迟缓，这与大肠作为粪便的暂时储存场所的功能相适应。

（一）大肠的运动形式

1. 袋状往返运动　是大肠在空腹和安静时最常见的一种运动形式。由环行肌的无规则收缩所引起，它使结肠内压力增高，内容物向两个方向做短距离移动，但不向前推进。它可使肠黏膜与肠内容物充分接触，有利于促进水和无机盐的吸收。

2. 分节推进和多袋推进运动　主要见于进食后或副交感神经兴奋时。分节推进运动是由环形肌有规律的收缩将一个结肠袋内容物推移到邻近肠段，收缩结束后，肠内容物不返回原

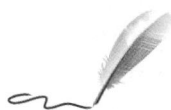

处；如果在一段肠壁同时多个结肠袋收缩，并将其内容物向下推移，则称为多袋推进运动。

3. 蠕动 大肠的蠕动是由一些稳定向前的收缩波所组成，其意义在于将肠内容物向远端推移。在大肠还有一种行进很快、推进距离很长的强烈蠕动，可将肠内容物从横结肠推至乙状结肠或直肠，称为集团蠕动。集团蠕动常在进食后发生，尤多见于早餐后 1 小时内，机制可能是胃内食糜进入十二指肠，由十二指肠－结肠反射引起。

阿片类药物如吗啡、可待因、哌替啶等，以及抗酸剂氢氧化铝等，可降低结肠集团运动的频率，因此使用这些药物后易产生便秘。当结肠黏膜受到强烈刺激如肠炎时，常引起持续的集团运动。

（二）排便

食物残渣在大肠内停留时间较长，一般在十余小时以上。在这一过程中，食物残渣中一部分水和无机盐被吸收，剩余部分经大肠内细菌的发酵与腐败作用以及大肠黏液的黏结作用，形成粪便。粪便中除食物残渣外，还包括消化道脱落的上皮细胞和大量的细菌。此外，机体的某些代谢产物，如肝脏排出的胆色素、由血液经肠壁排出的钙、镁、汞等金属的盐类，也随粪便排出体外。

人的直肠内通常是没有粪便的，当胃－结肠反射发动的集团蠕动将粪便推入直肠时，可扩张、刺激直肠壁感受器，传入冲动经盆神经和腹下神经到达脊髓腰、骶段的初级排便中枢，同时上传至大脑皮质产生便意。如果环境许可，即可发生排便反射。这时大脑皮质发出下行冲动到脊髓初级排便中枢，传出冲动经盆神经引起降结肠、乙状结肠和直肠收缩，肛门内括约肌舒张；同时阴部神经传出冲动减少，肛门外括约肌舒张，粪便被排出体外。此外，腹肌和膈肌收缩也能促进粪便的排出。

当粪便刺激直肠时，环境和条件不适宜排便时，便意受大脑皮质的抑制。人若经常对便意予以制止，将使直肠对粪便的刺激逐渐失去正常的敏感性，感觉阈值升高；加之粪便在直肠停留时间过长，水分吸收过多而变得干硬，进而引起排便困难，这是引起功能性便秘的主要原因。

知识拓展

第七大营养素——膳食纤维

膳食纤维是指不能被人体消化分解的多种植物物质，包括纤维素、半纤维素、木质素等。食物中的膳食纤维不能被人体消化吸收，但由于它可吸收水分，所以可使粪便的体积增大、变软，并能刺激大肠运动，使粪便在大肠内停留的时间缩短，从而减少粪便中有害细菌所产生的毒素或有害代谢产物与肠壁接触的时间。此外，食物中的膳食纤维还可吸收胆汁酸，增加它们在粪便中的含量，使通过肠肝循环回收的胆盐减少，肝脏需利用更多的胆固醇合成新的胆汁酸，所以增加饮食中的纤维含量不但可预防便秘，还可降低血浆胆固醇水平。

第六节　吸　收

一、吸收的部位和途径

消化道不同部位的吸收能力和吸收速度是不同的，这主要取决于消化道各部位的组织结构、食物被消化的程度及食物停留的时间等因素。在口腔和食管内，食物一般不被吸收，但能吸收某些脂溶性药物，如可舌下含服硝酸甘油。食物在胃内的吸收也很少，胃仅能吸收乙醇和少量水。小肠是吸收的主要部位，糖类、蛋白质和脂肪的消化产物大部分在十二指肠和空肠被吸收，回肠有其独特的功能，即能主动吸收胆盐和维生素 B_{12}。食物中的大部分营养物质在到达回肠时，已被吸收完毕，因此回肠是吸收功能的储备场所。大肠主要吸收水分和无机盐，可吸收大肠内容物中 80% 的水和 90% 的 Na^+ 和 Cl^-（图 6-9）。

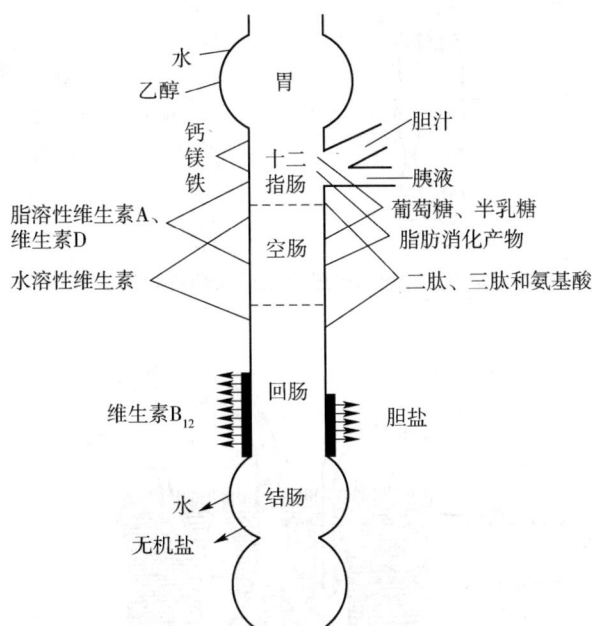

图 6-9　各种营养物质在消化道的吸收部位示意图

小肠是吸收的主要部位，是因为小肠具有多方面的有利条件。①小肠的吸收面积巨大：正常成年人的小肠长 4~5m，小肠内面黏膜具有许多环状皱襞，皱襞上有大量绒毛，绒毛的上皮细胞上有许多微绒毛，最终使小肠黏膜的表面积扩大 600 倍，约 200m² （图 6-10）；②食物在小肠内停留的时间长，一般 3~8 小时，使营养物质有足够的时间被吸收；③食物在小肠内已被消化为易于吸收的小分子物质；④小肠绒毛内富含毛细血管、毛细淋巴管、平滑肌等结构，在消化期，平滑肌的收缩使绒毛节律性伸缩和摆动，促进绒毛内血液和淋巴液的回流，有利于吸收。

营养物质在小肠的吸收主要是通过跨细胞途径和细胞旁途径进入血液或淋巴来实现的。跨细胞途径是指肠腔内的物质通过肠绒毛上皮细胞的顶端膜进入细胞内，再通过基底侧膜进入细胞间隙，然后转入血液或淋巴。细胞旁途径是指肠腔内的物质通过小肠上皮细胞间的紧密连接进入细胞间隙，再进入血液或淋巴（图 6-11）。吸收的机制有被动转运、主动转运及胞饮等。

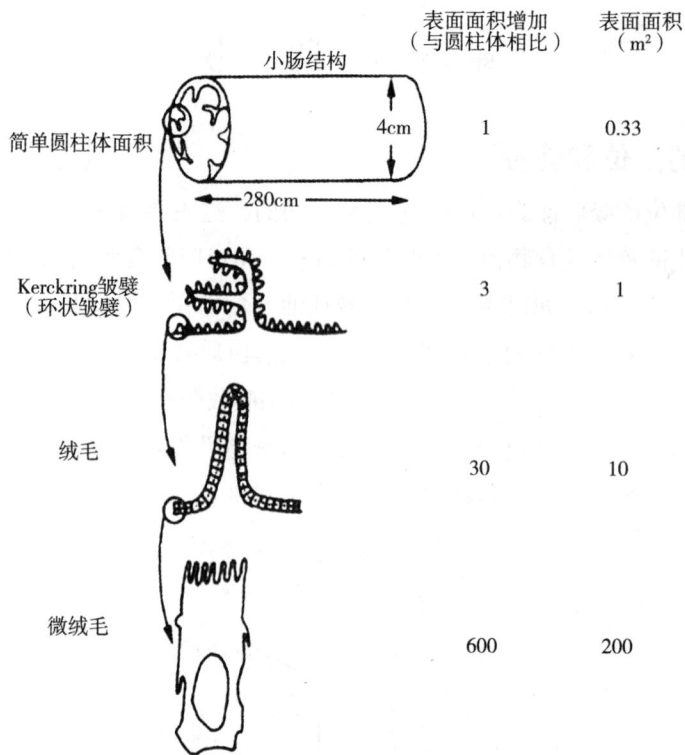

图 6-10　增加小肠黏膜表面积的机制示意图

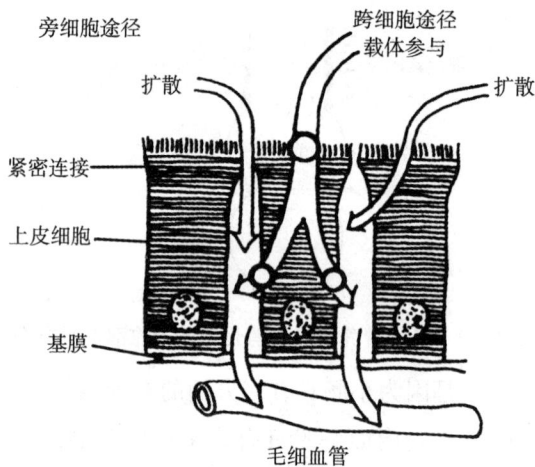

图 6-11　小肠黏膜吸收水和小分子溶质的途径

二、小肠内主要物质的吸收

在小肠被吸收的物质不仅包括经口摄入的食物和水，还包括各种消化腺分泌的大量消化液。正常情况下，小肠每日可吸收数百克糖、100g 以上的脂肪、50～100g 氨基酸、50～100g 的各种离子和 8L 以上的水。

（一）水的吸收

水的吸收都是随溶质分子的吸收而被动吸收的，各种溶质，特别是 NaCl 的主动吸收所产生的渗透压梯度是水吸收的主要动力。细胞膜和细胞间的紧密连接对水的通透性很大，水可经跨细胞途径和旁细胞途径进入血液。水的主要吸收部位在小肠。

成人每日分泌入消化道内的各种消化液总量可达 6~8L，饮食摄入 1~2L 水，而由粪便排出的水仅约 150ml，其余水分均被消化道吸收。在急性呕吐和腹泻时，在短时间内即可丢失大量的液体，导致出现机体脱水、电解质和酸碱平衡紊乱等症状。

（二）无机盐的吸收

1. 钠的吸收　小肠每天吸收 25~35g Na^+，其中经食物摄入的 Na^+ 5~8g，其余为消化液中的钠。因此，一旦肠腔内的 Na^+ 大量丢失，如严重腹泻时，体内储存的 Na^+ 在几小时内可降至很低，甚至达危及生命的水平。

Na^+ 的吸收是主动转运的过程，即由于肠上皮细胞基底侧膜上 Na^+-K^+ 泵的活动造成细胞内 Na^+ 浓度的降低，且细胞内的电位较膜外肠腔内负 40mV，因此肠腔内的 Na^+ 借助转运体顺电-化学梯度，并与其他物质（葡萄糖、氨基酸等逆浓度差）同向地转运入细胞。进入细胞内的 Na^+ 再经基底侧膜上 Na^+-K^+ 泵被转运出细胞，进入组织间隙，然后进入血液。

由于刷状缘上的这类转运 Na^+ 的转运体往往是和单糖或氨基酸共用，所以 Na^+ 的主动吸收为单糖或氨基酸的吸收提供动力。反之，单糖或氨基酸的存在也促进 Na^+ 的吸收（图 6-12）。

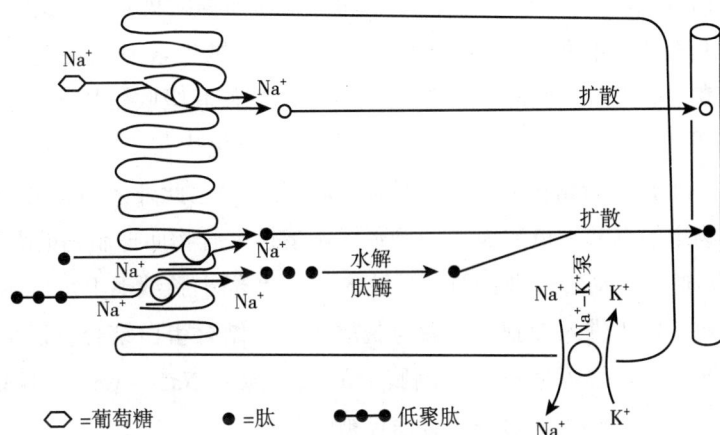

图 6-12　Na^+、葡萄糖和氨基酸在小肠的吸收

2. 铁的吸收　成人每日吸收的铁约 1mg，仅为每日摄入膳食中含铁量的 5%~10%。铁的吸收与机体对铁的需求有关，孕妇、儿童及失血患者等缺铁人群，铁的吸收量增加。食物中的铁绝大部分为 Fe^{3+}，不易被吸收，是由于 Fe^{3+} 易于与小肠分泌液中的负离子形成不溶性盐，如氢氧化物、磷酸盐、碳酸氢盐，以及与食物中的植酸、草酸、鞣酸和谷粒纤维形成不溶性复合物等。铁在酸性环境中易于溶解而便于被吸收，所以胃酸可促进铁的吸收，而胃大部分切除的患者或胃酸分泌缺乏时铁的吸收减少，易发生缺铁性贫血。当 Fe^{3+} 被还原为 Fe^{2+} 时，铁的吸收速度增加 2~15 倍，而维生素 C 能将 Fe^{3+} 还原为 Fe^{2+}，因此可促进铁的吸收。

铁主要在小肠上段被吸收。铁的吸收是一个主动过程，包括肠上皮细胞对肠腔内铁的摄取和向血浆的转运。在肠上皮细胞内存在铁的转运体，即转铁蛋白，转铁蛋白释放入肠腔后与肠腔内的 Fe^{2+} 结合为复合物，再通过受体介导的入胞方式进入细胞。转铁蛋白在胞内释放 Fe^{2+} 后被重新分泌入肠腔再利用；进入细胞内的 Fe^{2+}，小部分通过基底侧膜被主动转运进入血液，大部分被重新氧化成 Fe^{3+} 后与胞内的脱铁蛋白结合成铁蛋白，暂时储存在细胞内，以后缓慢向血液中释放（图 6-13）。

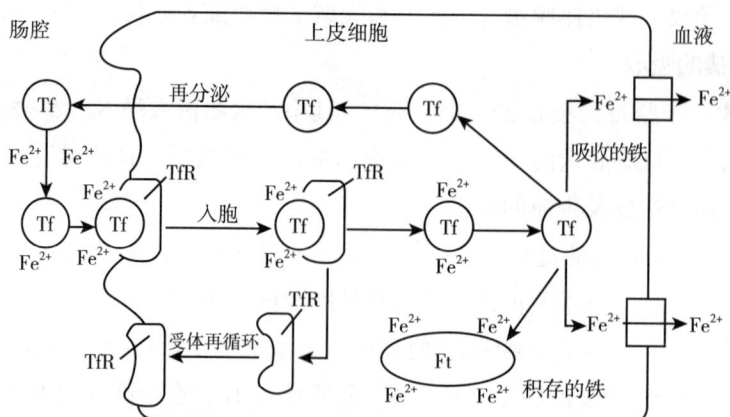

图 6-13 小肠上皮细胞吸收铁的机制

Tf：转铁蛋白；TfR：转铁蛋白受体；Ft：铁蛋白

3. 钙的吸收 食物中的 Ca^{2+} 仅有一小部分被吸收，大部分随粪便排出。Ca^{2+} 的吸收部位在小肠上段。钙盐只有在水溶液状态（如 $CaCl_2$、葡萄糖酸钙溶液）才能被吸收，影响 Ca^{2+} 吸收的主要因素是维生素 D 和机体对 Ca^{2+} 的需要。维生素 D 可促进小肠对 Ca^{2+} 的吸收，儿童、孕妇和哺乳期妇女因对 Ca^{2+} 的需求量增加而使其吸收量增加。肠内容物的酸度对 Ca^{2+} 的吸收有重要影响，在 pH 约为 3 时，Ca^{2+} 呈离子化状态，吸收最好。肠内容物中磷酸过多时，与 Ca^{2+} 形成不溶解的磷酸钙，抑制 Ca^{2+} 的吸收。此外，脂肪食物对 Ca^{2+} 的吸收有促进作用，食物中的草酸和植酸因与 Ca^{2+} 形成不溶性复合物而抑制钙的吸收。

Ca^{2+} 的吸收是通过主动转运进行的。肠腔内的 Ca^{2+} 经小肠绒毛上皮细胞顶端膜上特异的钙通道顺电 - 化学梯度进入细胞，然后与胞质中的钙结合蛋白结合，以维持胞质中的低 Ca^{2+} 水平；进入细胞的 Ca^{2+} 可通过基底侧膜上的 Ca^{2+} 泵及 $Na^+ - Ca^{2+}$ 交换体转运出细胞，进入血液循环。部分 Ca^{2+} 还可通过细胞旁途径被吸收。

4. 负离子的吸收 小肠内吸收的负离子主要是 Cl^- 和 HCO_3^-。由钠泵产生的电位差可促进肠腔内负离子向细胞内被动扩散而被吸收。此外，负离子也可独立地跨膜扩散。

（三）糖的吸收

食物中的糖类一般须被分解为单糖后才能被小肠上皮细胞吸收，少量的双糖也能被吸收。肠道中的单糖主要是葡萄糖、半乳糖和果糖。各种单糖的吸收速率不同，半乳糖和葡萄糖的吸收最快，果糖次之，甘露糖最慢。葡萄糖和半乳糖是通过同向转运机制吸收的，吸收过程属于继发性主动转运，其能量来自钠泵的活动（图 6-12）。在肠绒毛上皮细胞的顶端膜上存在有 $Na^+ -$ 葡萄糖和 $Na^+ -$ 半乳糖同向转运体，Na^+ 顺电 - 化学梯度进入细胞时释放的势能，将葡萄糖或半乳糖继发性主动转运入细胞内。葡萄糖或半乳糖再在基底侧膜以通过易化扩散的方式进入细胞间液，再进入血液。给予 Na^+ 泵抑制剂哇巴因可抑制葡萄糖及半乳糖的吸收。

果糖是通过易化扩散的方式进入肠绒毛上皮细胞的，属不耗能的被动转运过程。因此果糖的吸收速率比葡萄糖、半乳糖低，仅为葡萄糖吸收速率的一半。进入细胞内的果糖大部分转化为葡萄糖，然后进入细胞间液。

（四）蛋白质的吸收

食物中的蛋白质经消化分解为氨基酸后，几乎全部被小肠上皮细胞吸收。小肠吸收氨基酸的机制和上述葡萄糖的吸收机制类似，即通过小肠黏膜上皮细胞顶端膜上存在多种Na^+-氨基酸转运体进行转运，也属于继发性主动转运。目前已确定有三种氨基酸运载系统，分别转运中性、酸性或碱性氨基酸；一般来说，中性氨基酸的转运比酸性或碱性氨基酸速度快。

近年来发现，蛋白质的分解产物二肽和三肽也可被肠上皮细胞上的转运系统转运而吸收，并被上皮细胞内的二肽酶、三肽酶进一步分解为氨基酸，再进入血液循环。婴儿的肠上皮细胞可吸收适量未经消化的蛋白质，如母亲初乳中的免疫球蛋白A，产生被动免疫。但随着年龄的增大，小肠吸收完整蛋白质的能力减小。外来蛋白质被吸收后，不但无营养价值，反而可引起过敏反应。

（五）脂肪的吸收

在小肠内，脂类的消化产物一酰甘油、脂肪酸、胆固醇等很快与胆汁中的胆盐结合形成混合微胶粒。由于胆盐的双嗜特性，它能携带脂类消化产物通过覆盖在小肠黏膜表面的不流动静水层到达微绒毛，释放出其内的脂类消化产物。脂类消化产物顺浓度梯度扩散入细胞，胆盐则留在肠腔内，形成新的混合微胶粒，反复转运脂类消化产物，最后在回肠被吸收。

进入上皮细胞内的长链脂肪酸及一酰甘油在滑面内质网再发生酯化，合成三酰甘油，并与肠上皮细胞合成的载脂蛋白结合，形成乳糜微粒；乳糜微粒通过出胞的方式离开上皮细胞，进入组织间隙，之后扩散进入绒毛内的淋巴管被吸收（图6-14）。少于10~12个碳原子的中、短链脂肪酸可直接经肠上皮细胞扩散进入绒毛内的毛细血管被吸收。由于膳食中的动、植物油中以长链脂肪酸居多，因此脂肪的吸收以淋巴途径为主。

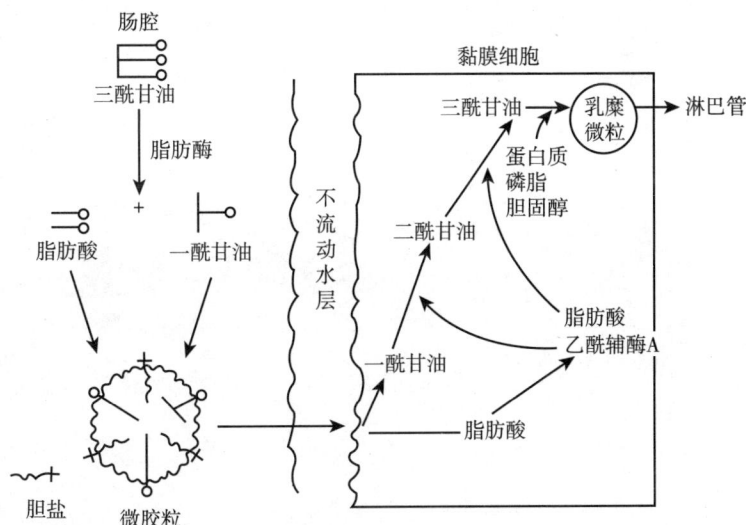

图6-14 小肠上皮细胞吸收脂肪的机制

（六）胆固醇的吸收

进入肠道的胆固醇主要来自食物和肝脏分泌的胆汁。胆汁中的胆固醇是游离的，易于被吸收；食物中的胆固醇部分是酯化的，在消化液中被胆固醇酯酶水解为游离胆固醇后才能被吸收。游离的胆固醇与胆盐形成混合微胶粒，在小肠上部被吸收。被吸收的胆固醇大部分又被重新酯化后与载脂蛋白结合成乳糜微粒，经由淋巴系统进入血液循环。

胆固醇的吸收受多种因素的影响。食物中胆固醇含量越高，其吸收量也越多。食物中的脂肪和脂肪酸可促进胆固醇的吸收，而各种植物固醇则抑制其吸收。胆盐可与胆固醇形成混合微胶粒，有助于胆固醇的吸收；食物中不能被利用的纤维素、果胶等易于胆盐结合成复合物，可阻碍微胶粒的形成，从而抑制胆固醇的吸收。

（七）维生素的吸收

维生素分为脂溶性和水溶性，多数在小肠上段被吸收。脂溶性维生素包括维生素 A、维生素 D、维生素 E、维生素 K 等，其吸收机制与脂类消化产物的吸收相同。水溶性维生素包括维生素 B 复合物和维生素 C，主要通过依赖于的 Na^+ 的同向转运体被吸收，但维生素 B_{12} 必须与胃黏膜分泌的内因子结合形成复合物后才能在回肠被主动吸收。

三、大肠的吸收功能

每日进入大肠的小肠内容物有 1.0 ~ 1.5L，其中仅 150ml 液体和少量钠盐随粪便排出，其余水和电解质被大肠吸收。大肠黏膜具有很强的主动吸收 Na^+ 的能力，Na^+ 主动吸收导致 Cl^- 的被动同向转运；由于 Na^+ 和 Cl^- 的吸收，又引起水的渗透性吸收。大肠在吸收 Cl^- 时，通过 $Cl^- - HCO_3^-$ 逆向转运，伴有 HCO_3^- 的分泌；进入肠腔的 HCO_3^- 可中和肠腔内细菌产生的酸性产物。严重腹泻的患者，由于 HCO_3^- 的大量丢失，可导致代谢性的酸中毒。

大肠黏膜有很强的吸水能力，每日可吸收 5 ~ 8L 水和电解质溶液。某些细菌感染时，常引起回肠及大肠分泌过多的液体，从而引起腹泻。由于大肠具有很强的吸收能力，许多药物（如麻醉药、镇静药、安定药及类固醇等）能通过灌肠迅速被大肠吸收；因此，临床上通过直肠灌药也是一种有效的给药途径。此外，大肠能吸收肠内细菌合成的维生素 B 复合物和维生素 K，以补充食物中维生素的摄入不足。

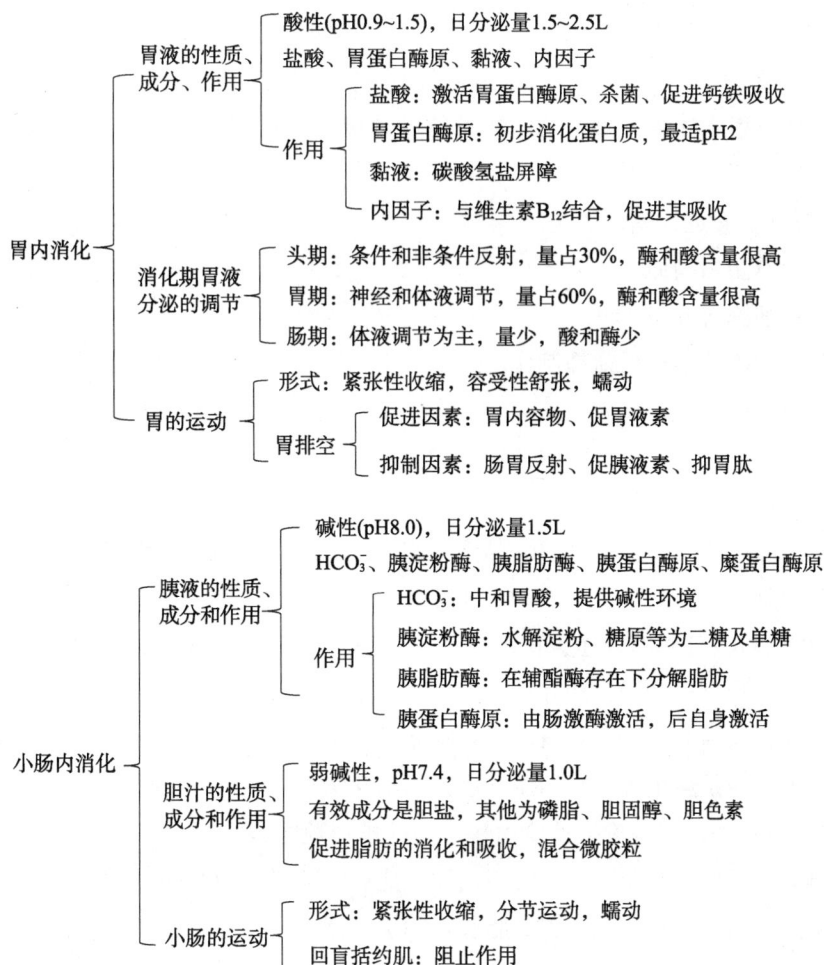

本章小结

- 胃内消化
  - 胃液的性质、成分、作用
    - 酸性(pH0.9~1.5)，日分泌量1.5~2.5L
    - 盐酸、胃蛋白酶原、黏液、内因子
    - 作用
      - 盐酸：激活胃蛋白酶原、杀菌、促进钙铁吸收
      - 胃蛋白酶原：初步消化蛋白质，最适pH2
      - 黏液：碳酸氢盐屏障
      - 内因子：与维生素B_{12}结合，促进其吸收
  - 消化期胃液分泌的调节
    - 头期：条件和非条件反射，量占30%，酶和酸含量很高
    - 胃期：神经和体液调节，量占60%，酶和酸含量很高
    - 肠期：体液调节为主，量少，酸和酶少
  - 胃的运动
    - 形式：紧张性收缩，容受性舒张，蠕动
    - 胃排空
      - 促进因素：胃内容物、促胃液素
      - 抑制因素：肠胃反射、促胰液素、抑胃肽
- 小肠内消化
  - 胰液的性质、成分和作用
    - 碱性(pH8.0)，日分泌量1.5L
    - HCO_3^-、胰淀粉酶、胰脂肪酶、胰蛋白酶原、糜蛋白酶原
    - 作用
      - HCO_3^-：中和胃酸，提供碱性环境
      - 胰淀粉酶：水解淀粉、糖原等为二糖及单糖
      - 胰脂肪酶：在辅酯酶存在下分解脂肪
      - 胰蛋白酶原：由肠激酶激活，后自身激活
  - 胆汁的性质、成分和作用
    - 弱碱性，pH7.4，日分泌量1.0L
    - 有效成分是胆盐，其他为磷脂、胆固醇、胆色素
    - 促进脂肪的消化和吸收，混合微胶粒
  - 小肠的运动
    - 形式：紧张性收缩，分节运动，蠕动
    - 回盲括约肌：阻止作用

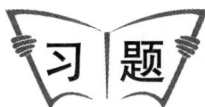

习 | 题

一、选择题

【A1/ A2 型题】

1. 胃肠平滑肌基本电节律的产生主要由于
    A. Ca^{2+} 的跨膜扩散　　　　B. K^+ 的跨膜扩散　　　　C. Cl^- 的跨膜扩散
    D. Na^+ 的跨膜扩散　　　　E. 生电性钠泵的周期性变化

2. 消化道平滑肌细胞的动作电位产生的离子基础是
    A. Ca^{2+} 的内流　　　　B. K^+ 的外流　　　　C. Cl^- 的内流
    D. Na^+ 的内流　　　　E. Ca^{2+} 的内流和 K^+ 的外流

3. 下述关于胃肠激素的描述，错误的是
    A. 由散在于黏膜层的内分泌细胞分泌

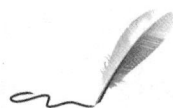

B. 均为肽类激素

C. 仅存在于胃肠道

D. 可调节消化道的运动和消化腺的分泌

E. 有些胃肠激素具有营养作用

4. 唾液分泌的调节主要是

A. 神经反射　　　　　　B. 神经反射和体液因素

C. 条件反射和体液因素　　D. 非条件反射和体液因素

E. 体液因素

5. 关于胃酸的叙述，错误的是

A. 激活胃蛋白酶原

B. 由壁细胞所分泌

C. 对壁细胞分泌有反馈抑制作用

D. 乳化脂肪

E. 入小肠后可以促进小肠内消化液的分泌

6. 产生内因子的细胞是

A. 贲门腺　　　　　　B. 黏液细胞　　　　　　C. 主细胞

D. 壁细胞　　　　　　E. G 细胞

7. 关于头期胃液分泌的叙述，正确的是

A. 只有食物直接刺激口腔才能引起

B. 仅有神经调节　　　　C. 不包括条件反射

D. 传出神经是迷走神经　　E. 酸度低、消化力弱

8. 三种主要食物在胃中排空速度由快至慢的排列顺序是

A. 糖类、蛋白质、脂肪　　B. 蛋白质、脂肪、糖类　　C. 蛋白质、糖类、脂肪

D. 糖类、脂肪、蛋白质　　E. 脂肪、糖类、蛋白质

9. 促进胃的排空的因素是

A. 胃内氨基酸和肽的浓度升高

B. 十二指肠内的酸刺激

C. 十二指肠内的脂肪浓度升高

D. 十二指肠内渗透压升高

E. 扩张十二指肠

10. 胰液中不含

A. HCO_3^-　　　　　　B. 胰蛋白酶原　　　　　　C. 糜蛋白酶原

D. 淀粉酶和脂肪酶　　E. 肠激酶

11. 下列物质不促进胰腺分泌的是

A. 乙酰胆碱　　　　　　B. 促胰液素　　　　　　C. 缩胆囊素

D. 促胃液素　　　　　　E. 肾上腺素和去甲肾上腺素

12. 对胰腺分泌 HCO_3^- 促进作用最强的是

A. 生长抑素　　　　　　B. 乙酰胆碱　　　　　　C. 促胃液素

D. 缩胆囊素　　　　　　E. 促胰液素

13. 下列有关引起促胰液素释放的叙述，正确的是
    A. 盐酸是最强的刺激物
    B. 蛋白质的分解产物作用最强
    C. 脂酸钠作用最强
    D. 糖类作用最强
    E. 迷走神经兴奋可引起胰泌素的分泌减少

14. 关于胆汁的描述，正确的是
    A. 非消化期无胆汁分泌
    B. 消化期时只有胆囊胆汁排入小肠
    C. 胆汁中含有脂肪消化酶
    D. 胆汁中与消化有关的成分是胆盐
    E. 胆盐可促进蛋白质的消化和吸收

15. 关于蛋白质吸收，错误的是
    A. 主要以氨基酸的形式被吸收
    B. 氨基酸的吸收是主动性的
    C. 中性氨基酸的转运比酸性氨基酸或碱性氨基酸速度快
    D. 与单糖相耦连的形式被吸收
    E. 主要经血液途径被吸收

16. 小肠黏膜对葡萄糖的转运直接依靠
    A. 血浆中胰岛素   B. 肠腔中钾   C. 血浆中胰高血糖素
    D. 肠腔中钠   E. 血浆中葡萄糖

17. 患者，男性，65岁，乏力。面色苍白半年。10年前行胃大部分切除术。查体：T 36.5℃，R 16次/分，BP 110/80mmHg，皮肤及睑结膜苍白，呼吸音清，心率92次/分，心律齐，未闻及杂音，腹软，上腹部见一长8cm陈旧性手术瘢痕，全腹无压痛及反跳痛，未触及包块。实验室检查：Hb 65g/L，粪隐血（-）。与患者贫血有关的因素不包括
    A. 胃酸分泌减少   B. 铁缺乏   C. 叶酸缺乏
    D. 维生素 B_{12} 缺乏   E. 胃蛋白酶分泌缺乏

18. 患者因急性肠梗阻，行回肠及部分空肠切除术后出现腹泻，每日10余次稀水样便，进食后加剧。腹泻的主要原因是
    A. 胃液分泌过多   B. 肠道感染   C. 吸收不良
    D. 肠蠕动加快   E. 消化不良

二、思考题

患者，男性，55岁，工人。病史与主诉：上腹痛、黑便2天。周期性胃胀痛2年，呈反复发作并伴有反酸和嗳气，进食后加剧。患者2天前无明显诱因下出现上腹部痛，呈持续性隐痛，无腰背部放射痛，并排黑便，呈柏油样，成形，伴乏力，无恶心、呕吐，无胸闷、气急、胸痛，今来我院就诊。体格检查：T 36.8℃，R 19次/分，BP 110/80mmHg，皮肤及睑结膜苍白，呼吸音清，心率95次/分，律齐、未闻及杂音，腹壁平软，上腹无压痛及反跳痛，肝脾未触及。辅助检查：Hb 65g/L，胃镜检查显示十二指肠球部溃疡（活动

期），基底部有白色或灰白色厚苔，边缘整齐，周围黏膜充血、水肿、易出血。病理检查为良性溃疡，幽门螺杆菌检测阳性，粪隐血阳性。患者精神可，胃纳差，睡眠较差，小便正常，大便如上述，体重无明显增减。

1. 如何解释该患者的临床表现？
2. 进食后，胃胀痛为何加剧？
3. 胃黏膜屏障为何被破坏？

（李超彦）

扫码"练一练"

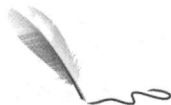

第七章 能量代谢与体温

案例讨论

[案例] 患者，女性，18岁，在校大学生新生。2017年9月入学后进行军训，当天天气炎热，环境温度38℃。该女生跟随队伍进行队列操练1小时，突然头痛、头昏、发汗、疲乏、恶心想吐，心悸、脸色苍白，全身无力。该女生近一周夜晚睡眠不佳，既往无慢性病史，入学复检时身体正常。

[讨论]

1. 机体的主要产热器官有哪些？

2. 机体的主要散热方式有哪些？

3. 机体是如何进行体温调节的？

4. 女大学生发病的原因是什么？

5. 如何对该女生进行治疗？

第一节 能量代谢

人体生命活动的最基本特征是新陈代谢，在人体的合成和分解代谢过程中，机体利用消化系统不断从外界环境中摄取营养物质构筑和更新自身的组成成分，并储存其所含的能量；同时也不断分解体内的物质，并释放能量保证各种生命活动的正常进行和维持体温。通常人体内物质代谢过程中伴随能量的释放、储存、转移和利用的过程称为能量代谢。

一、机体能量的来源与去路

（一）能量的来源

细胞是人体最基本的功能单位，而它的一切生命活动都需要能量。无论是维持自身的生存，还是细胞的增殖、分裂，都需要消耗能量，但人体并不能直接利用自然界中存在的

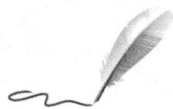

机械能、电能、太阳能等。细胞各种功能活动所需要的能量，主要来源于食物中营养物质所蕴含的化学能。机体从外界环境摄取的营养物质中的糖类、蛋白质、脂肪是主要的能量来源。

1. 糖类 机体所需能量的 50% ~70% 来源于食物中的糖类，糖类物质在消化管道内经过消化被分解为单糖，主要为葡萄糖，是最先为机体供能的物质。葡萄糖经小肠黏膜上皮细胞以继发性主动转运的方式吸收入血后，在细胞内被分解，释放的能量以高能磷酸键的形式储存在三磷酸腺苷（ATP）中，可供细胞直接氧化利用。糖在体内的代谢途径因供氧情况不同而有所不同，在供氧充足的情况下，葡萄糖经有氧氧化途径，分解为 CO_2 和 H_2O，并释放大量的能量。1mol 葡萄糖（180g）氧化大约释放 3000kJ 能量，可合成 38mol 的 ATP；在缺氧情况下，葡萄糖进行无氧酵解生成乳酸，只能合成 2mol 的 ATP；此途径在机体缺氧时极为重要，是许多组织不需氧的一种"应急"获能途径。

体内大部分糖类都以糖原的形式储存于肝和肌肉中。肝糖原总量仅约 100g，主要用于维持日常血糖水平的相对稳定，血糖水平较低时，肝糖原分解释放葡萄糖；血糖水平升高时，肝糖原合成增加。肌糖原总量大约 400g，是随时可以动用的后备能量库。无论供氧是否充足，通过糖原的分解均可为机体提供能量。

在生理情况下，脑组织的代谢水平很高，耗氧量也较大，但脑组织中糖原储备很少，其能量均来自于糖的有氧氧化，因此脑组织对缺氧非常敏感。当血糖浓度低于正常值的 1/2 ~1/3 时，可能引起低血糖休克和脑功能障碍。

2. 脂肪 脂肪在体内的主要功能是储存和供给能量，是机体能源物质储存的主要形式，一般情况下人体所消耗的能量有 30% ~50% 来自于脂肪。包括外源性脂肪（来自于食物）和内源性脂肪（来自于糖和氨基酸），主要以三酰甘油的形式储存在体内。当机体需要时，储存的脂肪在脂肪酶的催化下分解为甘油和脂肪酸。甘油主要在肝脏经磷酸化和脱氢处理后进入糖的氧化分解途径供能；脂肪酸在心、肝和骨骼肌等组织细胞内与辅酶 A 结合后，经 β - 氧化，逐步分解为乙酰辅酶 A，再进入糖的氧化途径氧化供能。在体内 1g 脂肪氧化释放的能量为糖的 2 倍。因此脂肪既可储存能量，也能供给能量。通常成年人储存的脂肪所提供的能量可使用 10 余天至 60 天之久。但由于脂肪酸经 β - 氧化后生成大量的乙酰辅酶 A 会转化成大量的酮体，故长期处于饥饿者易发生酮症酸中毒。一般情况下，通过脂肪氧化分解提供的能量不超过总能量的 30%。

3. 蛋白质 蛋白质是构成人体组织结构的基本成分，其基本组成单位是氨基酸。无论是肠道吸收的氨基酸，还是自身蛋白质分解产生的氨基酸，通常不作为能源物质利用，只有在某些特殊情况下，如长期不能进食或体力极度消耗时，即糖和脂肪供应不足时，机体才会依靠由蛋白质分解产生的氨基酸供能，以维持必需的生理活动。蛋白质在体内不能被完全氧化，这部分没有被完全氧化的代谢终产物以尿素、尿酸、肌酸等形式经肾脏排出体外。

（二）能量的去路

体内的各种能源物质在氧化过程中释放的能量，其中大约有 50% 直接转化为热能，用于维持机体的体温。其余部分则以化学能的形式储存于三磷酸腺苷（ATP）高能磷酸键中，供机体完成各种生理功能活动时使用，如腺体的分泌、肌肉的活动、物质的转运、神经冲动的传导、递质的释放等功能活动。在体内能量转化过程中，三磷酸腺苷（ATP）既是机体主要的储能物质，又是直接供能物质。据测定 1mol 的 ATP 转变成二磷酸腺苷时，可释放 30.54kJ 的能量。当机体氧化释放的能量过剩时 ATP 也能将释放的能量转移给肌酸，形成磷酸肌酸（CP），作为暂时储存能量的形式；磷酸肌酸在细胞中含量较多，约为 ATP 的 3～8 倍，尤其在肌肉组织中最丰富。当细胞耗能增加时，体内 ATP 分解供能而浓度逐渐减少，磷酸肌酸（CP）可将高能磷酸键转移到二磷酸腺苷（ADP）分子上，快速生成 ATP，以补充组织细胞消耗的 ATP。因此，磷酸肌酸（CP）不是机体的直接供能物质，而是 ATP 的储存库。

二、能量代谢及相关概念

（一）能量代谢的测定原理

机体的能量代谢遵循能量守恒定律，即在人体的各种生命活动中，从外界摄入体内的食物中的化学能与最终转化的热能和所做的外功，按能量折算是基本相等的。在一定条件下可以测定机体一定时间内所散发的总热量。机体在单位时间内的能量代谢，称为能量代谢率，它是评价机体能量代谢水平的常用指标。单位时间内所消耗的能量，可通过测定机体在单位时间内所消耗的食物，按照食物的热价计算食物所含的能量；也可通过测定机体在一定时间内产生的热量和所做的外功量计算单位时间内所消耗的能量。但在实际工作中，如果排除机体所做的外功，测定一定时间机体产生的热量即为机体所消耗的能量。因而只需测定机体在一定时间内的散热量即可获得能量代谢率。这是测定能量代谢的基本原理。

（二）与能量代谢相关的基本概念

利用间接测量法测定能量代谢，即单位时间内机体的产热量，必须了解食物的热价、氧热价与呼吸商等与能量代谢有关的几个基本概念。

1. 食物的热价　1g 某种食物氧化时所释放的能量，称为这种食物的氧热价。食物的热价通常用焦耳（J）作为计量单位（1cal＝4.187J）。它反映一定量的能源物质储存能量的大小，是间接测定能量代谢的基础，并在临床工作中为合理配制营养饮食提供了理论依据。食物的热价可分为生物热价和物理热价，前者是指食物在体内氧化时所释放的热量，后者是指食物在体外燃烧时所释放的热量。糖和脂肪两者的生物热价和物理热价相同，而蛋白质由于在体内不能完全被氧化，有一部分能量包含在尿素、尿酸和肌酐等分子中，随尿液排出体外，因而其物理热价与生物热价有一定的差别。

2. 食物的氧热价　某种营养物质氧化时，每消耗 1L O_2 所产生的热量，称为该种食物的氧热价。某种物质氧化时的耗氧量和产热量之间的关系，即某种食物的产热量＝该食物的氧热价×该食物的耗氧量。由于各种营养物质分子结构不同，因此，氧热价也不同。

营养物质在细胞内进行氧化分解的过程中，需要消耗 O_2 并产生 CO_2。将一定时间内营养物质在体内氧化时，CO_2 的产生量与 O_2 的消耗量的比值称为呼吸商（RQ）。即：

$$RQ = \frac{CO_2\text{产生量（mol）}}{O_2\text{消耗量（mol）}} = \frac{CO_2\text{产生量（ml）}}{O_2\text{消耗量（ml）}}$$

由于不同的营养物质分子结构不同，其中体内氧化分解时需 O_2 量和产生的 CO_2 量也不同。因此，糖、蛋白质和脂肪三种营养物质氧化时各自的呼吸也不同。由于葡萄糖氧化时，O_2 的消耗量与产生的 CO_2 量相等，所以糖氧化时的呼吸商为 1.0。脂肪氧化时，呼吸商为 0.71。蛋白质在体内不能完全氧化，呼吸商大约为 0.80。在日常生活中，人们摄入的食物

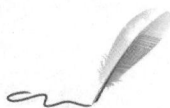

通常是混合性食物，其呼吸商介于 0.71 ~ 1.0 之间。如果实际测得某人的呼吸商接近于 1.0，说明此人在这段时间内主要供能物质为糖；如果测得的呼吸商接近于 0.71，则反映此时主要的供能物质是脂肪。事实上，人在进食后不久，呼吸商接近于 1.0，说明此时参与物质代谢的食物几乎全部是糖；8 ~ 10 小时后，呼吸商接近于 0.71，表明此时机体的主要供能物质是脂肪，糖的储备大部分已用尽；如糖尿病患者，由于体内葡萄糖的利用发生障碍，机体主要依靠脂肪代谢供能，其呼吸商可以接近于 0.71；在长期饥饿的情况下，人体的能量主要来自于蛋白质分解，呼吸商接近于 0.80。一般情况下，机体摄入的是混合性食物，呼吸商约为 0.85。

通常情况下，体内能量主要来自于糖和脂肪的氧化，蛋白质用于氧化供能的量极少，且氧化不完全，故可忽略不计。由非蛋白质（糖和脂肪）氧化时产生的 CO_2 量和消耗的 O_2 量的比值，称为非蛋白呼吸商（NPRQ）。混合性食物的氧热价是由呼吸商决定的。由于正常情况下蛋白质供给的能量极少，可忽略不计，故混合性食物的氧热价可以从非蛋白呼吸商求得。

三、影响能量代谢的因素

在机体的新陈代谢过程中，物质代谢和能量代谢相互伴行，凡是影响物质的消化、吸收、代谢和氧化等诸多因素均可影响机体的能量代谢，主要表现在以下四个方面。

（一）肌肉的活动

肌肉活动是影响能量代谢的最显著因素。机体任何轻微的运动都可提高能量代谢。人体剧烈运动或劳动时，由于肌肉的活动所消耗的能量需要通过营养物质的氧化来提供，因而可引起机体的耗氧量显著增加，即机体耗氧量的增加与肌肉的活动强度呈正比关系。当机体持续剧烈运动或劳动时的耗氧量是安静状态时的 10 ~ 20 倍，机体的产热量也随之升高。因此，能量代谢可作为评价肌肉活动强度的指标。即使机体没有发生明显的躯体活动，维持一定程度的肌紧张和姿势也需要消耗一定的能量。

（二）食物的特殊动力效应

机体在进食后一段时间内，即使在安静状态下，其产热量也比进食前有所增加。一般从进食后 1 小时左右开始产生热量，2 ~ 3 小时达高峰，延续 7 ~ 8 小时。这种由于进食引起机体产生额外热量的现象，称为食物的特殊动力效应。实验证明，食物的成分不同，所产生的食物特殊动力效应也不同。在三种主要营养物质中，进食蛋白质产生的食物特殊动力效应最为明显，持续时间也最长，可使机体额外的产热量增加 30%；糖和蛋白质的摄入可使产热量分别增加 6% 和 4% 左右；混合性食物大约增加 10%；有关食物的特殊动力效应产生的机制目前尚不清楚，实验表明，将氨基酸从静脉注入体内后仍可见到这种现象，但切除肝脏后此现象消失，因而认为产生食物特殊动力效应的原因可能与肝脏内氨基酸脱氨基过程或合成糖原等过程有关。

> **考点提示**
> 进食蛋白质产生的食物特殊动力效应最为明显。

（三）环境温度

当机体在安静状态下，处于温度为 20 ~ 30℃ 的环境中时能量代谢水平较低，也最稳定。这主要是因为此时骨骼肌保持在比较放松的状态。当环境温度低于 20℃ 时，寒冷刺激反射性引起机体出现寒战和肌肉的紧张性增强，能量代谢增强，产热量增加，以维持正常体温。尤其在10℃以下时，则显著增加。当环境温度超过30℃时，由于体内化学反应速度加快，人体的呼吸和循环功能加强等也使能量代谢增强。

（四）精神活动

精神和情绪活动对能量代谢也有较大的影响。当人在平静思考问题时，对能量代谢的影响并不大，产热量增加一般不超过4%，而人在精神处于激动、紧张、恐惧、烦恼时，能量代谢可显著增加。这可能是由于中枢神经系统的紧张性增强，产热量增加；另外，交感神经兴奋，引起肾上腺素、甲状腺激素等分泌增加，使能量代谢增强。

四、基础代谢

基础代谢是指人体基础状态下的能量代谢。基础代谢率是指单位时间内的基础代谢，即在基础状态下，单位时间内的能量代谢。所谓基础状态是指人体处在清醒、安静状态，排除肌肉活动、环境温度、食物及精神紧张等影响因素。在基础状态下，体内能量消耗仅用于维持心跳和呼吸等一些基本的生命活动，这时的能量代谢较稳定。

能量代谢率的高低与体重不成比例关系，而是与体表面积成正比。因此，为了比较不同个体之间的能量代谢率，通常以个体的单位时间（1小时）内单位面积（$1m^2$）的体表面积的产热量为衡量单位，即用 $kJ/(m^2 \cdot h)$ 来表示。正常人的基础代谢率平均值见表7-1。

表7-1　正常人的基础代谢率平均值 $[kJ/(m^2 \cdot h)]$

年龄（岁）	11~15	16~17	18~19	20~30	31~40	41~50	50以上
男性	195.5	193.4	166.2	157.8	158.7	154.1	149.1
女性	172.5	181.7	154.1	146.5	146.4	142.4	138.6

在实际应用中，体表面积的测算可根据受试者的身高和体重，从图7-1上直接读取。即在图中分别找出受试者的身高值和体重值，这两点的连线与体表面积标尺交点的读数，就是该受试者的体表面积。

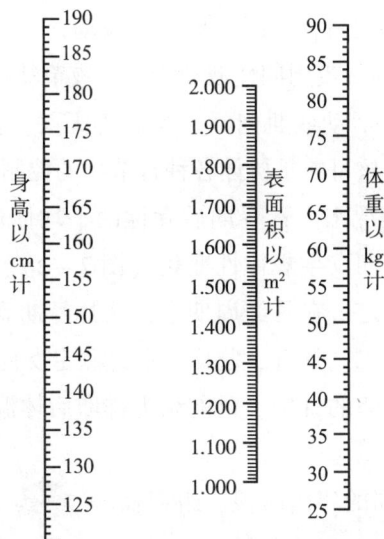

图7-1　体表面积测算图

甲状腺功能亢进时，基础代谢率可比正常值高出 25% ~80%，相反，甲状腺功能减退时，基础代谢率比正常值低 20% ~40%。发热时体温每升高 1℃，基础代谢率一般升高 13% 左右。

第二节 体温及其调节

一、体温

在各种环境温度下，人体各部位的温度并不相同，但躯干和脑的核心部位的温度却能保持相对稳定。因此，通常将体温分为核心部分的温度（即体核体温）和体表部分的温度（即体壳体温）；生理学上所说的体温是指机体深部的平均温度，即体核体温；温度是影响生命活动的重要因素，人体的体温作为基本生命体征之一，是判断机体健康状况的重要指标；是机体进行新陈代谢和生命活动的必要条件。

1. 体温及正常值 由于机体内不同组织器官的能量代谢率不一样，使得各器官的温度有一定的差异。其中肝脏在全身各器官中温度是最高的，约 38℃；脑的温度也接近 38℃；肾、十二指肠和胰腺等器官的温度较低；直肠温度则更低；由于血液在不同组织器官之间循环往复的流动，使得不同组织器官之间的热量迅速得到交换，使体内各部分的温度趋于一致。因此，血液的温度可以看成是机体深部的平均温度。由于血液温度不易测量，所以临床上通常通过测量直肠、口腔和腋窝的温度来代表人体的体温。直肠温度最高，正常值为 36.9 ~37.9℃，较接近机体深部的温度，测定时应将温度计插入直肠 6cm 以上。口腔温度的正常值为 36.7 ~37.7℃，测量时应将温度计放于舌下，将口紧闭，以免受吸入气体的影响，此外，由于哭闹的小孩和精神病患者不能配合测量，则不宜测口腔温度。腋窝温度正常值为 36.0 ~37.4℃，测量时需注意要让被测者将上臂紧贴胸壁，且保持腋窝干燥，测量时间一般为 5 ~10 分钟。测量腋窝温度简便易行，在临床和日常生活中被广泛应用。

2. 体温的生理性波动 正常情况下，人体的体温是相对稳定的，但在生理情况下，可因一些因素而发生变化，波动幅度一般不超过 1℃。

（1）昼夜变化 正常体温在昼夜之间呈周期性波动，表现为体温在清晨 2 ~6 时最低，午后 1 ~6 时最高。人体体温的昼夜周期性波动称为昼夜节律或日节律。体温的日节律取决于机体的内在因素，而与精神活动或肌肉活动状态等无关。体温的日节律受下丘脑控制，目前认为，下丘脑的视交叉上核可能是机体各种日节律的控制中心。

（2）性别的影响 通常情况下，青春期后女性的平均体温比男性高 0.3℃。此外，育龄期女性的基础体温随月经周期发生规律性变化（图 7 - 2）。基础体温是指在基础状态下的体温，一般在早晨起床前测定。在月经周期中，从月经期到排卵日之前体温较低，排卵日最低，排卵后升高 0.3 ~0.6℃。因此，临床上通过测定女性月经周期中基础体温的变化，有助于了解女性有无排卵和排卵的日期。目前认为排卵后体温升高与黄体分泌的孕激素的产热效应有关。

（3）年龄的影响 在不同的年龄阶段，组织器官的能量代谢不同，体温也有一定的差异。一般来说，儿童和青少年的体温较高，老年人由于组织器

考点提示
排卵后体温升高与黄体分泌的孕激素的产热效应有关。

官的基础代谢率低而体温也低。新生儿尤其是早产儿因体温调节中枢发育还不成熟，调节体温的能力较差，故体温易受环境因素的影响而发生变化。临床上对婴幼儿应加强保温护理。

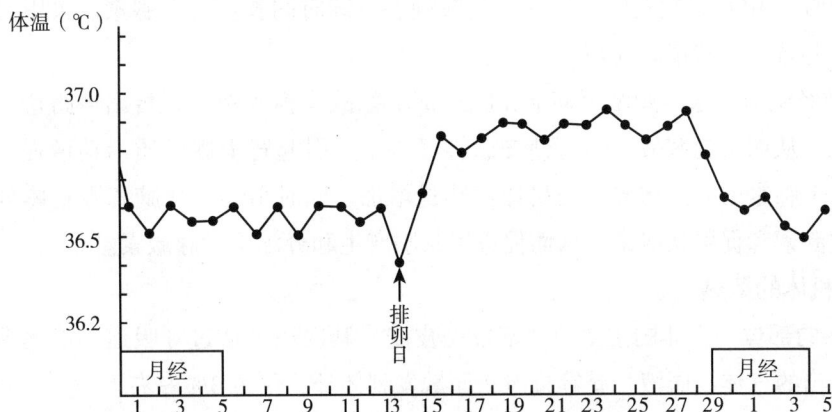

图7-2 女子基础体温的变化曲线

（4）肌肉的活动 运动时肌肉活动增强，能量代谢也增强，产热量明显增加，导致体温可升高。长时间的运动可使体温升高到40℃左右。所以，临床上测量体温应让受试者先安静休息一段时间再进行，测量小儿体温时应避免哭闹，以避免因肌肉活动增强导致体温升高。

二、机体的产热和散热

机体在新陈代谢过程中不断地产生热量，同时又将产生的热量散发到体外。正常体温的维持是由于在体温调节中枢的控制下，使产热和散热过程处于动态平衡的结果。

（一）机体的产热

1. 主要产热器官 机体内部的热量是由三大营养物质（糖、蛋白质和脂肪）在组织细胞内进行分解代谢及机体在利用ATP时产生，因此，组织器官代谢水平高的，其产热量也大；反之其产热量也小；对体温影响较大的产热器官主要是内脏和骨骼肌。在安静状态下，主要产热器官是内脏器官，其产热量约占全身产热量的56%，其中以肝脏的代谢最强，产热量最高。当机体进行体育运动或劳动时，骨骼肌则成为主要的产热器官。其产热量比安静时增加40倍，占机体总产热量的90%左右（表7-2）。

表7-2 几种组织器官在不同状态的产热量

器官、组织	占体重的百分比（%）	产热量（占总产热量的%）	
		安静状态	劳动或运动
脑	2.5	16	1
内脏	34	56	8
骨骼肌	56	18	90
其他	7.5	10	1

2. 产热形式 机体可通过多种形式产热，如骨骼肌的运动产热、基础代谢产热、食物的特殊动力效应产热以及寒战产热和非寒战产热等。在安静状态下，机体的产热量大部分来自于全身各组织器官的代谢活动，在寒冷环境中由于散热量增加，机体主要依靠寒战产热和非寒战产热两种形式增加产热量，以维持体热平衡，使体温保持相对稳定。

3. 产热活动的调节

（1）体液调节　甲状腺激素是调节非寒战产热的最重要的产热因素。当机体暴露在寒冷环境中几周时，甲状腺的活动明显增强，并分泌大量的甲状腺激素，导致基础代谢率增加20%～30%。甲状腺激素作用特点是起效慢、持续时间长。肾上腺素、去甲肾上腺素和生长激素等起效快、持续时间短。

（2）神经调节　寒冷刺激可使下丘脑后部的寒战中枢兴奋，经传出通路达到脊髓前角运动神经元，从而引起寒战。还可使交感神经兴奋，引起肾上腺髓质活动增强，使肾上腺素和去甲肾上腺素的分泌增多，使机体产热量增加。同时引起下丘脑和腺垂体分别释放促甲状腺释放激素和促甲状腺素，从而促进甲状腺产生和分泌甲状腺激素。

（二）机体的散热

1. 散热的部位　人体的主要散热部位是皮肤，其次还可通过呼吸道、消化道和泌尿道等器官随呼出的气体、尿液、粪等排泄物而散发到体外，仅占3%左右。

2. 皮肤的散热方式　皮肤的主要散热方式有辐射散热、传导散热、对流散热和蒸发散热四种散热方式。

（1）辐射散热　辐射散热是指机体的皮肤以热射线的形式将体热传递给外界较冷物体的一种散热方式。人体在安静状态、裸体情况下，在21℃的环境中时，皮肤通过辐射散发的热量约占皮肤总散热量的60%，所以辐射散热是皮肤在安静状态时的主要散热方式。辐射散发热量的多少主要取决于皮肤与周围环境之间的温度差，其次取决于体表的有效辐射面积。皮肤与外界环境的温度差越大，有效辐射面积越大，则皮肤的散热量也就越多；反之，当环境温度高于皮肤温度时，机体不仅不能通过辐射散热，还会吸收周围环境中的热量，使体温升高。由于四肢的表面积较大，因此是辐射散热的主要部位。

（2）传导散热　传导散热是指机体直接将热量传递给与皮肤接触的温度较低的物体的一种散热方式。通过这种方式散发热量的多少取决于皮肤与接触物体的温度差、接触面积的大小和接触物体的导热性。两者的温度差越大、接触面积越大、接触物体的导热性越好，散发的热量就越多；反之，越少；在体内由于脂肪的导热性较差，肥胖者皮下脂肪较多，深部的热量不易传向体表，因此炎热天气特别容易出汗。水的导热性较好，故在临床护理中常用冰袋、冰帽给高热患者降温。

（3）对流散热　对流散热是指通过气体或液体的流动来散发热量的一种散热方式。它是传导散热的一种特殊形式。在人体体表周围总是围绕着一薄层气体，当皮肤温度高于环境温度时，体内的热量通过皮肤传递给与其接触的气体，使其温度升高；气体升温后密度变小移动离开皮肤，周围的冷空气又补充进来。对流散发热量的多少，取决于皮肤与周围环境之间的温度差和机体的有效散热面积，还与气体和液体的流速有关。风速和液体的流动速度越快，散热量就越多；反之，越少；冬天增加衣物，使衣物与皮肤之间空气不易流动，减少了对流散热量，有利于保温。

（4）蒸发散热　蒸发是指机体通过水分从体表气化时吸收热量而散发体热的一种散热方式。在人体的正常体温条件下，体表每蒸发1g水可使机体散发2.43kJ的热量。可见，蒸发是一种很有效的散热途径。影响蒸发散热的主要因素有环境温度、湿度和风速。当环境温度为21℃时，大部分的体热（70%）靠辐射、传导和对流的方式散热，少部分的体热（29%）则由蒸发散热；当环境温度升高时，皮肤和环境之间的温度差变小，辐射、传导和对流的散热量减小，而蒸发的散热作用则增强；当环境温度等于或高于皮肤温度时，机体通过辐射、传导和对流方式的散热停止，此时蒸发散热便成为机体唯一的散热方式。临床上对高热患者采用酒精、温水擦浴，就是利用增加蒸发散热而达到降温的目的。

蒸发散热有两种形式：即不感蒸发和可感蒸发。

1）不感蒸发：不感蒸发是指体内的水分从皮肤和黏膜表面不断渗出没有在体表形成明显水滴就蒸发掉的一种散热方式，也称不显汗。与汗腺活动无关。在环境温度低于30℃时，人体通过不感蒸发丢

> **考点提示**
>
> 当环境温度等于或高于皮肤温度时，蒸发散热便成为机体唯一的散热方式。

失的水相当恒定，一般每天约为1000ml，其中通过皮肤蒸发的水为600～800ml，通过呼吸道黏膜蒸发的水为200～400ml。在肌肉活动或发热状态下，不感蒸发可增加。婴幼儿不感蒸发的速度较快，体温升高时容易脱水。在临床上给患者补液时，应注意由不感蒸发丢失的这部分体液量。

2）可感蒸发：可感蒸发是指通过汗腺主动分泌汗液在皮肤表面形成明显汗滴而蒸发散热的过程。人在安静状态下，当环境温度达30℃左右时便开始发汗。如果空气湿度大，而且着衣较多时，气温达25℃便可引起人体发汗。人进行劳动或运动时，气温虽在20℃以下，亦可出现发汗，而且汗量往往较多。通过汗液蒸发散发大量的体热，防止体温升高，与机体的体温调节密切相关。在高温、空气湿度大、风速小的环境中，由于汗液蒸发困难，体热不能有效发散，造成热量在体内蓄积，体温升高，引起中暑。

3. 散热的调节

（1）皮肤血流量的调节　调节皮肤血流量可以直接影响皮肤温度，从而调节经皮肤进行的辐射散热、传导散热和对流散热。在皮下有大量的动－静脉吻合支，机体可以通过交感神经系统调节皮肤血管口径，改变皮肤血流量而控制皮肤温度，从而调节机体的散热量。在寒冷环境中，交感神经的紧张性增强，皮肤小动脉收缩，动－静脉吻合支关闭，皮肤血流量减少，皮肤温度下降，散热减少，防止体热散失。在炎热环境条件下，交感神经的紧张性下降，皮肤小动脉扩张，动－静脉吻合支开放，皮肤血流量增加，皮肤温度升高，散热增多。

（2）发汗的调节　汗腺分布于全身皮肤，主要受交感胆碱能纤维支配，其节后纤维为胆碱能纤维，当体温升高或较强温热刺激皮肤的热感受器时，使交感神经兴奋，神经末梢释放乙酰胆碱增多，作用于M受体，使汗腺分泌增多。发汗分为温热性发汗和精神性发汗，由温热刺激引起的发汗称为温热性发汗；精神紧张或情绪激动引起的发汗称为精神性发汗；从大脑皮质到脊髓都存在与发汗有关的神经元，通常认为主要发汗中枢在下丘脑。

三、体温调节

（一）温度感受器

温度感受器是感受机体各个部位温度变化的特殊结构。按照感受器分布位置的不同，可分为外周温度感受器和中枢温度感受器。

1. 外周温度感受器　是指位于皮肤、黏膜、腹腔内脏和肌肉等处的温度感受器（游离神经末梢），包括热感受器和冷感受器。它们分别对局部温度的增高和降低敏感，其传入冲动频率在一定范围内能灵敏地反映温度的改变。例如，大鼠阴囊的冷感受器在28℃时发放

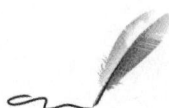

冲动的频率最高，而热感受器则在43℃时发放冲动频率最高。当温度偏离这两个数值时，两种感受器发放冲动的频率都将减少。在人体一般在皮肤温度约30℃时引起冷觉，而皮肤温度约35℃时开始引起温觉。此外，皮肤温度感受器对温度的变化速率也更为敏感。

2. 中枢温度感受器 是指分布于脊髓、延髓、脑干网状结构和下丘脑等处对温度变化敏感的神经元，包括热敏神经元（温度增高时放电频率增加）和冷敏神经元（温度降低时放电频率增加）。当局部脑组织温度变动0.1℃时，这两种温度敏感神经元的放电就会反映出来。

在下丘脑的视前区 – 下丘脑前部（PO/AH）中，热敏神经元的数量较冷敏神经元数量明显多，而在脑干网状结构和下丘脑的弓状核中，以冷敏神经元明显多见。

（二）体温调节中枢

早在20世纪30年代，动物脑的分段切割实验证明：下丘脑是体温调节的基本中枢。①下丘脑PO/AH中的某些温度敏感神经元除能感受局部脑温的变化外，还能对下丘脑以外的部位，如脊髓、延髓以及皮肤和内脏等处传入的温度变化信息发生反应。说明来自中枢和外周的温度信息可以广泛会聚于这两类神经元。由此认为，PO/AH是体温调节中枢中实现整合作用的中心部位。此外，这类神经元能直接对致热物质、5 – 羟色胺和某些肽类物质发生反应，导致体温调节活动的改变。②下丘脑后部存在战栗中枢，来自皮肤和脊髓的冷信号可使之兴奋，引起战栗反应。③下丘脑后部还有发汗中枢和引起皮肤血管活动改变的交感中枢。

由下丘脑PO/AH输出的控制信号，可经广泛的传出途径调节产热和散热装置的活动，包括：①通过躯体神经引起骨骼肌紧张性改变或战栗反应；②通过自主神经系统调节皮肤血流量、汗腺分泌和褐色脂肪分解；③通过内分泌系统活动调节机体代谢水平。具体内容已在产热和散热的调节中介绍。

（三）体温调定点学说

正常人体温为何能维持于37℃左右？有人提出调定点学说，认为下丘脑PO/AH中的温度敏感神经元类似于控温器的作用。也就是说，当体温与调定点设置的数值一致时，表示热敏神经元活动引起的散热速率和冷敏神经元活动引起的产热速率正好相等，即机体的产热与散热取得平衡。如正常调定点设置在37℃左右时，一旦体温升高超过37℃时，热敏神经元活动增加，冷敏神经元活动则减少，结果反馈系统将偏差信息输送到控制系统，使机体的散热活动大于产热活动，使升高的体温回复到调定点水平；反之则相反进行调整，使体温稳定于调定点水平（图7–3）。

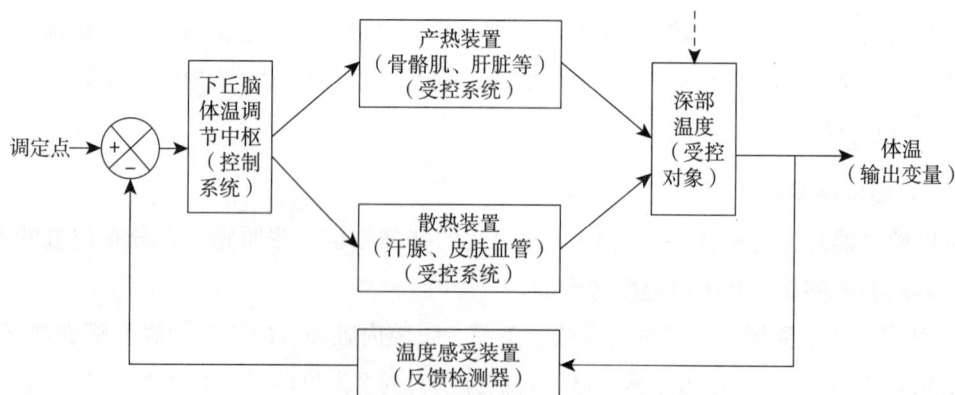

图7–3 体温调节自动控制示意图

　　临床上由致热源引起的发热可以解释为调定点的上移。患病时，致病菌或损伤组织释放出的某些致热源作用于下丘脑，使 PO/AH 热敏神经元的温度阈值升高，而冷敏神经元的温度阈值降低，致使调定点上移。因此，发热开始常出现畏寒，甚至战栗等产热反应，直到体温升高到上移的调定点 39℃ 以上时才出现散热反应。只要致热因素不消除，产热与散热两个过程就继续在此新的体温水平保持平衡。应该指出，发热时体温调节功能并无障碍，而只是由于调定点上移，体温才被调节到发热时的水平。

本章小结

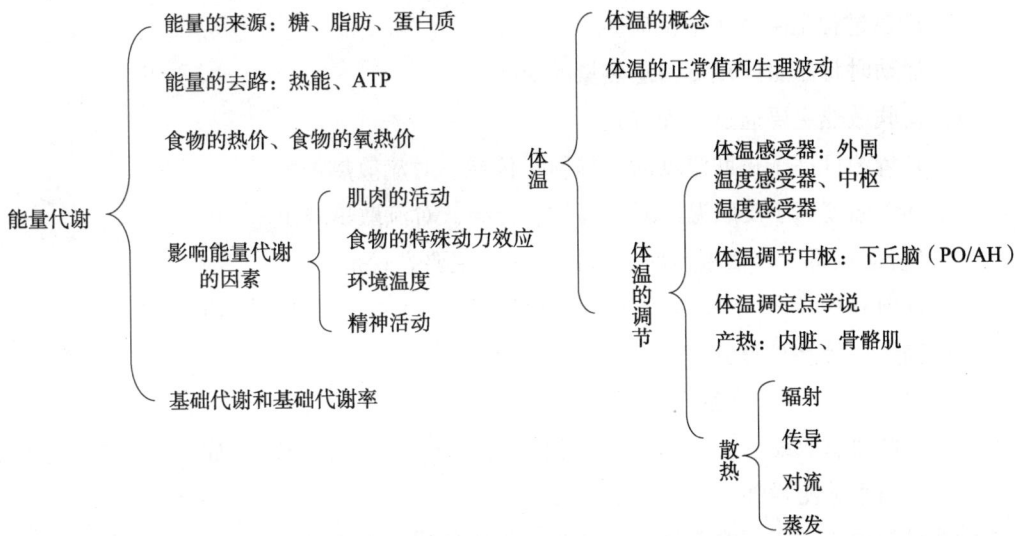

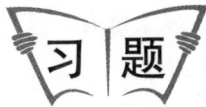

一、选择题

【A1/ A2 型题】

1. 对人体能量代谢影响最大的是
　　A. 环境温度　　　　　　B. 肌肉活动　　　　　　C. 食物的特殊动力效应
　　D. 精神因素　　　　　　E. 以上都不是

2. 下列哪种食物的特殊动力效应最大
　　A. 糖　　　　　　　　　B. 蛋白质　　　　　　　C. 脂肪
　　D. 混合食物　　　　　　E. 以上都不是

3. 体温昼夜变化的特点是
　　A. 昼夜间呈现周期性波动　　B. 清晨体温与下午体温均最高
　　C. 傍晚体温最低　　　　　　D. 波动的幅度在 1℃ 以上
　　E. 体温昼夜无明显变化

4. 体温与年龄的关系是

A. 婴幼儿体温低于成年人　　B. 新生儿体温相当稳定

C. 老年人体温略高于成年人　　D. 早产儿体温随环境温度而改变

E. 以上都不是

5. 生理学上所说的体温是指

A. 腋窝温度　　　　B. 口腔温度　　　　C. 直肠温度

D. 机体深部的平均温度　　E. 体表体温

6. 安静时机体产热最多的器官是

A. 脑　　　　　　B. 肾　　　　　　C. 肝

D. 心　　　　　　E. 骨骼肌

7. 关于产热和散热的叙述，错误的是

A. 产热过程是生物化学反应

B. 运动时骨骼肌产热量占总热量的90%

C. 皮肤散热主要通过物理方式

D. 环境温度高于皮肤温度时，辐射、传导、对流散热加强

E. 环境温度高于皮肤温度时，辐射、传导、对流散热减小

8. 当环境温度低于体表温度时，人体散热的主要方式是

A. 辐射和传导　　　B. 对流和传导　　　C. 蒸发和辐射

D. 辐射、传导和对流　　E. 以上都有

9. 人在寒冷环境中，产热主要通过

A. 皮肤血管收缩　　B. 心跳加快　　　C. 寒战

D. 胰岛素分泌增加　　E. 肝脏

10. 当外界温度等于或高于体表温度时，机体散热的方式是

A. 辐射散热　　　B. 传导散热　　　C. 对流散热

D. 蒸发散热　　　E. 以上都有

11. 给高热患者使用冰袋的散热方式是

A. 辐射　　　　　B. 对流　　　　　C. 传导

D. 蒸发　　　　　E. 以上都不是

12. 给高热患者用酒精擦浴的散热方式是

A. 辐射　　　　　B. 蒸发　　　　　C. 传导

D. 不感蒸发　　　E. 以上都不是

13. 女性基础体温在月经周期中发生变化，这与下列哪个激素有关

A. 肾上腺皮质激素　　B. 孕激素　　　C. 雌激素

D. 胰岛素　　　　E. 以上都不是

14. 关于体温的生理变异，错误的是

A. 早晨2~6时最低，下午1~6时最高

B. 女性月经期体温最高　　C. 幼儿体温高于成年

D. 情绪激动、紧张体温会升高

E. 以上都不是

15. 使出汗减少的因素是

A. 环境高温　　　　　　B. 空气湿度大　　　　　C. 剧烈运动

D. 风速大　　　　　　　E. 环境闷热

16. 体温调节的基本中枢位于

A. 大脑　　　　　　　　B. 小脑　　　　　　　　C. 脑桥

D. 脊髓　　　　　　　　E. 下丘脑

17. 蛋白质食物可使机体额外产热量增加

A. 15%　　　　　　　　B. 20%　　　　　　　　C. 30%

D. 35%　　　　　　　　E. 40%

18. 能量代谢最稳定的环境是

A. 0～10℃　　　　　　B. 10～20℃　　　　　　C. 15～20℃

D. 20～30℃　　　　　　E. 30～35℃

19. 基础代谢率的实测值与正常平均值相差多少时不属于病态

A. ±（0%～20%）　　　B. ±（10%～15%）　　　C. ±（20%～25%）

D. ±（20%～30%）　　　E. ±（25%～30%）

二、思考题

患者，女性，8岁。暑假某日，清晨突感畏寒、乏力，全身出现鸡皮疙瘩、寒战、皮肤苍白。其母亲嘱咐她上床休息。中午，患者出现皮肤潮红，呼吸和心率加快。测量体温为39℃。立即打开电扇降低室温，且酒精擦浴全身，同时应用冰帽。一小时后患者大量出汗，再测体温为38℃。

1. 正常人体体温是多少？为什么这个患者体温会升高到39℃？

2. 根据患者的临床表现，请初步判断为哪种疾病？为什么？

3. 打开电扇、酒精擦浴和使用冰袋后为什么患者体温下降了？

4. 请列举还有哪些降低体温的方法，并简单阐述其机制。

（李　琳）

扫码"练一练"

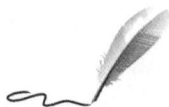

第八章 肾的排泄功能

案例讨论

[案例] 患者王某，男性，25岁，服用某药物后出现血管内溶血，导致肾衰竭，出现无尿。患者张某，女性，26岁，产后大出血，出现少尿、无尿。患者赵某，男性，30岁，肾结石坠入输尿管，出现无尿。

[讨论]

1. 上述案例中王某为何出现无尿？

2. 张某出现少尿、无尿的原因是什么？

3. 赵某出现无尿的原因是什么？

　　排泄是指机体将新陈代谢终产物、进入体内的异物以及机体过剩的物质通过血液循环运输到排泄器官排出体外的过程。人体主要的排泄途径有：①呼吸器官。通过呼吸道排出CO_2、少量水分和挥发性物质等。②消化器官。唾液腺可排出少量的铅和汞，消化道可排泄胆色素和无机盐等，但是，食物经消化吸收后留下的残渣由直肠排出，因未进入内环境，故不属于排泄。③皮肤。以不感蒸发和可感蒸发（发汗）的形式排出水、少量 NaCl、乳酸、尿素等。④肾。机体主要的排泄器官，以泌尿的形式排出大部分代谢终产物、过多的水、无机盐等。尿液成分复杂多变，可以随着机体的需要调整尿量和尿液成分，在维持机体内环境的相对稳定中起着非常重要的作用。本章主要阐述尿的生成过程及其调节机制和尿液的排放。

中、西医学对肾脏内分泌功能的认识

西医现已明确肾脏具有内分泌功能，中医在几百年前也提出类似的观点。中医认为"肾主水"是指肾脏具有调节机体体液平衡的作用，西医发现肾脏可分泌肾素、前列腺素等生物活性物质，肾素可通过肾素–血管紧张素–醛固酮系统调节体液平衡；中医认为"肾主骨"是指肾脏可以影响骨、齿的代谢，西医认为肾脏可分泌维生素 D_3，其可以促进胃肠道对钙的吸收，诱导钙、磷沉积；"肾生髓"是指肾脏具有调节血细胞生成的功能，西医发现肾脏可分泌促红细胞生成素，调节骨髓造血；"肾藏精"即肾脏与生殖、生长、发育密切相关，西医认为肾脏分泌的前列腺素可调节男性和女性的生理活动。

第一节　肾的功能解剖和肾血液循环特点

一、肾的功能解剖

肾实质分为皮质和髓质两部分，主要由肾单位和集合管组成。在肾脏冠状剖面上，皮质位于肾的外周，髓质由 10～18 个肾锥体组成。肾锥体的顶部称为肾乳头，朝向肾门，肾乳头尖端的小孔称为乳头孔，在肾单位和集合管生成的尿液经乳头孔进入肾小盏，再进入肾大盏和肾盂。肾盂离开肾门向下变细与输尿管相移行。

（一）肾单位

肾脏结构和功能的基本单位。人的两侧肾有 170 万～240 万个肾单位，每个肾单位包括肾小体和肾小管部分（图 8－1）。

1. 肾小体　肾小体包括肾小球和肾小囊两部分。肾小球是一团盘曲的毛细血管，起始于入球小动脉，分支形成网状毛细血管袢，最终汇合形成出球小动脉。肾小球的包囊称为肾小囊，是肾小管起始端膨大凹陷形成的双层囊杯状结构，分脏层和壁层。两层上皮之间的腔隙称为囊腔，与肾小管管腔相通。外层（壁层）为单层扁平上皮，在尿极处与近曲小管壁相连，在血管极处反折为肾小囊脏层。脏层（内层）紧贴在毛细血管壁上，这种上皮细胞称为足细胞。足细胞胞体发出数个较大的初级突起，初级突起再发出许多细指状的次级突起，相邻的次级突起相互嵌合成栅栏状。次级突起之间存在狭窄裂隙，称为裂孔，裂孔

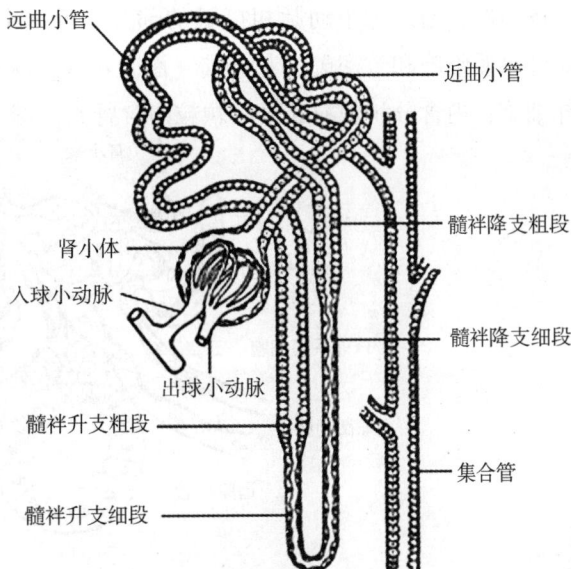

图 8－1　肾单位示意图

上覆以裂孔膜。

2. 肾小管 肾小管由近端小管、髓袢和远端小管三部分组成。近端小管包括近端小管曲部（近曲小管）和近端小管直部，是肾小管中最长最粗的一段；髓袢细段由髓袢降支细段和髓袢升支细段组成；远端小管包括远端小管曲部（远曲小管）和远端小管直部。远曲小管末端和集合管相连。

3. 皮质肾单位和近髓肾单位 肾单位按其所在部位不同，可分为皮质肾单位和近髓肾单位两类。

（1）皮质肾单位 主要分布于外皮质层和中皮质层，占肾单位总数的85%~90%。皮质肾单位的特征：肾小球体积较小；入球小动脉的口径比出球小动脉的粗，两者的口径之比约为2:1；出球小动脉进一步分为毛细血管后，几乎全部分布于皮质部分的肾小管周围，髓袢甚短，只达外髓质层，有的甚至不到髓质。皮质肾单位在肾小球滤过功能中起重要作用，主要参与尿的生成。

（2）近髓肾单位 分布于靠近髓质的内皮质层，在人肾占肾单位中的10%~15%。近髓肾单位的特征：肾小球体积较大；入球小动脉的口径与出球小动脉无明显差异；其髓袢甚长，可深入到内髓质层，有的甚至到达乳头部。出球小动脉不仅形成缠绕邻近的近曲小管或远曲小管的网状毛细血管，而且还形成细而长的"U"字形直小血管。直小血管可深入到髓质，并形成毛细血管网包绕髓袢升支和集合管。近髓肾单位和直小血管的这些解剖特点，决定了它们在尿的浓缩与稀释过程中起着重要作用。

（二）集合管

集合管不包括在肾单位内，但在功能上和远端小管密切相关，它在尿生成过程中是形成尿液的最终场所，特别是在尿液浓缩过程中起着重要作用，每条集合管接受多条远曲小管运来的液体。许多集合管又汇入乳头管，最后形成的尿液经肾盏、肾盂、输尿管而进入膀胱暂时贮存，由膀胱经尿道排出体外。

（三）近球小体

近球小体又称球旁器，是远曲小管和入球小动脉特殊分化的部分，系指远曲小管穿行于皮质时，与入球小动脉相接触的部分。近球小体主要分布在皮质肾单位，由球旁细胞、球外系膜细胞和致密斑三者组成（图8-2）。球旁细胞是位于入球小动脉中膜内的肌上皮样细胞，内含分泌颗粒，分泌颗粒内含肾素。球外系膜细胞（也称为间质细胞）是指入球

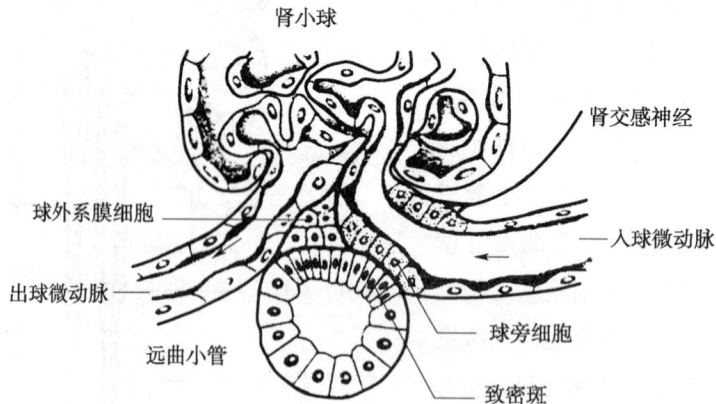

图8-2 球旁器示意图

小动脉和出球小动脉之间的一群细胞，具有吞噬功能。致密斑位于远曲小管的起始部分，此处的上皮细胞呈高柱状，局部呈现斑纹隆起，称为致密斑，致密斑与入球小动脉和出球小动脉相接触。致密斑可感受小管液中 NaCl 含量的变化，并将信息传递至球旁细胞，调节肾素的释放。

二、肾血液循环特点及其调节

（一）肾的血液供应特点

肾的血液供应很丰富。正常成人安静时每分钟大约有 1200ml 血液流过两侧肾脏，相当于心输出量的 1/5 ~ 1/4，其中约 94% 的血液分布在肾皮质层，5% ~ 6% 分布在外髓，其余不到 1% 供应内髓，通常所说的肾灌注量主要指肾皮质血流量。

肾内有两套毛细血管网。肾小球毛细血管网介于入球小动脉和出球小动脉之间，皮质肾单位入球小动脉粗而短，血流阻力小；出球小动脉相对细而长，血流阻力大。因此，肾小球毛细血管网内血压较高，有利于肾小球的滤过；肾小管周围的毛细血管网的血压较低，可促进肾小管的重吸收。

（二）肾血流量的调节

肾血流量是尿生成的前提。肾血流量的调节包括肾血流量的自身调节和神经体液调节。

1. 肾血流量的自身调节　肾血流量的自身调节指动脉血压在 80 ~ 180mmHg（10.7 ~ 24.0kPa）范围内变动时，不依赖于神经和体液因素，肾血流量仍然保持相对恒定的现象。

关于自身调节的机制，有人提出肌源学说来解释。此学说认为，当肾灌注压增高时，入球小动脉因灌注压增加而受到牵张刺激，这使得入球小动脉平滑肌的紧张性加强，血管口径相应地缩小，血流的阻力便相应地增大，以对抗灌注压的增高，保持肾血流量稳定；而当灌注压减小时则发生相反的变化。当灌注压低于 80mmHg（10.7kPa）或高于 180mmHg（24.0kPa）时，入球小动脉平滑肌的舒张和收缩能力分别达到了极限，肾血流量的自身调节便不能维持，肾血流量将随血压的变化而变化。只有在 80 ~ 180mmHg（10.7 ~ 24.0kPa）的血压变化范围内，入球小动脉平滑肌才能发挥自身调节作用，保持肾血流量的相对恒定。

2. 肾血流量的神经和体液调节　肾血流量的神经和体液调节使肾血流量与全身的血液循环调节相配合。肾交感神经活动加强时，引起肾血管收缩，肾血流量减少。调节肾血流量的体液因素较多，主要有肾上腺素、血管升压素和血管紧张素等，可使肾血管收缩，肾血流量减少；而血管内皮细胞释放一氧化氮和前列腺素可使肾血管舒张。

总之，通常情况下，在一般的血压变化范围内，肾主要依靠自身调节来保持血流量的相对稳定，以维持正常的泌尿功能。在紧急情况下，全身血液将重新分配，通过神经和体液调节来减少肾血流量，使血液分配到脑、心脏等重要器官，这对维持脑和心脏的血液供应有重要意义。

第二节　尿的生成过程

尿的生成是在肾单位和集合管中进行的，它包括三个基本过程：肾小球的滤过作用；肾小管和集合管的选择性重吸收作用；肾小管和集合管的分泌和排泄作用。尿液连续不断地在肾脏中生成后，经输尿管输送膀胱内贮存。

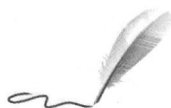

一、肾小球的滤过

循环血液经过肾小球毛细血管时，血浆中的水和小分子溶质，包括少量分子量较小的血浆蛋白，可以滤入肾小囊囊腔而形成原尿的过程，称为肾小球的滤过作用。对原尿进行微量化学分析发现，原尿中除蛋白质含量极少外，其他成分和酸碱度以及渗透压等均与血浆相似（表8-1），可见，原尿即是血浆的超滤液。

表8-1 血浆、原尿和终尿成分比较

成分	血浆 (g/L)	原尿 (g/L)	终尿 (g/L)	终尿/血浆 (倍数)	滤过总量 (g/d)	输出量 (g/d)	重吸收率 (%)
Na^+	3.3	3.3	3.5	1.1	594.0	5.3	99
K^+	0.2	0.2	1.5	7.5	36.0	2.3	94
Cl^-	3.7	3.7	6.0	1.6	666.0	9.0	99
碳酸根	1.5	1.5	0.07	0.05	270.0	0.1	99
磷酸根	0.03	0.03	1.2	40.0	5.4	1.8	67
尿素	0.3	0.3	20.0	67.0	54.0	30.0	45
尿酸	0.02	0.02	0.5	25.0	3.6	0.75	79
肌酐	0.01	0.01	1.5	150.0	1.8	2.25	0
氨	0.001	0.001	0.4	400.0	0.18	0.6	0
葡萄糖	1.0	1.0	0	0	180.0	0	100
蛋白质	80.0	0	0	0	微量	0	100
水					180L	1.5L	99

单位时间内（每分钟）双肾生成的超滤液量称为肾小球滤过率（GFR）。据测定，体表面积为1.73m²的个体，其肾小球滤过率为125ml/min左右。照此计算，两侧肾每昼夜从肾小球滤出的血浆总量将高达180L，约为体重的3倍。

肾小球滤过率和肾血浆流量的比例称为滤过分数（FF）。经测算，肾血浆流量为660ml/min，所以滤过分数为：125/660×100%=19%。滤过分数表明，流经肾的血浆约有1/5由肾小球滤过到囊腔中，形成了原尿。肾小球滤过率和滤过分数是衡量肾功能的两项重要指标。

在有足够肾血流量为前提条件下，肾小球的滤过作用主要与肾小球滤过膜及其通透性和有效滤过压有关。

（一）滤过膜及其通透性

滤过膜是肾小球滤过的结构基础，由三层结构组成。①内层：是毛细血管的内皮细胞，电镜下发现内皮细胞有许多直径50~100nm的小孔，称为窗孔，它可防止血细胞通过，但对血浆蛋白的滤过可能不起阻留作用。②中间层：是非细胞性的基膜，基膜是由Ⅳ型胶原构成，有直径2~8nm大小的多角形网孔，水和部分溶质可以通过微纤维网的网孔，是滤过膜的主要滤过屏障。③外层：是肾小囊的上皮细胞，上皮细胞具有足突，相互交错的足突之间形成裂隙。裂隙上有一层滤过裂隙膜，膜上有直径4~14nm的孔，它是滤过的最后一道屏障。以上三层结构共同构成了滤过膜的机械屏障，决定了滤过膜能够允许相对分子量不超69000的物质通过。除机械屏障外，在滤过膜的各层均覆盖有一层带负电荷的物质，主要是糖蛋白，构成了滤过膜的电学屏障。由于静电的同性相斥作用，可限制带负电荷的大分子物质滤过。因此，滤过膜对血浆中的物质通过具有高度的选择性，两种屏障作用决定了原尿中没有大分子蛋白质，其他成分与血浆相似。某些病理情况下，因滤过膜的通透性增加或膜上带负电荷的糖蛋白减少，会导致带负电荷的血浆蛋白滤出增多出现在尿中，称为蛋白尿。

（二）有效滤过压

有效滤过压是肾小球滤过作用的动力，肾小球有效滤过压与组织液生成的有效滤过压相似。在滤过膜通透性和肾血浆流量不变时，原尿的生成量主要由有效滤过压来决定。由于滤过膜屏障的作用，肾小囊内的滤过液中蛋白质浓度极低，其胶体渗透压可忽略不计。因此，肾小球毛细血管血压是滤出的唯一动力，而血浆胶体渗透压和肾小囊内压则是滤出的阻力。即：有效滤过压 = 肾小球毛细血管压 -（血浆胶体渗透压 + 肾小囊内压）（图8-3）。

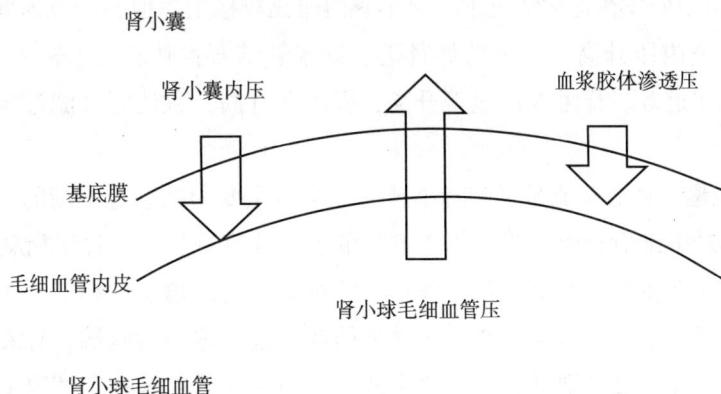

图8-3 有效滤过压示意图

皮质肾单位的入球小动脉粗而短，血流阻力较小；出球小动脉细而长，血流阻力较大。因此，肾小球毛细血管血压较其他器官的毛细血管血压高。用微穿刺法测得肾小球毛细血管血压平均值为45mmHg（6.0kPa），为主动脉平均压的40%左右，而且肾小球毛细血管的入球端到出球端，血压下降不多，两端的血压几乎相等。血浆胶体渗透压在入球端约为25mmHg（3.3kPa），而到出球端上升至35mmHg（4.67kPa），肾小囊内压约为10mmHg（1.3kPa）。

因此，在入球端，有效滤过压 = 45 -（25 + 10）= 10mmHg；在出球端逐渐降为零，有效滤过压 = 45 -（35 + 10）= 0mmHg。由此可见，在肾小球毛细血管全长上，只在靠近入球小动脉端的一段毛细血管

> **考点提示**
> 肾小球滤过率及有效率过压。

有滤液滤出，而在靠近出球端的一段毛细血管，由于胶体渗透压的逐渐增高，有效滤过压随之不断地下降，当血浆胶体渗透压升高到与毛细血管血压相平衡时，有效滤过压为0，滤过则停止，无滤液生成。

（三）影响肾小球滤过的因素

有效滤过压、滤过膜的面积及其通透性和肾血浆流量均影响肾小球的滤过，进而影响原尿的生成。

1. 有效滤过压 组成有效滤过压的三个因素，其中任何一个因素发生改变，都将影响肾小球滤过率。

（1）肾小球毛细血管血压　当机体的动脉血压于80~180mmHg范围内变动时，肾血浆流量可通过自身调节保持肾小球毛细血管血压相对稳定，肾小球滤过率基本保持不变。但当动脉血压降到80mmHg以下时，肾小球毛细血管血压将相应下降，有效滤过压降低，肾小球滤过率也减少。当动脉血压下降到40~50mmHg及以下时，肾小球滤过率将下降到零，无原尿生成。

（2）血浆胶体渗透压　正常情况下，血浆胶体渗透压维持动态稳定，对肾小球滤过率影响不大。在全身血浆蛋白的浓度明显降低时，血浆胶体渗透压也将降低，有效滤过压将升高，肾小球滤过率也随之增加。例如，某些疾病使血浆蛋白的浓度明显降低，或由静脉快速注入生理盐水时，均可导致血浆胶体渗透压降低，有效滤过压升高，肾小球滤过率增加，尿量增加。

（3）肾小囊内压　在正常情况下，肾小囊内压比较稳定，但各种原因导致的排尿困难均可以引起肾小囊内压升高。常见的如肾盂、输尿管结石；肿瘤压迫输尿管导致其阻塞，女性宫颈癌压迫尿道等。肾盂内压显著升高，囊内压升高，致使有效滤过压降低，肾小球滤过率减少。

2. 肾血浆流量　肾血浆流量影响肾小球滤过率，主要影响滤过平衡的位置。当肾血浆流量加大，肾小球毛细血管内血浆胶体渗透压的上升速度减慢，滤过平衡就靠近出球小动脉端，有效滤过压和滤过面积就增加，肾小球滤过率则随之增加。相反，肾血浆流量减少时，血浆胶体渗透压的上升速度加快，滤过平衡就靠近入球小动脉端，有效滤过压和滤过面积就减少，肾小球滤过率则减少。在严重缺氧、中毒性休克等病理情况下，由于交感神经兴奋，肾血流量和肾血浆流量显著减少，肾小球滤过率也因而显著减少，患者就会出现少尿或无尿的症状。

3. 滤过膜的面积及其通透性　生理情况下滤过膜的面积及其通透性保持稳定。在病理情况下由于肾小球毛细血管内皮细胞和系膜细胞肿胀、增生，管腔变窄使滤过膜面积减少，肾小球滤过率也减小，出现少尿甚至无尿，如弥漫性毛细血管内增生性肾小球肾炎；急性溶血时大量含铁血红蛋白释放，可阻塞毛细血管内皮上的窗孔导致滤过膜通透性下降，尿量减少。若滤过膜通透性异常增大，则血浆中的蛋白质甚至红细胞可透过滤过膜，导致蛋白尿甚至血尿。

考点提示
影响肾小球滤过的因素。

二、肾小管和集合管的重吸收

原尿进入肾小管后称为小管液，小管液流经肾小管和集合管后，形成终尿，同原尿相比，终尿的质和量均发生了明显的变化。从量上看，人体双肾每分钟大约生成125ml原尿，每天约180L，但人体每天排出的终尿却约为1.5L，仅占原尿的1%左右。从质上看，原尿中的葡萄糖浓度同血浆中的葡萄糖浓度相同，而终尿中几乎不含葡萄糖。上述现象说明原尿在经过肾小管和集合管时，大部分的水及全部的葡萄糖被重吸收。肾小管和集合管上皮细胞将小管液中的水分和某些溶质重新转运回血液的过程称为重吸收作用。

（一）重吸收部位

肾小管各段和集合管都具有重吸收功能，不同部位重吸收能力不同，近端小管管腔膜上有大量密集的微绒毛，使重吸收面积达50~60m²，重吸收的物质种类最多，数量最大，是各类物质重吸收的主要部位。正常情况下，小管液中的葡萄糖、氨基酸等营养物质，几乎全部在近端小管重吸收；$80\% \sim 90\%$ 的 HCO_3^-，$65\% \sim 70\%$ 的水和 Na^+、K^+、Cl^- 等，也在此重吸收。肾小管其他各段和集合管重吸收的物质数量虽少于近端小管，但却与机体内水盐平衡和酸碱平衡的调节密切相关。

（二）重吸收方式

重吸收方式包括主动重吸收和被动重吸收两种。主动重吸收是指肾小管和集合管上皮细胞在耗能的情况下，将小管液中的溶质逆浓度差或电位差转运到管周组织液并进入血液的过程。根据能量来源不同，可分为原发性主动重吸收和继发性主动重吸收两种，前者如 Na^+ 和 K^+ 的重吸收主要靠细胞管周膜上的钠泵水解三磷酸腺苷（ATP）提供能量；后者如葡萄糖、氨基酸和有机酸等，分别与 Na^+ 共用细胞膜上的不同转运体而被重吸收，其动力来自 Na^+ 的顺电化学梯度转运时释放的能量，因此是间接消耗 ATP。

被动重吸收是指小管液中的溶质顺浓度差、电位差或渗透压差，从管腔内转运至管周组织液的过程。被动重吸收过程中，吸收数量的多少，除靠浓度差、电位差、渗透压差的动力作用外，还取决于肾小管上皮细胞对重吸收物质通透性的大小。小管液中的尿素、水和 Cl^- 等物质均属于被动重吸收。

（三）几种物质的重吸收

从表 8-1 可见，肾小管和集合管对不同物质的重吸收是有选择性的，原尿中的氨基酸和葡萄糖被全部重吸收，水和电解质（Na^+、K^+、Cl^- 等）被大部分重吸收，尿素和磷酸根被部分重吸收，肌酐等代谢产物和进入体内的异物（如药物）则不被重吸收而全部排出体外。此外，不同部位肾小管对物质重吸收的能力及机制不同，其中近端小管重吸收物质的种类多、数量大，是物质重吸收的主要部位。

1. Na^+、Cl^- 和水的重吸收 每日滤过 Na^+ 总量可达 594g，排泄量仅为 5.3g，表明原尿中的 Na^+ 有 99% 以上被重吸收入血。除髓袢降支细段外，肾小管各段和集合管对 Na^+ 均具有重吸收的能力，主要以主动重吸收为主。

在近端小管，NaCl 的重吸收占滤液总量的 $65\% \sim 70\%$。肾小管上皮细胞的管腔膜对 Na^+ 的通透性大，小管液中的 Na^+ 浓度比细胞内高，Na^+ 顺浓度差扩散入细胞内，随即被管周膜和基底侧膜上的钠泵泵入组织液（图 8-4）。由于细胞内的 Na^+ 被泵出，小管液中的 Na^+ 又不断地进入细胞内。伴随 Na^+ 的重吸收，细胞内外电位发生变化，加之小管液的 Cl^- 浓度比管周细胞内高，Cl^- 顺其电位差和浓度差而被动重吸收。NaCl 进入管周组织液，使其渗透压升高，并促使小管液中的水不断进入上皮细胞及管周组织液。NaCl 和水进入后，使细胞间隙的静水压升高，促使 Na^+ 和水通过基底膜进入相邻的毛细血管而被重吸收。部分 Na^+ 和水也可能通过紧密连接回漏到小管腔内（图 8-4）。故在近端小管，Na^+ 的重吸收量等于主动重吸收量减去回漏量。在近端小管后半段，Na^+ 的主动转运形成的小管内外电位差，可促使 HCO_3^- 与 Cl^- 被动重吸收。而 HCO_3^- 比 Cl^- 优先重吸收，加之水的重吸收致小管液中 Cl^- 浓度升高，因而 Cl^- 顺浓度差被重吸收入血。Cl^- 被重吸收又造成管内外电位差，因而促进 Na^+ 顺电位差经细胞间隙被重吸收。因此 NaCl 在此是被动重吸收。总之，在近端小管约有 2/3 的 NaCl 是经跨细胞转运途径而被重吸收的，1/3 是经细胞旁途径被重吸收的（图 8-4）。

在髓袢中，NaCl 的重吸收约占滤液总量的 20%。髓袢降支细段对 NaCl 几乎没有通透性，但对水的通透性高，由于水分不断渗透至管周组织液，使小管液中 NaCl 浓度升高。升支细段对水几乎不通透，但对 Na^+ 和 Cl^- 的通透性高，小管液中的 Na^+ 和 Cl^- 顺浓度差扩散至管周组织液，故小管液中 Na^+ 和 Cl^- 的浓度又明显降低。升支粗段对 NaCl 的重吸收是通过管腔膜上的同向转运体和基底侧膜上的钠泵协同作用实现的（图 8-4）。同向转运体按 $Na^+:2Cl^-:K^+$ 的比例，将 Na^+、Cl^-、K^+ 一起转入细胞内。进入细胞内的 Na^+ 被泵入组织间液，Cl^- 经通道进入组织间液，而 K^+ 则又经管腔膜返回小管液中，再与同向转运体结合，继续参与 $Na^+:2Cl^-:K^+$ 的转运。髓袢升支粗段对水几乎不通透，水不被重吸收而留在小管内，由于其中的 NaCl 被上皮细胞重吸收入管周组织液，因此造成小管液渗透压降低而管周组织液渗透压增高。该段对水和 NaCl 重吸收的分离，对尿液的浓缩和稀释具有重要作用。呋塞米和依他尼酸等利尿剂，能特异性地与管腔膜转运体上的 Cl^- 结合点相结合，抑制 Na^+、Cl^-、K^+ 的协同转运，导致利尿。

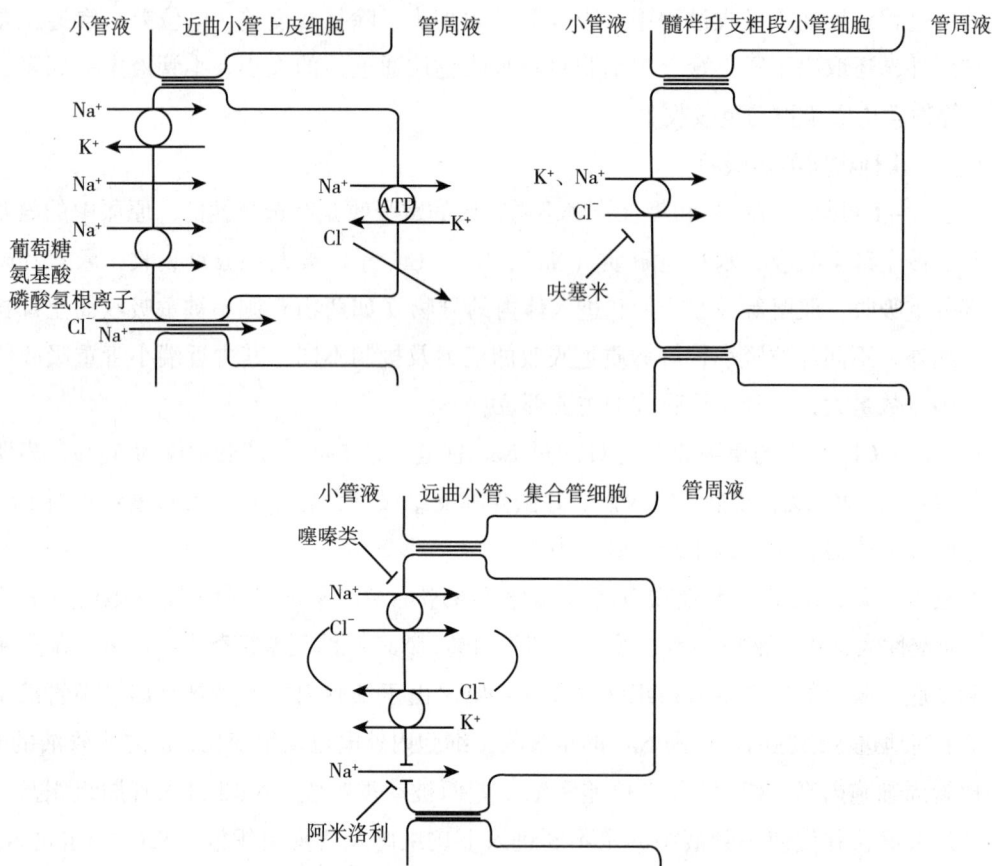

图 8-4　Na^+ 在各段肾小管中重吸收机制示意图

远曲小管和集合管主动重吸收的 NaCl 约占滤液中总量的 12%。在机体缺水或缺盐时，对水或盐的重吸收增加。在集合管，Na^+ 和水的重吸收分别受醛固酮和抗利尿激素的调节，属于调节性重吸收；而其余肾小管各段对 Na^+ 和水的重吸收，同机体是否存在水、Na^+ 不足或过剩无直接关系，属于必然性重吸收。

2. HCO_3^- 的重吸收　小管液中的 HCO_3^- 是以 CO_2 的形式进行重吸收的，80% 以上在近端小管被重吸收，其余在髓袢、远曲小管和集合管被重吸收。HCO_3^- 在血浆中以钠盐（NaH-

CO_3）的形式存在，滤液中的 $NaHCO_3$ 滤入肾小管后可解离成 Na^+ 和 HCO_3^-。由于小管液中的 HCO_3^- 不易通过管腔膜，它与分泌的 H^+ 结合生成 H_2CO_3，在碳酸酐酶作用下，H_2CO_3 迅速分解为 CO_2 和水，CO_2 是高度脂溶性物质，能迅速通过管腔膜进入细胞内。进入细胞内的 CO_2 与 H_2O 在碳酸酐酶作用下结合生成 H_2CO_3。H_2CO_3 又解离成 H^+ 和 HCO_3^-。H^+ 通过 Na^+ $-H^+$ 交换从细胞分泌到小管液中，HCO_3^- 则与 Na^+ 生成 $NaHCO_3$ 而转运入细胞间隙再入血（图 8−5）。乙酰唑胺可抑制碳酸酐酶的活性，使 Na^+ $-H^+$ 交换减少，Na^+ 和 HCO_3^- 的重吸收减少，$NaHCO_3$、NaCl 和水的排出增加，引起尿量增多。由于近端小管液中 CO_2 是高脂溶性，其透过管腔膜的速度明显高于 Cl^-，使得 HCO_3^- 重吸收优先于 Cl^- 的重吸收。HCO_3^- 是体内主要的碱贮备物质，其优先被重吸收对于维持体内的酸碱平衡具有重要意义。

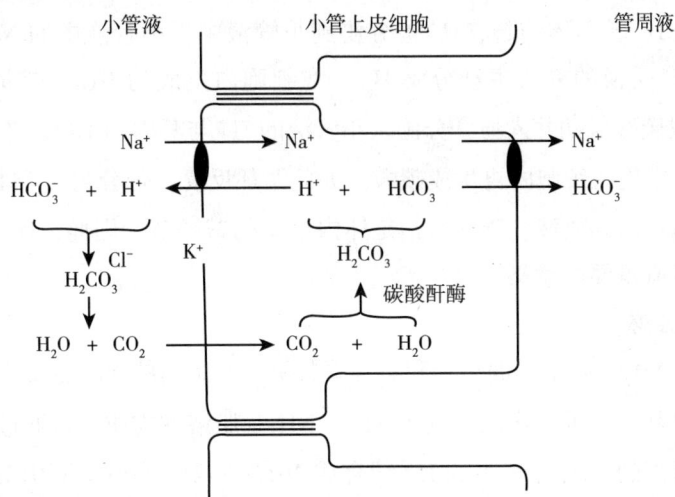

图 8−5　肾小管细胞重吸收 HCO_3^- 示意图

3. K^+ 的重吸收　原尿中 90% 以上的 K^+ 可被重吸收，微穿刺实验表明，其中 67% 左右在近端小管被重吸收回血；约 20% 在髓袢被重吸收；其余的 K^+ 在远曲小管和集合管可继续被重吸收。近端小管对 K^+ 的重吸收是逆浓度差和电位差而进行的，所以是一个主动转运过程，但确切的机制尚不清楚。

4. 葡萄糖的重吸收　原尿中的葡萄糖浓度与血浆中葡萄糖浓度相同，但尿中几乎不含葡萄糖，这说明葡萄糖全部被重吸收回血。微穿刺实验表明：葡萄糖的重吸收部位仅限于近端小管，尤其是在其前半段。因此如果在近端小管以后的小管液中仍含有葡萄糖，则尿中将出现葡萄糖。

葡萄糖的重吸收是与 Na^+ 协同进行的，属于继发性主动重吸收。小管液中的葡萄糖和 Na^+ 与管腔膜上的转运体结合形成复合体后，Na^+ 易化扩散入细胞内，葡萄糖亦伴随进入。在细胞内，Na^+、葡萄糖和转运体分离，Na^+ 被泵入组织液，葡萄糖则和管周膜上的载体结合，易化扩散至管周组织液再入血。

由于近端小管细胞膜上同向转运体的数量有限，因此近端小管对葡萄糖的重吸收有一定限度。当小管液中的葡萄糖超过一定浓度时，即超过肾小管的重吸收阈值时，未被重吸收的葡萄糖就会出现在尿中，称为糖尿。而肾小管液中的葡萄糖来自血浆，故把尿中开始出现葡萄糖时的最低血糖浓度，称为肾糖阈。正常肾糖阈为 8.96 ~ 10.08mmol/L。当血糖浓度超过了肾小管重吸收葡萄糖的能力时，一部分糖随尿排出，出现糖尿。

5. 其他物质的重吸收 小管液中氨基酸、HPO_4^-、SO_4^{2-} 等的重吸收与葡萄糖的重吸收机制基本相同，也与 Na^+ 同向转运，但同向转运体可能不同。正常时进入滤液中的微量蛋白质则通过肾小管上皮细胞吞饮作用而被重吸收。

三、肾小管和集合管的分泌和排泄

（一）H^+ 的分泌

近端小管、远端小管和集合管均有分泌 H^+ 的作用，其中近端小管分泌 H^+ 的能力最强。血液中 HCO_3^- 经过肾小球滤过进入小管液中，与小管液分泌的 H^+ 在碳酸酐酶的催化作用下生成水和 CO_2。CO_2 为脂溶性小分子，通过单纯扩散的方式进入上皮细胞，细胞内水和 CO_2 在碳酸酐酶的催化下生成碳酸，后者解离成 H^+ 和 HCO_3^-。细胞内的 H^+ 和小管液中 Na^+ 与细胞膜上的 Na^+-H^+ 转运体结合，H^+ 被分泌到小管液中，小管液中的 Na^+ 则被吸收入血液。即以 Na^+-H^+ 交换的方式主动分泌 H^+。在细胞内生成的 HCO_3^- 扩散至管周组织液，同其中的 Na^+ 生成碳酸氢钠并入血。分泌入小管液的 H^+ 与其内的 HCO_3^- 生成碳酸，后者分解的 CO_2 又扩散入细胞在细胞内再生成碳酸。如此循环反复，每分泌一个 H^+，可重吸收一个 Na^+ 和一个 HCO_3^- 回到血液。碳酸氢钠是体内重要的碱贮备，因此，H^+ 的分泌对于体内酸碱平衡的维持具有重要的意义。

（二）NH_3 的分泌

正常情况下，NH_3 主要由远曲小管和集合管分泌。细胞内的 NH_3 主要来源于谷氨酰胺的脱氨反应，其他氨基酸也可氧化脱氨生成 NH_3。NH_3 是脂溶性物质，可通过细胞膜扩散入小管液中。进入小管液的 NH_3 与其中的 H^+ 结合成 NH_4^+，减少了小管液中 H^+ 的量，有助于 H^+ 的继续分泌。NH_4^+ 是水溶性物质，不能通过细胞膜。小管液中的 NH_4^+ 可与强酸盐（如 $NaCl$）的负离子结合成铵盐（NH_4Cl）随尿排出。强酸盐的正离子（如 Na^+）则与 H^+ 交换而进入肾小管细胞，然后和细胞内 HCO_3^- 一起被转运入血。随着小管液中的 NH_3 与 H^+ 结合生成 NH_4^+，小管液中的 NH_3 降低，有利于 NH_3 的继续分泌。可见，NH_3 的分泌与 H^+ 的分泌密切相关，共同起着排酸保碱作用，以调节体内酸碱平衡。

（三）K^+ 的分泌

尿中的 K^+ 主要由远曲小管和集合管分泌，其分泌与 Na^+ 的重吸收有密切关系。远曲小管和集合管对 Na^+ 的主动重吸收，使管腔内成为负电位（$-10 \sim -40mV$）；钠泵的活动则促使组织液中的 K^+ 进入细胞，增加了细胞内和小管液之间 K^+ 的浓度差，以上两者均有利于 K^+ 进入小管液中。在小管液中 Na^+ 重吸收入细胞内的同时，K^+ 被分泌到小管液内，这种 K^+ 的分泌与 Na^+ 的重吸收相互联系，称为 Na^+-K^+ 交换。由于 Na^+-K^+ 交换和 Na^+-H^+ 交换都是 Na^+ 依赖性的，故两者呈竞争性抑制，即当 Na^+-H^+ 交换增强时，Na^+-K^+ 交换减弱，反之，Na^+-H^+ 交换减弱时，Na^+-K^+ 交换增强。在酸中毒时，小管细胞内的碳酸酐酶活性增强，H^+ 生成增多，Na^+-H^+ 交换增强，以增加 $NaHCO_3$ 的重吸收；而 Na^+-K^+ 交换则减弱，K^+ 随尿排出减少，可能出现血钾升高。而高钾血症时，由于 Na^+-K^+ 交换增强，Na^+-H^+ 交换受抑制，可引起体内 H^+ 浓度增加而产生酸中毒。

另外，尿中 K^+ 的排泄量与机体 K^+ 的摄入量有关。高钾饮食可排出大量的 K^+，低钾饮食则尿中排 K^+ 量少，但如摄入无钾饮食，机体也将排出一部分

考点提示
尿液生成的基本过程。

K^+。在临床上，应对不能进食的患者适当补充 K^+，以免发生低钾血症。

第三节　尿液的浓缩和稀释

肾具有浓缩和稀释尿的功能。当机体水分摄入不足导致缺水时，机体将排出渗透浓度明显高于血浆渗透浓度的尿液（高渗尿），以保留机体的水分，这一现象称为肾对尿的浓缩作用。反之，如果饮水过多，将排出渗透浓度低于血浆渗透浓度的尿液（低渗尿），以排除机体过多的水分，这一现象称为肾对尿的稀释作用。尿液的浓缩和稀释是根据尿的渗透压与血浆渗透压相比较而确定的。当肾稀释和浓缩尿的功能受损，无论机体缺水还是水过多，终尿的渗透压与血浆渗透压几乎相等（等渗尿）。正常血浆的渗透压约为 300mOsm/L，原尿和血浆的渗透压基本相同，但终尿的渗透压在 50～1200mOsm/L 之间波动。说明肾对尿液的浓缩和稀释作用很强，这对于维持体液平衡和渗透压恒定具有重要作用。

一、肾髓质渗透压梯度的形成和维持

（一）髓质渗透压梯度的形成

一般认为肾髓质渗透压梯度的形成有赖于肾小管髓袢和肾小管各段对水和溶质的通透性不同（表8－2），以及髓袢的逆流倍增作用。

表 8 – 2　肾小管不同部位的通透性

肾小管部分	水	Na^+	尿素
髓袢降支细段	易通透	不易通透	不易通透
髓袢升支细段	不易通透	易通透	中等通透
髓袢升支粗段	不易通透	Na^+ 主动重吸收，Cl^- 继发性主动重吸收	不易通透
远曲小管和集合管	有 ADH 时易通透	主动重吸收	在皮质和外髓部不易通透，内髓部易通透

在外髓部，由于髓袢升支粗段能主动重吸收 NaCl，而对水不易通透，故升支粗段内小管液向皮质方向流动时，管内 NaCl 浓度逐渐降低，小管液渗透压逐渐下降，而升支粗段外围组织间液则变成高渗。髓袢升支粗段位于外髓部，故外髓部的渗透梯度主要是由升支粗段对 NaCl 的重吸收所形成。

在内髓部，渗透梯度的形成与尿素的再循环和 NaCl 的扩散有密切关系。远曲小管及皮质部和外髓部的集合管对尿素不易通透，但集合管细胞对水易通透，由于外髓部高渗，水被重吸收，所以小管液中尿素的浓度逐渐升高。当小管液进入内髓部集合管时，由于管壁对尿素的通透性增大，小管液中尿素就顺浓度梯度向内髓部组织间液扩散，造成内髓部组织间液中尿素浓度的增高，其渗透压因而增高。升支细段对尿素具有中等的通透性，内髓部组织液中的尿素顺浓度差扩散入升支细段，而后经远端小管及皮质部和外髓部集合管，又回到内髓部集合管外再扩散到内髓部组织间液，这样就形成了尿素的再循环。尿素的再循环有助于内髓部高渗透压梯度的形成和加强。NaCl 的扩散发生于内髓部，髓袢降支细段对 Na^+ 不易通透，但对水则易通透。在内髓部渗透压的作用下，小管液中的水不断进入内髓部组织间隙，使小管液的 NaCl 浓度和渗透压逐渐增高，在髓袢折返部达到最高。在升支细段，管壁对 Na^+ 易通透而对水不通透，NaCl 顺浓度差扩散入组织液，参与内髓部高渗透压梯度的形成。

（二）髓质渗透压梯度的维持

髓质渗透压梯度的维持主要依靠直小血管的逆流交换作用。直小血管与髓袢平行，当其中的血液沿降支下行时，因其周围组织液的 NaCl 和尿素浓度逐渐增加，这些物质便顺浓度差扩散入直小血管，而直小血管中的水则渗出到组织液中。愈深入内髓层，直小血管血液中的 NaCl 和尿素浓度愈高，至折返部达最高。当血液沿升支回流时，其中的 NaCl 和尿素浓度比同一水平组织液的高，NaCl 和尿素又不断扩散到组织液，水又重新渗入直小血管。这样，NaCl 和尿素就在直小血管的升支和降支间循环，产生逆流交换的作用。直小血管细而长、阻力大，血流缓慢，有充分的时间进行逆流交换。当直小血管升支离开外髓部时，带走的只是过剩部分的溶质和水（主要是水）。这样就使髓质的高渗透压梯度得以保持。

二、尿液的稀释和浓缩过程

（一）尿液的稀释

尿液的稀释是由于小管液的溶质被重吸收而水不易被重吸收造成的。这种情况主要发生在髓袢升支粗段。髓袢升支粗段能主动重吸收 NaCl，而对水通透，故水不被重吸收，造成髓袢升支粗段小管液为低渗。在体内水过剩而 ADH 释放被抑制时，远曲小管和集合管对水的通透性非常低。因此，髓袢升支的小管液流经远曲小管和集合管时，NaCl 被继续重吸收，使小管液渗透浓度进一步下降。可降低至 50mOsm/L，形成低渗尿，造成尿液的稀释。

（二）尿液的浓缩

尿液的浓缩是由于小管液中的水被重吸收而溶质仍留在小管液中造成的。水重吸收的动力来自肾髓质渗透压梯度的建立，即髓质渗透压从髓质外层向乳头部深入而不断升高。而皮质部组织间液渗透压与血浆相等，随着由髓质外层向乳头部深入而逐渐升高，分别为血浆的 2.0、3.0、4.0 倍。在 ADH 存在时，远曲小管和集合管对水通透性增加，小管液从外髓集合管向内髓集合管流动时，由于渗透作用，水便不断进入高渗的组织间液，使小管液不断被浓缩而变成高渗液，最后尿液的渗透浓度可高达 1200mOsm/L，形成浓缩尿。

第四节　尿生成的调节

机体内环境稳态的维持，在很大程度取决于机体对肾脏尿生成过程的调节。机体对尿生成的调节是通过肾小球的滤过作用，肾小管、集合管的重吸收和分泌作用三个基本过程实现的。肾小球滤过作用的调节在前文已述，本节主要论述肾小管和集合管重吸收和分泌的调节。肾小管和集合管功能的调节包括肾内自身调节和神经、体液调节。

一、肾小管、集合管功能的自身调节

肾小管、集合管功能的自身调节包括小管液中溶质浓度的影响、球－管平衡等。

（一）小管液中溶质浓度的影响

小管液中溶质所形成的渗透压可对抗肾小管重吸收水分。小管液溶质浓度很高，渗透压很大，将阻碍肾小管特别是近端小管对水分的重吸收，小管液中的 Na$^+$ 被稀释而浓度下降，Na$^+$ 重吸收减少，

📖 考点提示

影响肾小管重吸收的因素——小管液溶质浓度。

造成尿量增多，NaCl 排出也增多。这种由于小管液溶质浓度增大而导致的尿量增多称为渗透性利尿。糖尿病患者多尿的原因就是小管液中葡萄糖含量增多，肾小管不能将葡萄糖完全重吸收回血，小管液渗透压因而增高，妨碍水和 NaCl 的重吸收所造成的。临床上给患者使用可被肾小球滤过而又不被肾小管重吸收的物质（甘露醇等）来提高小管液中溶质的浓度，借以达到利尿消肿的目的，就是基于渗透性利尿的原理。

（二）球 – 管平衡

肾小球滤过率与近端小管对小管液的重吸收量之间有着密切的联系。当肾小球滤过率增加时，近端小管的重吸收率也会相应地增加；反之，肾小球滤过率减少时，近端小管的重吸收量也相应地减少，维持滤液的重吸收率总是占肾小球滤过率的 65%～70%，这种现象称为球 – 管平衡。球 – 管平衡现象的出现，与近端小管对 Na^+ 的恒定比率重吸收有关。其生理意义在于使尿中排出的溶质和水不致因肾小管滤过率的增减而出现大幅度的变动。

二、神经和体液调节

（一）肾交感神经

肾脏主要接受肾交感神经的支配。当肾交感神经兴奋时：①入球小动脉和出球小动脉均收缩，但入球小动脉收缩比出球小动脉更明显，导致肾小球毛细血管的血浆流量减少，肾小球毛细血管血压下降，肾小球的有效滤过压下降，肾小球滤过率减少；②刺激球旁细胞释放肾素，肾素激活血管紧张素原转变为血管紧张素，其中血管紧张素 Ⅱ 和血管紧张素 Ⅲ 可刺激肾上腺球状带细胞分泌醛固酮，醛固酮含量增加，增加肾小管对 NaCl 和水的重吸收；③增加近球小管和髓袢上皮细胞重吸收 Na^+、Cl^- 和水。

（二）抗利尿激素

抗利尿激素（ADH）又称血管升压素，是由下丘脑视上核和室旁核的神经元胞体合成、分泌的一种激素，经下丘脑 – 垂体束运输至神经垂体，并由此释放入血液。

1. 抗利尿激素的作用　抗利尿激素主要作用是提高远曲小管和集合管上皮细胞对水的通透性，增加水的重吸收，使尿量减少；此外，抗利尿激素也能增加髓袢升支粗段对 NaCl 的主动重吸收和内髓部集合管对尿素的通透性，从而增加髓质组织间液的溶质浓度，提高髓质组织间液的渗透梯度，有利于尿液的浓缩。

抗利尿激素与远曲小管和集合管上皮细胞管周膜上的 V2 受体结合后，激活膜内的腺苷酸环化酶，使上皮细胞中 cAMP 的生成增加，cAMP 激活细胞中的蛋白激酶，蛋白激酶的激活，使位于管腔膜附近的含有水通道的小泡镶嵌在管腔膜上，增加管腔膜上的水通道，从而增加水的通透性，重吸收的水量增多使尿液浓缩，尿量减少。当抗利尿激素缺乏时，管腔膜上的水通道返回到细胞内原来的部位，因此，管腔膜上的水通道消失，对水就不通透。这样含水通道的小泡镶嵌在管腔膜或从管腔膜进入细胞内，就可调节管腔内膜对水的通透性。

2. 影响抗利尿激素分泌和释放的因素

（1）血浆晶体渗透压　血浆晶体渗透压的改变是调节抗利尿激素合成、释放最重要的因素。下丘脑视上核和室旁核及其周围区域存在渗透压感受器，它对血浆晶体渗透压的改变非常敏感。机体水分摄入不足或者大量发汗、严重呕吐或腹泻等情况使机体失水时，血浆晶体渗透压升高，兴奋渗透压感受器，可引起抗利尿激素分泌增多，远曲小管和集合管对水的重吸收增多，导致尿量减少，从而保存了机体的水。相反，大量饮清水后，血浆晶

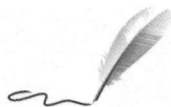

体渗透压降低，上述刺激作用减弱，抗利尿激素分泌释放减少甚至停止，远曲小管和集合管对水的重吸收减少，尿液稀释，尿量增加，从而使机体内多余的水排出体外。这种大量饮用清水后，使抗利尿激素分泌释放减少而引起尿量增多的现象，称为水利尿，临床上常用来检测肾的稀释能力。若饮用生理盐水排尿量不会出现饮清水后那样的变化。

（2）循环血量　快速输液、输血等情况导致循环血量增加时，左心房和大静脉被扩张，刺激其中的容量感受器，传入冲动通过迷走神经传入中枢，抑制下丘脑 – 垂体后叶系统释放抗利尿激素，远曲小管和集合管对水的重吸收减少，尿量增加，从而排出过剩的水分，使得血容量恢复至正常。反之，当急性失血、失液等情况导致循环血量减少时，对容量感受器的刺激减弱，传入冲动减少，抗利尿激素释放增加，尿量减少，从而减少体液的丢失（图 8 – 6）。

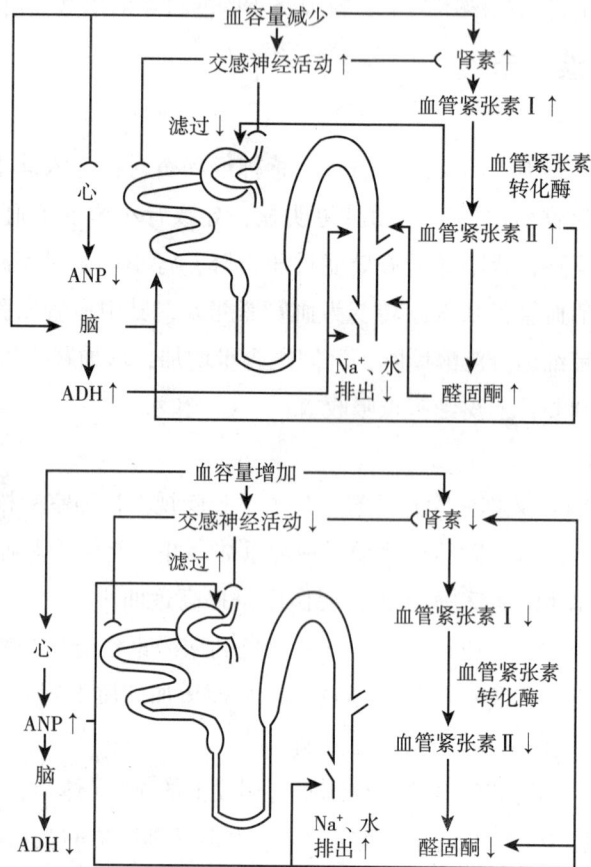

图 8 – 6　神经 – 体液因素对尿生成的调节示意图

（3）其他因素　动脉血压升高，刺激颈动脉窦压力感受器，可反射性地抑制抗利尿激素的释放，使尿量增加。疼痛刺激或其他因素引起的情绪紧张，可促进抗利尿激素的释放，使尿量减少。寒冷刺激可使抗利尿激素的分泌释放减少，尿量增多。抗利尿激素的合成和分泌发生障碍时，尿量明显增多，每日可达 10L 以上，称为尿崩症。

（三）醛固酮

1. 醛固酮的作用　醛固酮是肾上腺皮质球状带分泌的一种类固醇激素。它的作用是促进肾远曲小管和集合管主动重吸收 Na^+，同时促进 K^+ 的排出。由于 Na^+ 的重吸收增加，使 Cl^- 和水的重吸收也增加，导致细胞外液量增多，尿量减少。所以醛固酮有保 Na^+、保水和

排 K^+ 作用。

2. 醛固酮分泌的调节　醛固酮的分泌主要受肾素－血管紧张素－醛固酮系统和血 K^+、血 Na^+ 浓度的调节。

（1）肾素－血管紧张素－醛固酮系统　肾素主要是由肾脏球旁细胞分泌的一种蛋白水解酶，能催化血浆中由肝合成的血管紧张素原水解成血管紧张素 I （十肽）。血液和组织中，特别是肺组织中有血管紧张素转换酶，可使血管紧张素 I 降解，生成血管紧张素 II （八肽），血管紧张素 II 可强烈收缩血管，并可刺激肾上腺皮质球状带合成和分泌醛固酮。血管紧张素 II 可在氨基肽酶作用下水解为血管紧张素 III，血管紧张素 III 的作用主要是刺激肾上腺皮质分泌醛固酮。

凡能影响肾素分泌的因素均能间接调节醛固酮的分泌。肾素的分泌主要受入球小动脉处的牵张感受器、致密斑感受器和肾交感神经等因素的调节。当循环血量减少时，肾动脉血压下降，肾血流量减少，对入球小动脉的牵张刺激减弱，可刺激球旁细胞释放肾素量增加；同时，由于入球小动脉的压力降低和血流量减少，使肾小球滤过率减少，滤过的 Na^+ 量也因此而减少，刺激致密斑感受器，也可引起球旁细胞释放肾素量增多；此外，循环血量减少时，心房容量感受器与动脉压力感受器传入冲动减少，反射性地引起肾交感神经兴奋，从而使肾交感神经支配的球旁细胞释放肾素量增多（图 8-7）。

（2）血 K^+ 和血 Na^+ 浓度　当血 K^+ 浓度升高或血 Na^+ 浓度降低时，可直接刺激肾上腺皮质球状带，使醛固酮的分泌增加，促进肾保 Na^+ 排 K^+，从而维持血 K^+ 和血 Na^+ 浓度的平衡；反之，血 K^+ 浓度降低或血 Na^+ 浓度升高，则醛固酮分泌减少。醛固酮的分泌对血 K^+ 浓度升高十分敏感，血 K^+ 仅增加 $0.5\sim1.0$mmol/L 就能引起醛固酮分泌，而血 Na^+ 浓度必须降低很多才能引起同样的反应。

> **考点提示**
> 抗利尿激素和醛固酮对尿液生成的调节作用。

（四）心房钠尿肽

心房钠尿肽是心房肌细胞合成和释放的激素，具有明显促进 NaCl 和水的排出作用。其作用机制可能包括：①抑制集合管对 NaCl 的重吸收，增加 NaCl 的排出；②使出球小动脉和入球小动脉舒张（尤其是入球小动脉），增加肾血浆流量和肾小球滤过率；③抑制肾素的分泌；④抑制醛固酮的分泌；⑤抑制 ADH 的分泌。

第五节　血浆清除率及其测定意义

一、血浆清除率的概念和计算方法

（一）血浆清除率的概念

血浆清除率（PC）是指双肾在单位时间（一般用每分钟）内能将多少毫升血浆中所含的某些物质完全清除出去，这个被完全清除了某物质的血浆毫升数就为该物质的清除率（ml/min）。它是评价肾对某物质排泄功能的一个重要指标。由于物质需要经过肾小球滤过、肾小管和集合管的重吸收和分泌后才排出，各种物质的重吸收量和分泌量各不相同，故不同物质的血浆清除率不同。因此在评价肾脏对某一物质的排泄功能时需要同时考虑单位时

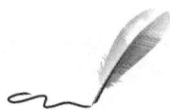

间该物质的排泄量和排出量，这样能够更全面地反映肾对该物质的排泄功能。例如，血浆中尿素含量为30mg/100ml，每分钟尿中可排出21mg尿素，相当于70ml血浆中所含的量，其血浆清除率为70mg/100ml。

（二）血浆清除率的计算方法

计算血浆清除率需要测量三个数值：尿中某物质的浓度（U，mg/100ml），每分钟尿量（V，ml/min），某物质血浆中的浓度（P，mg/100ml）。若尿中该物质均来自血浆，则$U \times V = P \times C$亦即$C = U \times V/P$。

根据上式就可计算出各种物质的清除率。例如，葡萄糖的清除率为0，因为尿中不含葡萄糖（$U = 0$mg/100ml）；而尿素则为70ml/min。因此，清除率能够反映肾对不同物质的清除能力。通过它也可了解肾对各种物质的排泄功能，所以是一个较好的肾功能测量指标。

这里需要指出，所谓每分钟被完全清除了某物质的血浆毫升数，仅是一个推算的数值，实际上，肾并不一定把1ml血浆中的某物质完全清除，而可能仅仅清除其中的一部分。但是，肾清除该物质的量可以相当于多少毫升血浆中所含的该物质的量。所以说，清除率所表示的血浆毫升数是一个相当量。

二、测定清除率的理论意义

测定清除率不仅可以了解肾的功能，还可以测定肾小球滤过率、肾血流量和检测肾小管转运功能。

肾小球滤过率可通过测定菊粉清除率和内生肌酐清除率等方法来测定。

（一）菊粉清除率

肾每分钟排出某物质的量（$U \times V$）应为肾小球滤过量与肾小管、集合管的重吸收量和分泌量的代数和。设肾小球滤过率为F；肾小囊囊腔超滤液中某物质（能自由滤过的物质）的浓度（应与血浆中的浓度一致）为P；重吸收量为R；分泌量为E。则$U \times V = F \times P - R + E$。如果某物质可以自由滤过，而且既不被重吸收（$R = 0$）也不被分泌（$E = 0$），则$U \times V = F \times P$，就可算出肾小球滤过率$F$。菊粉（菊糖）是符合这个条件的物质，所以它的清除率就是肾小球滤过率。

前文已提出，肾小球滤过率约为125ml/min。这个数值就是根据菊粉的清除率测得的。例如，静脉滴注一定量的菊粉以保持血浆浓度恒定，然后分别测得每分钟尿量（V）为1ml/min，尿中菊粉浓度（U）为125mg/100ml，血浆中菊粉浓度（P）为1mg/100ml，菊粉清除率可用下式计算：$C = U \times V/P$。

（二）内生肌酐清除率

由于菊粉清除率试验操作复杂，临床上改用较为简便的内生肌酐清除率试验，也可较准确地测得肾小球滤过率。所谓内生肌酐，是指体内组织代谢所产生的肌酐。试验前两、三日，受试者禁食肉类，以免从食物中摄入过多的外来肌酐。其他饮食照常，但要避免强烈运动或体力劳动，而只从事一般工作。在这种情况下，受试者血浆中的肌酐浓度（平均在1mg/L左右）以及在一昼夜内肌酐的尿中排出总量都比较稳定。这样，在进行肌酐清除率试验时，就不必另给肌酐溶液，只需从第三天清晨起收集24小时的尿，合并起来计算其尿量，并测定混合尿中的肌酐浓度。抽少量静脉血，测定血浆中的肌酐浓度，按下式可算出24小时的肌酐清除率。

肌酐清除率 = 尿肌酐(mg/L) × 24 小时尿量(L)/血浆肌酐(mg/L)

肌酐能自由通过肾小球滤过，在肾小管中很少被重吸收，但有少量是由近曲小管分泌的。给正常人滴注肌酐，使血浆中浓度高达 10 ~ 100mg/100ml 时，近曲小管分泌肌酐的量增多，此时肌酐清除率可大于菊粉清除率，达 175mg/ml。内生肌酐在血浆中的浓度相当低（仅 0.1mg/100ml），近曲小管分泌的肌酐量可忽略不计，因此内生肌酐清除率与菊粉清除率相近，可以代表肾小球滤过率。然而，由于测定方法（用苦味酸显色）的问题，实际测得的数据一般偏低。我国成人内生肌酐清除率平均为 128L/24h。

（三）测定肾血流量

如果血浆中某一物质，在经过肾循环一周后可以被完全清除（通过滤过和分泌），亦即在肾动脉中该物质有一定浓度，但在肾静脉中其浓度接近于 0，则该物质每分钟的尿排出量（$U \times V$），应等于每分钟通过肾的血浆中所含的量。设每分钟通过肾的血浆量为 X，血浆中该物质浓度为 P，即 $U \times V = X \times P$，则该物质的清除率即为每分钟通过肾的血浆量。

如果静脉滴注碘锐特或对氨基马尿酸（PAH）的钠盐后维持血浆浓度较低（1 ~ 3mg/100ml），当它流经肾时，一次就能被肾几乎全部清除，因此，肾静脉中的浓度将接近于 0（实际不是 0，因为有部分血流通过肾的非泌尿部分）。因此，用此两种物质测得的清除率平均为 660ml/min，这一数值代表了肾血浆流量。前述滤过分数就是根据肾小球滤过率和肾血浆流量来推算的。例如：

$$滤过分数 = 125/660 \times 100 \approx 19\%$$

如果血浆量占全血量的 55%，则肾血流量 = 660/55 × 100 = 1200ml/min，占心输出量的 1/5 ~ 1/4。

供应肾的血液量应包括供应肾的泌尿部分和非泌尿部分（如肾被膜、肾盂等）的血液量，而上述测得的肾血浆流量仅代表供应泌尿部分的血浆流量数值，因此应称为肾有效血浆流量和肾有效血流量。

（四）检测肾小管的功能

通过对肾小球滤过率的测定，以及其他物质清除率的测定，可以推测出哪些物质能被肾小管重吸收，哪些物质能被肾小管分泌。

如果某物质可以自由通过滤过膜，则其清除率小于肾小球滤过率（尿素为 70ml/min，而葡萄糖为 0）。这是因该物质滤过之后又被重吸收，或者重吸收量大于分泌量，其清除率才能小于肾小球滤过率。

若一种物质清除率大于肾小球滤过率（如肌酐的清除率可达 175ml/min），则表明肾小管必定能分泌该物质，否则清除率不可能大于肾小球滤过率。但是，不能由此推断说该物质不会被重吸收，因为只要分泌量大于重吸收量，其清除率仍可大于肾小球滤过率。

（五）自由水清除率

自由水清除率，是指单位时间内必须从尿中除去或加入多少容积的纯水（即无溶质的水或称自由水）才能使尿液与血浆等渗，它是定量肾排水能力的指标。如在水利尿时，血浆渗透浓度下降，肾排出大量的低渗尿，尿液渗透浓度小于血浆渗透浓度，此时自由水清除率就表示血浆中有一定量的纯水被肾排到等渗尿中，才使尿液稀释和血浆渗透浓度回升。当缺水时，血浆渗透浓度升高，肾排出少量的高渗尿，尿液的渗透浓度大于血浆渗透浓度，此时自由水清除率就表示肾排出一定量的纯水。这部分纯水保留在血浆，才使尿液浓缩和血浆渗透浓度回降。值得指出的是，血浆中并无真正的自由水存在，自由水清除率是计算出来的。

在等渗尿时，无自由水清除。当在缺水时，血浆渗透浓度升高，自由水清除率为负值，表示肾排出的是浓缩尿且量少，意味着肾从等渗尿中除去 1.29ml/min 纯水加入到血浆中，才使尿液浓缩和血浆渗透浓度下降。当水利尿时，自由水清除率为正值，表示肾排出大量稀释尿，意味着肾从血浆中除去 18.1ml/min 纯水加入到等渗尿液中，才使尿液稀释和血浆渗透浓度升高。

知识拓展

急性或慢性肾衰竭时，尿量减少，机体产生的有毒的代谢废物无法通过尿液排出，对生命构成威胁。透析可以帮助患者恢复体液的量和成分至正常。透析疗法一般可分成血液透析和腹膜透析两种，但并非所有急性或慢性肾衰竭患者都可以进行血液透析，存在以下情况的患者禁用：①病情极危重、低血压、休克者。②严重感染败血症者。③严重心肌功能不全或冠心病者。④大手术后 3 日内者。⑤有严重出血倾向、脑出血及严重贫血者。⑥患有精神疾病不合作者。⑦恶性肿瘤患者。

第六节 尿液及其排放

肾脏生成尿液是个连续不断的过程。尿液不断进入肾盂，由于压力差以及肾盂的收缩而被输送到输尿管。输尿管中的尿液则通过输尿管的周期性蠕动而被输送到膀胱。尿液在膀胱内贮存并达到一定量时，才能引起反射性排尿动作，将尿液经尿道排放于体外，因此膀胱的排尿是间歇地进行的。

一、尿量

正常人每昼夜可排出的尿量为 1000~2000ml，平均为 1500ml 左右。尿量的多少主要取决于机体所摄入的水量及通过其他途径排出的水量。如果其他途径排出的水量不变，则摄入的水量多，尿量也多；如果由其他途径（如出汗或腹泻）排出的水量多，则尿量减少。在异常情况下，24 小时的尿量长期保持在 2500ml 以上则称为多尿，100~500ml 为少尿，100ml 以下则为无尿。多尿会导致脱水，少尿或无尿会使代谢产物在体内堆积，破坏内环境相对恒定，严重者可引起尿毒症。

考点提示

正常和异常尿量。

二、尿的理化性质

正常新鲜尿液为淡黄色的透明液体，其颜色会随尿量减少变深。除此之外，尿液颜色会受到一些食物或者药物的影响。例如，大量摄取胡萝卜素或者维生素 B_{12} 时，尿液呈亮黄色，尿液中含 95%~97% 的水，其余 3%~5% 是溶质。溶质中包括有机物和无机物两大类。有机物主要是尿素，还有肌酐、马尿酸、尿胆素等终末产物。无机物中主要是氯化钠，还有硫酸盐、磷酸盐和钾、钙、镁、铵盐等。尿的比重随尿量及溶质含量而异，24 小时混合尿样的比重为 1.015~1.025。大量饮水后尿的比重可低至 1.001，饮水过少时尿的比重可高达 1.035，尿的渗透压一般比血浆高，其最大变动范围为 30 ~ 1450mOsm/L。

正常人尿液一般呈酸性，pH 介于 5.0 ~ 7.0。尿的酸碱度主要受食物影响。肉类食物的代谢产物以酸性物质为主，故尿液呈酸性，素食、蔬菜、水果因其中所含苹果酸、柠檬酸在体内转化为碳酸氢盐排出体外，故尿液呈碱性。

三、排尿反射

支配膀胱和尿道的神经：①盆神经，起自骶髓第 2 ~ 4 节段侧角，传入纤维传导膀胱充盈压力感觉，传出纤维属副交感神经，兴奋时可使逼尿肌收缩、膀胱内括约肌松弛，促进排尿。②腹下神经，起自腰髓第 1 ~ 2 节段侧角，其传出纤维属交感神经，兴奋则使逼尿肌松弛、尿道内括约肌收缩，抑制尿的排放。③阴部神经，起自骶髓第 2 ~ 4 节段前角，传出神经纤维属躯体运动神经，其活动受意识控制，兴奋时可使尿道外括约肌收缩，抑制尿的排放（图 8 - 7）。上述三种神经也含有传入纤维。膀胱充胀感觉的传入纤维在盆神经中；传导膀胱痛觉的纤维在腹下神经中；而传导尿道感觉的传入纤维在阴部神经中。

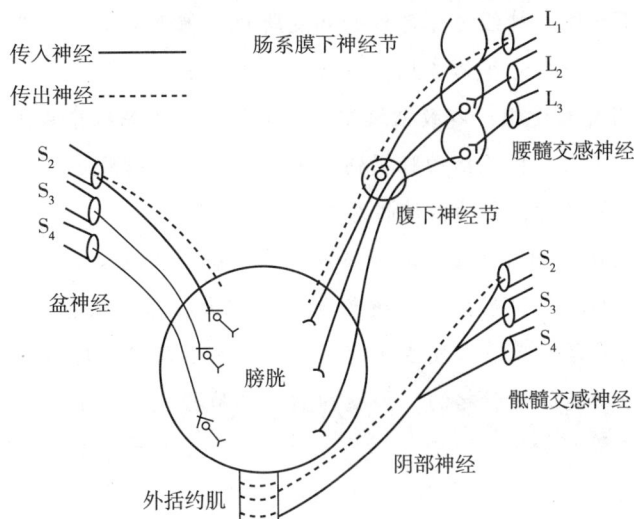

图 8 - 7　尿道、膀胱神经支配示意图

排尿活动是一种反射活动。当膀胱尿量充盈到 400 ~ 500ml 时，膀胱壁牵张感受器受到刺激而兴奋，冲动沿盆神经传入，到达排尿反射初级中枢——骶髓，同时冲动也上行到达脑干和大脑皮质的排尿反射高级中枢，产生尿意。排尿反射进行时，冲动沿盆神经传出，引起逼尿肌收缩，尿道内括约肌舒张，于是尿液进入后尿道。这时尿液还可以刺激尿道的感受器，冲动沿阴部神经再次传到脊髓排尿中枢，进一步加强其活动，使尿道外括约肌开放，于是尿液被强大的膀胱内压（可高达 110mmHg）驱出。尿液对尿道的刺激可进一步反射性地加强排尿中枢活动，这是一种正反馈，它使排尿反射一再加强，直至尿液排完为止。在排尿末期，由于尿道海绵体肌肉收缩，可将残留于尿道的尿液排出体外。此外，在排尿时，腹肌和膈肌的强大收缩也产生较高的腹内压，协助克服排尿的阻力。

大脑皮质等排尿反射高位中枢能对脊髓初级中枢施加易化或抑制性影响，以控制排尿反射活动。小儿因大脑尚未发育完善，对初级中枢的控制能力较弱，所以小儿排尿次数多，且易发生夜间遗尿现象。

四、排尿异常

排尿或贮尿发生障碍，均可出现排尿异常。临床上常见的有尿频、尿潴留和尿失禁。尿频是指排尿次数过多，而每次排尿量不多，临床常见病因为膀胱炎（炎症刺激）和膀胱结石（机械性刺激）。尿潴留是指膀胱中尿液充盈过多而不能排出的现象，常见于腰骶部脊髓损伤，使排尿反射初级中枢的活动发生障碍，也可由尿道阻塞造成，如男性前列腺肥大。尿失禁是指排尿失去了意识控制的现象。脊髓横断受损时，排尿初级中枢与大脑皮质失去功能联系可引起尿失禁。

知识链接

1. 尿崩症　是下丘脑－神经垂体病变引起抗利尿激素（ADH）不同程度的缺乏，或由于多种病变引起肾脏对 ADH 敏感性缺陷，导致肾小管重吸收水的功能障碍的一组临床综合征，以多尿、烦渴、多饮与低比重尿为主要表现，尿量每日可达 10L 以上。本病是由于下丘脑－神经垂体部位的病变所致，但部分病例无明显病因，尿崩症可发生于任何年龄，但以青年为多见，男女之比为 2:1。

2. 尿失禁　当脊髓受损，以致初级中枢与大脑皮质等高级中枢失去联系时，排尿便失去意识控制，或由于膀胱括约肌损伤出现尿失禁。当膀胱过度充盈，尿液不受意识控制而自动流出尿道时，称为溢流性尿失禁。

3. 尿潴留　膀胱内积有大量尿液而不能排出，称为尿潴留。尿潴留的原因可分为阻塞性和非阻塞性两类。阻塞性尿潴留为前列腺肥大、尿道狭窄、膀胱或尿道结石、肿瘤等疾病阻塞膀胱颈或尿道而发生尿潴留。非阻塞性尿潴留即膀胱和尿道并无器质性病变，是由排尿功能障碍引起的，如脑肿瘤、脊髓损伤、周围神经疾病以及手术麻醉等均可引起尿潴留。

本章小结

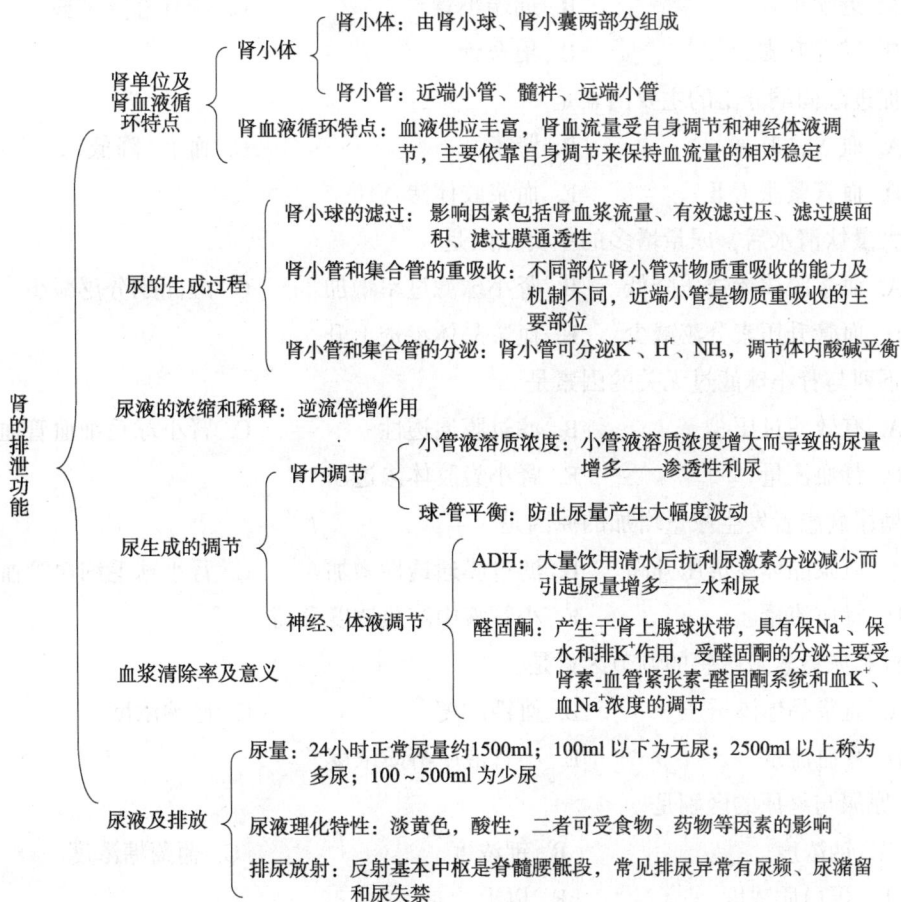

肾的排泄功能
- 肾单位及肾血液循环特点
  - 肾小体
    - 肾小体：由肾小球、肾小囊两部分组成
    - 肾小管：近端小管、髓袢、远端小管
  - 肾血液循环特点：血液供应丰富，肾血流量受自身调节和神经体液调节，主要依靠自身调节来保持血流量的相对稳定
- 尿的生成过程
  - 肾小球的滤过：影响因素包括肾血浆流量、有效滤过压、滤过膜面积、滤过膜通透性
  - 肾小管和集合管的重吸收：不同部位肾小管对物质重吸收的能力及机制不同，近端小管是物质重吸收的主要部位
  - 肾小管和集合管的分泌：肾小管可分泌K^+、H^+、NH_3，调节体内酸碱平衡
- 尿液的浓缩和稀释：逆流倍增作用
- 尿生成的调节
  - 肾内调节
    - 小管液溶质浓度：小管液溶质浓度增大而导致的尿量增多——渗透性利尿
    - 球-管平衡：防止尿量产生大幅度波动
  - 神经、体液调节
    - ADH：大量饮用清水后抗利尿激素分泌减少而引起尿量增多——水利尿
    - 醛固酮：产生于肾上腺球状带，具有保Na^+、保水和排K^+作用，受醛固酮的分泌主要受肾素-血管紧张素-醛固酮系统和血K^+、血Na^+浓度的调节
- 血浆清除率及意义
- 尿液及排放
  - 尿量：24小时正常尿量约1500ml；100ml以下为无尿；2500ml以上称为多尿；100~500ml为少尿
  - 尿液理化特性：淡黄色，酸性，二者可受食物、药物等因素的影响
  - 排尿放射：反射基本中枢是脊髓腰骶段，常见排尿异常有尿频、尿潴留和尿失禁

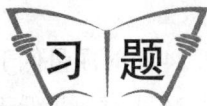

习 题

一、选择题

【A1/ A2 型题】

1. 正常人每昼夜排出的尿量为

   A. 1000~2000ml B. 2500ml 以上 C. 1000ml 以下

   D. 500ml 以下 E. 100ml 以下

2. 关于肾小球的滤过，下述错误的是

   A. 出球小动脉收缩，原尿量增加

   B. 血浆晶体渗透压降低，原尿量增加

   C. 血浆胶体渗透压降低，原尿量增加

   D. 肾小球滤过面积减小，原尿量减少

   E. 肾小囊内压升高，原尿量减少

3. 血浆胶体渗透压降低，肾小球滤过量

A. 增多　　　　　　B. 先减少后增多　　　C. 不变

D. 减少　　　　　　E 以上说法都不对

4. 肾小管中重吸收能力最强的部位是

A. 近端小管　　　　B. 远端小管　　　　　C. 髓袢降支细段

D. 髓袢升支细段　　E. 集合管

5. 促进醛固酮分泌的主要因素是

A. 血 Na^+ 升高　　B. 肾素　　　　　　　C. 血 K^+ 降低

D. 血管紧张素 II　　E. 血浆胶体渗透压

6. 大量饮清水后，尿量增多的主要原因是

A. 血浆胶体渗透压降低　B. 肾小球滤过率增加　C. 醛固酮分泌减少

D. 血管升压素分泌减少　E. 血浆晶体渗透上升

7. 下列与肾小球滤过无关的因素是

A. 有效滤过压　　　B. 滤过膜通透性　　　C. 肾小球毛细血管血压

D. 肾血流量　　　　E. 肾小囊胶体渗透压

8. 糖尿病患者发生尿量增加的原因是

A. 血浆晶体渗透压升高　B. 滤过膜通透性增加　C. 肾小球毛细血管血压

D. 肾血流量　　　　E. 小管液中溶质浓度升高

9. 抗利尿激素最敏感的调节因素是

A. 血浆晶体渗透压　B. 血钾浓度　　　　　C. 血钠浓度

D. 肾血流量　　　　E. 小管液中溶质浓度

10. 原尿与终尿的区别是

A. 钠浓度　　　　　B. 钾浓度　　　　　　C. 葡萄糖浓度

D. 蛋白质浓度　　　E. 以上均是

11. 无尿是指

A. 24 小时尿量低于 1000ml　B. 24 小时尿量低于 500ml

C. 24 小时尿量低于 400ml　D. 24 小时尿量低于 100ml

E. 24 小时内尿量为 0

12. 下列说法正确的是

A. 原尿与血浆钠离子浓度不同

B. 肾小球滤过率和肾血流量的比例称为滤过分数

C. 肾小球滤过率是衡量肾功能的重要指标

D. 肾小球滤过率仅与滤过膜性质有关

E. 单位时间内单侧肾生成的超滤液量称为肾小球滤过率

13. 葡萄糖在肾小管重新收的转运方式是

A. 继发性主动转运　B. 单纯扩散　　　　　C. 易化扩散

D. 原发性主动转运　E. 以上都不是

14. 下列哪种情况会导致肾小球滤过率增加

A. 血压升至 210mmHg　B. 血浆晶体渗透压降低　C. 入球小动脉收缩

D. 出球小动脉舒张　E. 血浆胶体渗透压升高

15. 糖尿病患者尿量增多的原因是
    A. 肾小球滤过率增加　　　　B. 醛固酮分泌减少　　C. 抗利尿激素分泌减少
    D. 肾小管和集合管分泌增加　E. 肾小管中溶质浓度增加

16. 患者，小张，因异位妊娠破裂导致急性失血，血压降至70/40mmHg，尿量明显减少，其尿量减少的主要原因是
    A. 肾小球滤过率增加　　　　B. 醛固酮分泌减少　　C. 抗利尿激素分泌减少
    D. 肾小管和集合管分泌增加　E. 循环血容量不足

17. 对于尿量的叙述，错误的是
    A. 正常人每昼夜排出尿量 1~2L
    B. 每昼夜尿量长期超过 2.5L 为多尿
    C. 每昼夜尿量持续在 0.1~0.5L 为少尿
    D. 每昼夜尿量少于 0.1L 为无尿
    E. 尿量与摄入水量无关

18. 正常情况下不能通过滤过膜的物质是
    A. 葡萄糖　　　　　　　　B. 氨基酸　　　　　　C. 血浆白蛋白
    D. 甘露醇　　　　　　　　E. Na^+、K^+ 等电解质

19. 全部被肾小管重吸收的物质是
    A. 葡萄糖、氨基酸、Na^+、K^+　B. 葡萄糖、氨基酸、水
    C. 葡萄糖、氨基酸、尿素　　　　D. 葡萄糖、氨基酸
    E. Na^+、K^+、Cl^-

20. 急性肾小球肾炎引起少尿的主要原因是
    A. 有效滤过压升高　　　　B. 肾小囊内压增大　　C. 滤过膜的面积减小
    D. 滤过膜的通透性减小　　E. 滤过膜的通透性增大

21. 形成原尿的有效滤过压等于
    A. 肾小球毛细血管压 + 血浆胶体渗透压 + 囊内压
    B. 肾小球毛细血管压 −（血浆胶体渗透压 − 囊内压）
    C. 肾小球毛细血管压 − 血浆胶体渗透压 − 囊内压
    D. 肾小球毛细血管压 + 血浆胶体渗透压 − 囊内压
    E. 肾小球毛细血管压 − 血浆胶体渗透压 + 囊内压

22. 患者出现蛋白尿和血尿的主要原因是
    A. 有效滤过压升高　　　　B. 滤过膜的面积增大　　C. 滤过膜的面积减小
    D. 滤过膜的通透性减小　　E. 滤过膜的通透性增大

23. 下列哪一项与尿的生成过程无关
    A. 肾小球的滤过　　　　　B. 肾小管与集合管的重吸收
    C. 肾小管与集合管的排泄　D. 肾小管与集合管的分泌
    E. 输尿管的蠕动

24. 肝、肾严重病变时尿量增加的主要机制是
    A. 肾小球毛细血管血压降低
    B. 肾小囊内压升高　　　　C. 血浆胶体渗透压降低

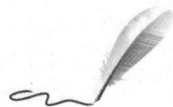

D. 血浆晶体渗透压降低 　　　E. 肾小管内溶质浓度增加

25. 低血压休克时尿量减少的机制是

A. 肾小球毛细血管血压降低

B. 肾小囊内压升高 　　　C. 血浆胶体渗透压降低

D. 血浆晶体渗透压降低 　　　E. 肾小管内溶质浓度增加

26. 结石堵塞输尿管引起尿量减少的机制是

A. 肾小球毛细血管血压降低

B. 肾小囊内压升高 　　　C. 血浆胶体渗透压降低

D. 血浆晶体渗透压降低 　　　E. 肾小管内溶质浓度增加

二、思考题

1. 激活肾素 – 血管紧张素 – 醛固酮系统的因素有哪些？能引起机体发生哪些变化？

2. 激烈运动时，肾血流量如何调节？

3. 大量饮清水时，尿量有何变化？为什么？

4. 严重呕吐或腹泻时人体尿量有何变化？为什么？

扫码"练一练"

（李晓洁）

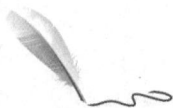

第九章 感觉器官的功能

📖 **学习目标**

1. 掌握 眼视近物的调节过程；瞳孔对光反射的中枢；视网膜感光换能系统；暗适应、明适应、视野及视力的概念；内耳基底膜的振动和行波理论。

2. 熟悉 眼的折光异常；中耳的功能；声波传入内耳的途径；前庭器官的功能。

3. 了解 感受器的一般生理特性。

案例讨论

[案例] 患者，女性，70岁，左眼无痛性视力逐渐下降4年。体检：视力右眼0.8，左眼0.1，矫正效果差。裂隙灯检查：双眼角膜透明，前房深正常，瞳孔等大正圆，光反射正常，双眼晶状体核呈黄色，左眼后囊下混浊，左眼眼底略朦胧，右眼底正常。

[讨论]

1. 根据本病例的症状、体征和检查，初步诊断该患者视力下降的原因是什么？

2. 结合所学过的解剖生理知识，比较近视眼、远视眼、老花眼、青光眼及白内障的发病原因和临床表现。

人类通过感受器或感觉器官感受内、外环境的变化，继而将感受到的各种刺激转换成神经冲动，经过神经通路传至中枢神经系统特定的感觉中枢，产生相应的感觉。本章将讲述感受器与感觉器官的功能，并重点介绍眼和耳的感觉生理。

第一节 感受器及其一般生理特性

一、感受器与感觉器官

感受器是指在分布在体表或机体内部专门感受各种内、外环境变化的结构或装置。因为感受器所感受的刺激不同，所以感受器的结构和种类具有多样性。痛觉感受器和温度觉感受器结构十分简单，就是游离的感觉神经末梢。触压觉和肌肉牵张的感受器稍复杂一点，即在裸露的神经末梢周围包绕一些由结缔组织构成的被膜样结构。而一些结构和功能上高度分化的感觉细胞，如视网膜中的视锥细胞和视杆细胞、耳蜗和前庭器官中的毛细胞等，这些感觉细胞连同它们的附属结构形成了复杂的感觉器官。人类主要的感觉器官有眼、耳、前庭器官、嗅觉器官和味觉器官等，其结构和功能都比较特殊，故称为特殊器官。

根据刺激性质不同，可将感受器分为光感受器、化学感受器、机械感受器、温度感受器、渗透压感受器等。

根据感受器在机体分布位置不同，又可分为外感受器和内感受器。外感受器感受外环境的各种信息，如眼、耳等，可引起清晰的主观感觉，在认识客观世界和适应外环境中具有重要意义。内感受器则感受内环境的各种变化，如颈动脉窦、主动脉弓等，往往不引起主观感觉，在维持机体功能的协调统一和内环境稳态中起重要作用。

二、感受器的一般生理特性

（一）感受器的适宜刺激

一般情况下，一种感受器只对某一特定形式的刺激最敏感，这种特定形式的刺激就称为该感受器的适宜刺激。如视锥细胞和视杆细胞的适宜刺激是一定波长的光波。感受器对其相应的适宜刺激具有高度的敏感性。有时感受器对一些非适宜刺激也能发生反应，但所需的刺激强度较适宜刺激大很多，而且产生的感觉远不如适宜刺激所引起的感觉清晰具体，如重压眼球时，可产生火花样光感。因此，内外环境中的各种刺激先被相对应的感受器接受，有利于机体对各种不同的环境变化做出精确的分析和反应。

（二）感受器的换能作用

感受器就是一种生物换能器。感受器将其所接受的各种形式的刺激能量转换成传入神经上的动作电位。在感受器换能的过程中，一般不是直接把刺激能量变为动作电位，而是先在感受器细胞或感觉神经末梢引起过渡性电变化，前者称为感受器电位，后者称为发生器电位。这些过渡性电变化一般为局部电位，通过电紧张扩布的形式传送，使相应的传入神经产生动作电位。

（三）感受器的编码作用

感受器在把刺激信号转换成动作电位的过程中，不仅变换了能量，同时还把刺激信号中包含的各种信息编排成动作电位的不同序列，起到信息转移的作用，这种现象称为感受器的编码作用。在同一条神经纤维上的动作电位，其大小和形状都是相同的，但是由于感受器传入的神经冲动频率、序列组合和多条神经纤维的配合，感觉中枢就可以获得特定的信息。例如，耳蜗受到声波刺激时，不但能把声能转换成动作电位，而且还能把声音的音量、音调、音色等信息编码到传入神经冲动的序列中。

（四）感受器的适应现象

感受器接受刺激后形成感觉也有阈值，当某种刺激以同一强度持续作用于感受器时，随着时间的延长，感受器的阈值会逐渐升高，对原有的刺激强度变得不敏感，这就是感受器的适应现象。适应出现的快慢在不同感受器有很大的差别，通常可把它们区分为快适应感受器和慢适应感受器两类。快适应感受器以皮肤触觉感受器为代表，其有利于感受器接受新的刺激，增强机体适应环境的能力；慢适应感受器以肌梭、颈动脉窦压力感受器为代表，其有利于机体对某些功能状态进行长期持续的监测和调节。适应并非疲劳，因为感受器对某一刺激产生适应之后，再增加此刺激的强度，又可以引起传入冲动的增加。

第二节　眼的视觉功能

眼是视觉器官，由视网膜上的感光细胞和附属的折光系统等部分构成（图9－1）。眼的适宜刺激是波长为380～760nm的电磁波，电磁波通过折光系统在视网膜上折光成像，视网膜将物象的光信号转换成视神经上的动作电位，传入大脑皮质的视觉中枢，产生视觉。

有研究表明，人类大脑从外部环境中所获得的信息约有 70% 来自视觉。

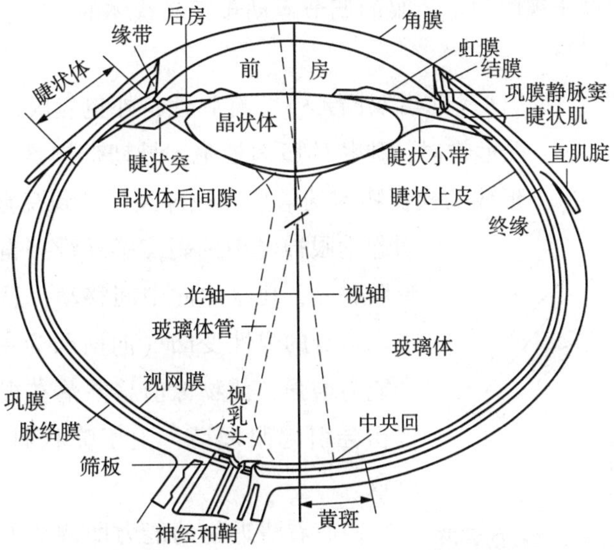

图 9 - 1　眼的水平切面示意图（右眼）

一、眼的折光系统及其调节

（一）眼折光成像

眼的成像原理和凸透镜成像原理相似。因为眼的折光系统包括角膜、房水、晶状体、玻璃体，所以光线射入眼到达视网膜之前要经过多次折射。为了研究方便，有人设计了与正常人眼折光效果一致，但更为简便的等效光学模型，即简化眼。简化眼设定眼球的前后径为 20mm，其内容物为质地均匀的单球面折光体，折光率为 1.333，角膜的曲率半径为 5mm，即节点到前表面的距离为 5mm，后主焦点在节点后方 15mm 处的视网膜上，外界光线进入折光体时只在角膜界面折射一次。

眼在视远物（6m 以外）时，从物体发出的进入眼内的光线可被认为是平行光，经简化眼角膜折射后正好聚焦在视网膜上，形成一个清晰缩小的倒像（图 9 - 2）。相当于对正常眼来说，视远物不需做任何调节。当然人眼不是远处的任何物体都可看清，如果物体太小、太远或光线极弱，无法兴奋感光细胞，也是不能产生视觉的。人眼不作任何调节所能看清楚的最远物体所在之处称为远点。

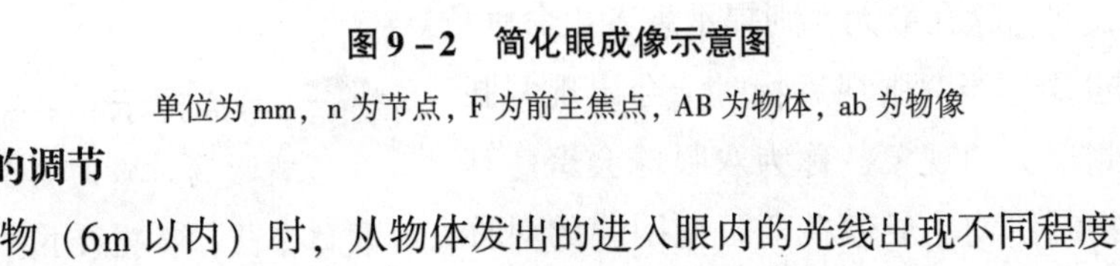

图 9 - 2　简化眼成像示意图

单位为 mm，n 为节点，F 为前主焦点，AB 为物体，ab 为物像

（二）眼的调节

眼在视近物（6m 以内）时，从物体发出的进入眼内的光线出现不同程度的辐散，经折

射后物像聚焦在视网膜后，视网膜上物像模糊，产生模糊的视觉，因此眼将进行一系列调节，使物体清晰的成像于视网膜上。眼的调节运动包括晶状体的调节、瞳孔的调节和双眼球会聚。

1. 晶状体的调节　晶状体呈前后双凸形，富有弹性，外包囊膜，其外围借睫状小带（悬韧带）与睫状体相连。视远物时，睫状体肌肉松弛，悬韧带拉紧，晶状体形状相对扁平。当视近物时，视网膜上形成的模糊物像的信息经视神经传送到视觉中枢后，反射性地引起动眼神经中的副交感纤维兴奋，使睫状体中的环形肌收缩，睫状体向中间移动，悬韧带松弛，晶状体便靠自身的弹性变凸（向前凸为主，见图 9 - 3），折光能力增强，使物像前移并落在视网膜上。长时间视近物会引起眼疲劳，由于睫状肌长期处于紧张状态所致。

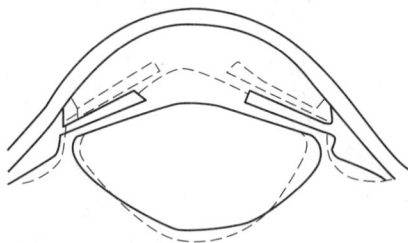

图 9 - 3　视近物时晶状体和瞳孔的调节

眼有看清近物的能力即调节力，其大小可用透镜的屈光度（diopter，D）来表示。当凸透镜的主焦距为 1m 时，其屈光度为 1D（屈光度等于主焦距的倒数，即 $1/1m = 1D$）。在眼镜业称 1D 为 100 度。晶状体的调节力是有限的，主要取决于晶状体的弹性，弹性越好调节能力就越强，所能看清物体的距离就越近。眼在尽最大能力调节后所能看清物体的最近距离叫作近点。晶状体的弹性随年龄的增长而减弱，例如，8 岁左右近点平均为 8.6cm，20 岁左右的成人约为 10.4cm，而 60 岁时增大到 83.3cm。由于年龄的原因造成晶状体的弹性下降时，近点变远，视远物正常，视近物不清的现象称为老视，即通常所说的老花眼。矫正常用的方法是配戴适当的凸透镜（老花镜）。由于老化、遗传、代谢异常或外伤等原因使晶状体蛋白质变性，晶状体混浊造成的视力下降，称为白内障。

2. 瞳孔的调节　瞳孔的大小取决于交感神经和副交感神经的相对活动度。瞳孔括约肌受副交感神经支配，其传出冲动引起瞳孔缩小。瞳孔开大肌受交感神经支配，其传出冲动引起瞳孔散大。因此，阿托品可以阻断眼肌中的 M 型胆碱受体，起到散瞳和消除晶状体调节反射的作用。

视近物可反射性地引起瞳孔缩小，称为瞳孔近反射。其意义在于调节进入到眼睛的光量，减少由折光系统造成的球面像差和色像差，使成像更为清晰。

瞳孔遇强光时缩小，遇弱光时散大，称为瞳孔对光反射。瞳孔对光反射的效应是双侧性的，即光照一侧眼睛时，可引起双侧瞳孔同时缩小，这种现象称为互感性对光反射。瞳孔对光反射的意义在于调节进入眼内的光量，使视网膜上的物像保持适宜的亮度，既可以在弱光下分辨物体，又不至于让强光损伤视网膜。瞳孔对光反射的中枢位于中脑，临床上常把它作为判断中枢神经系统病变的部位、全身麻醉的深度和病情危重程度的重要指标。如左右瞳孔大小不等或对光反射消失，是中脑发生病变的征象；瞳孔过度缩小，是吗啡、有机磷中毒的表现；瞳孔散大，则提示患者生命垂危。

3. 双眼球会聚　当双眼视近物时，会出现两眼视轴同时向鼻侧聚拢的现象，称为双眼球会聚。其意义在于视近物时使物体成像在两眼视网膜的对称点上，以避免复视。

（三）眼的折光异常

正视眼能使平行光聚焦在视网膜上，产生清晰的图像。如果眼的折光能力异常或眼球的形态异常，平行光线不能聚焦于视网膜，导致视觉模糊，这种现象称为折光异常或屈光不正。常见的屈光不正有近视、远视和散光。

1. 近视　近视眼主要是由于眼球的前后径过长（轴性近视）或者折光系统的折光能力过强（屈光性近视），使平行光聚焦在视网膜之前，视物模糊不清。但是，由近物发出的光线呈辐射状，故近视眼视近物时眼不需调节或只需作较小程度的调节，物像便可以落在视网膜上，因此近视的临床表现为远距视力模糊，近距视力好。轴性近视主要由先天性因素引起，而屈光性近视则主要是用眼不当造成。如阅读姿势不正、照明不足、阅读距离过近或持续时间过长等。因此，良好的阅读习惯是预防近视眼的有效方法。矫正近视眼常用的方法是配戴合适的凹透镜（图9-4）。

2. 远视　远视眼主要是由于眼球的前后径过短（轴性远视）或者折光系统的折光能力过弱（屈光性远视），使平行光聚焦在视网膜之后，视物模糊不清。远视的临床表现为视远物不清，视近物更不清。由于远视眼不论视近物还是视远物均需要进行调节，故很容易发生调节疲劳。如远视眼长时间近距阅读时可出现眼酸、头痛等视疲劳症状，过度使用调节还会出现内斜。矫正远视眼常用的方法是配戴合适的凸透镜（图9-4）。

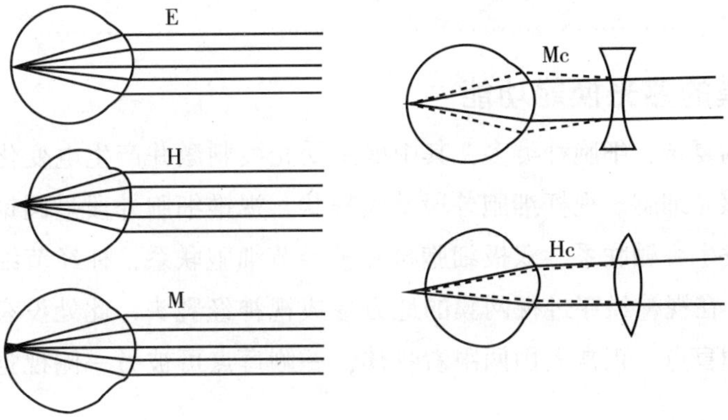

图9-4　眼的折光异常及其矫正

正常眼球的前后径出生时约16mm，婴幼儿大部分都处于远视状态。随着生长发育，至学龄前时眼球前后径平均为24mm，逐渐趋于正视，该过程称为"正视化"。

3. 散光　正常人眼折光系统的各个折光界面都呈正球面。散光是由于眼球的折光面失去正球面所致。这种情况常发生在角膜，由于角膜的表面在不同方位上的曲率半径不相等，所以通过角膜射入眼内的光线就不能在视网膜上形成焦点，导致视物不清。矫正散光眼常用的方法是配戴合适的圆柱形透镜（图9-4），以校正角膜某一方位的曲率异常。

知识链接

屈光不正的矫正

目前矫正或治疗屈光不正的方法主要分3种类型：框架眼镜、角膜接触镜和屈光手术。不管采取何种方式，其光学原理均为：通过镜片或改变眼屈光面的折射力，达到在视网膜上清晰成像的目的。

配戴框架眼镜最为安全、经济。现今镜片设计进展迅速，如非球面镜片又薄又轻，且像差少、像质高；矫正老视的渐变多焦点镜片，可以通过同一镜片的不同区域看清远、中、近不同距离的物体。验配框架眼镜时，需将镜片的光学中心对准瞳孔中心，避免产生棱镜效应。

角膜接触镜（隐形眼镜）分为软镜和硬镜。软镜验配较简单、配戴舒适，但容易产生蛋白等镜片沉淀物，配戴不当常引起巨乳头性结膜炎、角膜炎症等并发症。硬镜透氧性强、抗蛋白沉淀、光学成像质量佳，但验配较复杂。角膜塑型术（俗称OK镜）是特殊设计的高透氧硬镜，通过机械压迫改变角膜中央的形状，暂时减低近视度数，一旦停止配戴镜片，角膜将恢复到原来屈光不正时的状态，而且该镜片使用不当易引起严重并发症，需要严格进行规范验配。

屈光手术是通过去除部分角膜组织或在角膜上做不同形状的切口松解角膜纤维的张力等方法改变角膜前表面的形态，以矫正屈光不正。

二、视网膜的感光换能功能

视网膜的结构复杂，细胞种类多，其中能感受光线刺激并产生电变化的是视杆细胞和视锥细胞，称为感光细胞。视杆细胞外段呈长杆状，视锥细胞外段呈圆锥状，两种感光细胞都与双极细胞发生突触联系，双极细胞再和神经节细胞联系，神经节细胞的轴突构成视神经（图9-5）。在视神经穿过视网膜的地方形成视神经乳头，此处没有感光细胞，无感光功能，形成生理盲点。正常人用两眼看物体，一侧盲点可被另一侧视觉补偿，不影响视野的完整性。

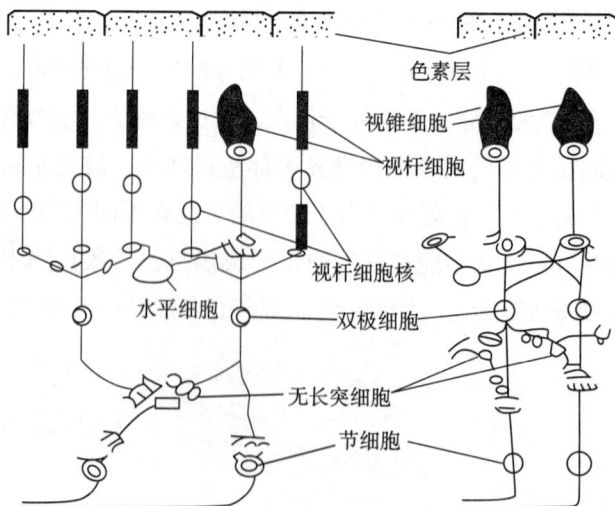

图9-5 视网膜的细胞层次及其联系

视杆细胞和视锥细胞分别构成两种不同的感光换能系统。视杆系统由视杆细胞和双极细胞、神经节细胞会聚式联系组成。视杆细胞主要分布于视网膜周边部，光敏感度较高，能感受暗环境中的弱光刺激，又称暗光觉系统。视杆系统无色觉，只能辨别明暗，分辨率低，精确性差。视锥系统由视锥细胞和双极细胞、神经节细胞单线式联系组成。视锥细胞主要集中于视网膜中央凹，光敏感度低，强光下才起作用，又称昼光觉系统。视锥系统有色觉，且对细微结构分辨率高，视物精确。

视杆细胞内的感光物质是视紫红质，是由视蛋白与视黄醛组成的结合蛋白质（图9-6）。视紫红质在光的作用下迅速分解成视蛋白和视黄醛，并诱发视杆细胞产生感受器电位；在暗处视黄醛和视蛋白又重新合成视紫红质。生理状态下，视紫红质的分解和合成处于动态平衡。光线越弱，合成过程越大于分解过程，视网膜对弱光越敏感；光线越强，视紫红质的分解过程越强，视杆细胞几乎失去感受光刺激的能力。维生素A经代谢可转变成视黄醛。在视紫红质分解与再合成的过程中，消耗部分视黄醛，需要体内贮存的维生素A来补充。长期维生素A摄入不足，就会影响暗光觉，引起夜盲症。

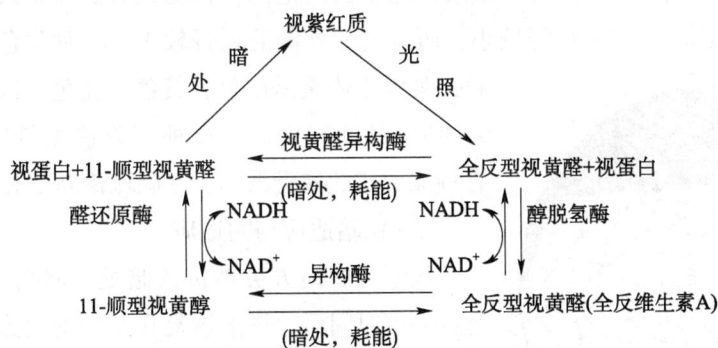

图9-6 视紫红质的光化学反应

视锥细胞的感光原理与视杆细胞相似，辨别颜色是视锥细胞的重要功能。三原色学说认为视网膜中有三种视锥细胞，分别含有对红、绿、蓝3种颜色光线敏感的感光色素，不同色光作用于视网膜上

> **考点提示**
> 夜盲症产生的原因是缺乏维生素A。

时，会使3种视锥细胞以一定的比例兴奋，到达视觉中枢后产生特定的色觉。例如，红、绿、蓝三种视锥细胞兴奋程度的比值为4:1:0时产生红色感觉；比值为2:8:1时产生绿色的感觉；三种视锥细胞兴奋的程度相同时，产生白色的感觉。色盲是一种色觉障碍，可能是缺乏相应的某种视锥细胞，对全部或者对某些颜色缺乏分辨能力。全色盲极少见，只能分辨光线的明暗，呈单色视觉。部分色盲又可分为红色盲、绿色盲及蓝色盲，红色盲和绿色盲较常见，统称为红绿色盲。色盲除了极少数由视网膜后天病变引起外，绝大多数是由性联遗传因素决定的，男性多于女性，不能矫正。有些色觉异常是由于某种视锥细胞的反应能力较弱引起，辨色能力差，称为色弱，常与健康和营养条件有关，可以防治。

三、与视觉有关的若干生理现象

（一）视敏度

视敏度也称视力，是指眼分辨物体上两点间最小距离的能力。正常眼在5m处能分辨两点的最小距离为1.5mm，此时从两点反射出来的光线进入眼球后，在节点上相交时形成的夹角为 1 分，在视网膜上形成的物像两点间的宽度约 5μm，刚好隔着一个未被兴奋的视锥细胞，当冲动传入中枢后，就会有一种两点分开的感觉。视力 =1/视角（分）。眼能分辨的视角越小，视力就越好。当眼分辨的最小视角为 1 分（1/60 度）时，其视力为 1.0，按对数视力表表示为 5.0，为正常视力（图 9-7）。

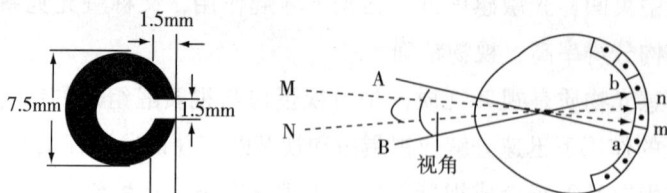

图 9-7 视力与视角

1 分视角（如 AB 两点光线的夹角）时的物像（ab）可兴奋两个不相邻的视锥细胞，

视角变小（如 MN 两点光线的夹角）后的物像（mn）只兴奋同一个视锥细胞

（二）视野

单眼固定注视前方某一点时，该眼所能看到的范围，称为视野。正常人的视野受面部结构的影响，鼻侧和上侧的视野较小，而颞侧和外侧的视野较大。各种颜色的视野也不一致，其大小依次是白色、黄色、蓝色、红色、绿色（图 9-8）。某些视网膜、视神经或视觉传导通路的病变，有特殊形式的视野缺损，在临床诊断上有重要意义。

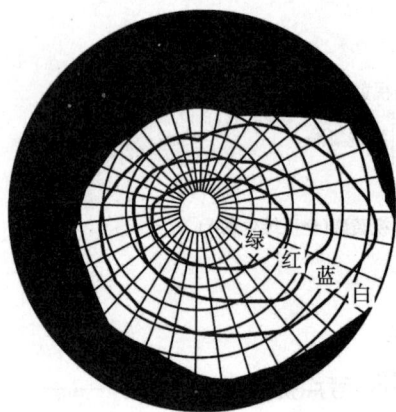

图 9-8 人右眼的颜色视野

（三）暗适应与明适应

从明亮的地方突然进入暗处，起初看不清楚物体，经过一定时间后，逐渐恢复在暗处的视力，这种现象称为暗适应。这是因为在亮处由于受到强光的照射，视杆细胞中的视紫红质大量分解，视紫红质剩余很少，到暗处后不足以感受弱光刺激，而视锥细胞不能感受弱光，所以需等到足够多的视紫红质合成，暗视觉才得以恢复。

从暗处突然来到亮处时，最初只感到耀眼的光亮，看不清物体，几秒钟后恢复视觉，这种现象称为明适应。其产生机制是在暗处时视杆细胞内大量蓄积的视紫红质遇强光迅速分解，产生耀眼的光感，待视紫红质大量分解后，视锥细胞恢复昼光觉。

（四）后作用与融合现象

光线作用于视网膜引起光感，在光照撤销后仍可短暂停留一段时间，这种现象称为后作用。后作用的持续时间与光刺激的强度正相关。用一定频率的闪光刺激照射人眼，当频率快到一定程度时，主观上会产生连续光照感，这种现象称为融合现象。它的产生是由于闪光间隔时间短于后作用时间而引起的。电影或电视就是利用这种融合现象，使一帧帧静止的画面在主观上得到连续的活动画面感。

（五）双眼视觉与立体视觉

两眼观看同一物体时的视觉为双眼视觉。双眼视觉可以扩大视野，互相弥补单眼视野中的生理盲点，并产生立体感。用单眼视物时，只能看到物体的平面，感觉到物体的大小。用双眼视物，左眼看到物体的左侧面较多些，右眼看到物体的右侧面较多些，在两侧的视网膜上各形成一个对称、完整而略有差别的物像，这些信息传到中枢经过整合后，就会产生立体视觉。

第三节　耳的听觉功能

耳作为听觉器官，由外耳、中耳和内耳的耳蜗部分构成。耳的适宜刺激是 20～20000Hz 的声波，声波通过耳蜗螺旋器转换成听神经上的动作电位，传入大脑皮质的听觉中枢，产生听觉。

一、外耳和中耳的传音功能

（一）外耳的功能

外耳由耳郭和外耳道组成。耳郭的形状有利于聚集声波，在一定程度上还可帮助判断声源的方向。外耳道是声波传入的通路，可与声波共振，提高声音传入的强度。根据物理学原理，对于波长为外耳道长度 4 倍的声波能产生最大的共振。外耳道长约 2.5cm，因此引起共鸣的最佳共振频率约在 3500Hz。

（二）中耳的功能

中耳包括鼓膜、鼓室、听骨链和咽鼓管等结构，它们在传音过程中起重要作用（图 9-9）。

鼓膜为椭圆形半透明薄膜，具有较好的频率响应和较小的失真效应。鼓膜面积为 50～90mm^2，约为卵圆窗面积的 17 倍，因此声波传至卵圆窗时压强增大 17 倍。鼓膜与声波同步振动，同始同终，残余振动甚少，有利于把声波振动如实地传向内耳。

听骨链由 3 块听小骨构成，从外到内依次为锤骨、砧骨和镫骨。锤骨附着于鼓膜，镫骨底板和卵圆窗相连。3 块听小骨之间形成一个两臂之

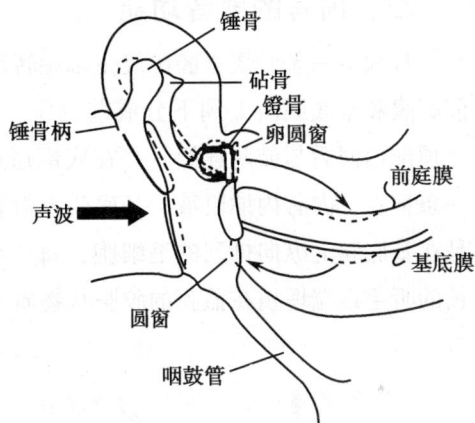

图 9-9　中耳和耳蜗关系示意图

间呈固定角度的杠杆系统，支点的位置刚好在整个听骨链的重心上，锤骨柄为长臂，砧骨长突为短臂，长臂与短臂的长度比约为 1.3:1，经杠杆作用后，短臂一侧的压力将增大到原来的 1.3 倍，振幅却减小。这样，既具有增压效应，又可避免对内耳和卵圆窗膜造成损伤。

鼓膜和听骨链两方面总的增压效应为 22 倍左右（17×1.3），正好补偿声波传入通路中不同介质的声阻抗造成的声波能量损耗。

咽鼓管是连接鼓室和咽腔的管道。咽鼓管的主要功能是调节鼓室内空气的压力，使之与外界大气压保持平衡，这对于维持鼓膜的正常位置、形状和振动性能具有重要作用。在通常情况下，咽鼓管处于闭合状态，吞咽或打哈欠可使其开放。如果由于某种原因（如炎症等）使咽鼓管发生阻塞，鼓室内的空气将被组织吸收，而使其内压降低，引起鼓膜内陷，会使听力受到影响，产生耳鸣等现象。在日常生活中，由于某些情况，可造成鼓室内外空气的压力差发生变化。如乘飞机时的升降过程中，若咽鼓管鼻咽部的开口不能及时开放，也会引起鼓室内外空气压力的不平衡。此时，如果做吞咽动作，常可避免此类情况的发生。

(三）声波传入内耳的途径

声波传入内耳的途径有气传导和骨传导，以气传导为主。

声波经外耳道引起鼓膜振动，再经听骨链和卵圆窗传入内耳，这种传导方式称为空气传导，也称气传导。另外，鼓膜的振动经鼓室空气至卵圆窗下方的圆窗膜也能传入内耳，也属于气传导。前者是引起正常听觉的主要途径，后者在听骨链运动障碍时可起到一定的补偿传音作用。

声波直接作用于颅骨，使振动传入耳蜗内淋巴液，引起听觉的传导方式称为骨传导。正常情况下，骨传导的效率比气传导低，所以人们几乎感觉不到它的存在。

> **考点提示**
> 声波传入内耳的途径。

当鼓膜或中耳发生病变引起传音性耳聋时，气传导的作用减弱而骨传导的作用相对增强；当耳蜗病变引起感音性耳聋，或是各级听中枢或其上行通路病变引起中枢性耳聋时，气传导和骨传导同时受损。临床上常用音叉检查患者气传导和骨传导的情况，帮助诊断听觉障碍的病变部位和性质。

二、内耳的感音功能

耳蜗由一条骨质管腔围绕主轴旋转形成，总长约30mm。从耳蜗的横切面上看，耳蜗被前庭膜和基底膜由上到下分成前庭阶、蜗管和鼓阶。其中前庭阶通过卵圆窗与镫骨相连，经顶部返回后与鼓阶连续，并在底部通过圆窗膜与鼓室相隔，其内含有外淋巴液。蜗管是一条盲管，内有内淋巴液。基底膜上附着声音感受器，即柯蒂器（又称螺旋器）。柯蒂器就是在基底膜上纵向排列的毛细胞，每个毛细胞的顶部都有数百条排列整齐的听毛，有些较长的听毛顶端埋植在盖膜的胶胨状物质中，盖膜的一侧游离于内淋巴液中（图9-10）。

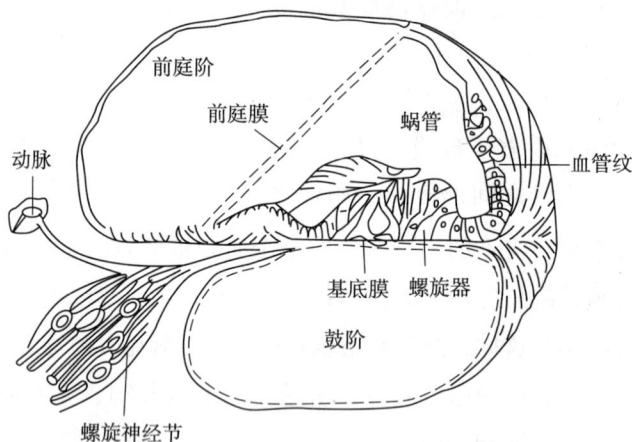

图9-10 耳蜗管的横断面图

当声波振动通过卵圆窗或圆窗传入耳蜗时，首先引起前庭阶的外淋巴振动，再依次传到前庭膜和蜗管的内淋巴，进而使基底膜振动，基底膜上毛细胞顶端与盖膜之间发生相切运动，听毛来回弯曲产生电位交替。这种在耳蜗及其附近记录到的具有交流性质的电变化，其频率和幅度与作用的声波完全一致，称为耳蜗微音器电位。微音器电位无潜伏期和适应性，是许多毛细胞感受器电位同步化的结果。该电位变化激发毛细胞底部的蜗神经末梢产生电兴奋，传入大脑皮质的颞叶，形成听觉。

音调的分析取决于基底膜产生最大振幅的部位。基底膜的振动以行波方式从蜗底往蜗顶的方向推进，如同有人在规律地抖动绸带时，行波向远端有规律地传播一样。声波振动频率越高，行波传播距离越近，引起最大振幅出现的部位越靠近蜗底；反之，声波频率越低，则行波传播距离越远，最大振幅出现的部位越靠近蜗顶。最大振幅部位的毛细胞受到相应声波的最大刺激后，激发相应的蜗神经发放电冲动传至听觉中枢，引起相应音调的感觉。即耳蜗的底部感受高频声波，耳蜗的顶部感受低频声波。

声音强度的分析取决于听神经上冲动发放的频率及被兴奋的听神经纤维的数量。进入内耳的声波越强，基底膜上行波的振幅就越大，对毛细胞的刺激也越强，单根神经纤维向中枢发放冲动的频率就越高；被兴奋的听神经纤维的数量越多，在颞叶皮层发生兴奋的神经元数量就越多，机体对声音的感觉越响亮。

判断声源方位主要是根据声波到两耳的时间差和强度差。如果声波同时到达两耳，则获得声源在正前方或正后方的感觉；如果声源是来自一侧的波长较长的低频声音，头部对声波阻挡作用小，虽声波到达两耳的强度差异不大，但时间有先后，主要依据时间差判断低频声源方向；高频声音则因声波短，头部对声波的阻挡作用大，故主要依据强度差判断高频声源方向。

临床上常用听力来表达听觉的灵敏度。在听觉生理中，通常以分贝（dB）作为声音强度的相对单位。一般讲话的声音，其强度在30～70dB之间。在日常生活中人们常接触到的噪音（指杂乱无章的非周期性振动所产生的声音）强度一般在60dB以上，对人的工作、学习和休息都有不良影响。长期受噪音的刺激，对听觉是一种缓慢的损害，可使听力下降，形成噪音性耳聋，并可引起神经、内分泌等系统的功能失调。因此，在工作和生活中应注意环境保护，尽量消除和减少噪音污染，防止噪音对听觉功能的损害。

第四节　前庭器官的平衡感觉功能

内耳除与听觉有关的耳蜗以外，还有前庭器官。前庭器官由椭圆囊、球囊和三个半规管组成。由前庭器官引起的感觉统称为前庭感觉，主要感受人体在空间的位置觉以及运动觉。前庭感觉与视觉、躯体深部感觉等其他传至中枢的信息一起，在调节肌紧张和维持身体平衡中起着重要的作用。

一、前庭器官的感受细胞和适宜刺激

前庭器官的感受细胞都是毛细胞。每个毛细胞的顶部都有60～100条纤毛，其中最长的一条叫动毛，位于一侧边缘部，其余的都叫静毛。当动毛和静毛都处于自然状态时，毛细胞底部的神经纤维上有中等频率的持续放电；当外力使静毛倒向动毛时，毛细胞去极化，神经纤维上传入冲动频率增加；与此相反，当外力使动毛倒向静毛时，毛细胞超极化，神经纤维上传入冲动频率减少（图9-11）。

椭圆囊和球囊是膜质的小囊，内部充满内淋巴液，囊内囊斑上有毛细胞，其纤毛埋植在耳石膜内。当人体直立时，椭圆囊的囊斑处于水平位，毛细胞的顶部朝上，耳石膜在纤毛的上方；球囊的囊斑则处于垂直位，毛细胞的纵轴与地面平行，耳石膜悬在纤毛外侧。椭圆囊和球囊的功能是感受头部的空间位置和直线变速运动。当头部的空间位置发生改变或者躯体做直线变速运动时，由于重力或惯性的作用，耳石膜与毛细胞的相对位置也会发生改变，这时纤毛发生弯曲，倒向某一方向，从而使相应的传入神经纤维发放的冲动发生变化，经中枢分析后产生头部空间位置觉或直线变速运动的感觉，同时引起姿势反射，维持身体平衡。

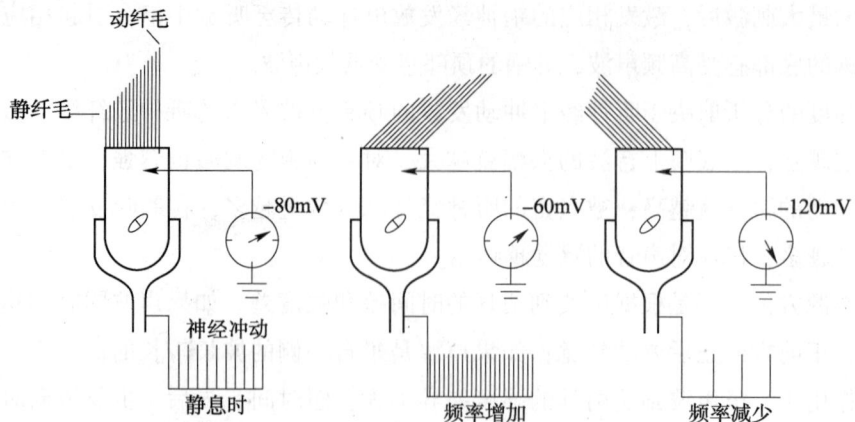

图 9 – 11　前庭器官中毛细胞纤毛受力情况与电变化关系示意图

半规管共有 3 个，彼此垂直。每个半规管的一端略膨大称为壶腹。毛细胞存在于壶腹内隆起的壶腹嵴上，面对管腔，其纤毛埋植在终帽内。半规管的功能是感受旋转变速运动。当身体围绕不同方向的轴做旋转运动时，相应半规管壶腹中的毛细胞因管腔中内淋巴液的惯性运动而受到冲击，顶部纤毛向某一方向弯曲，引起该壶腹嵴向中枢发放的神经冲动增加；当旋转停止时，又由于管腔中内淋巴液的惯性作用，使顶部纤毛向相反方向弯曲，该壶腹嵴所发放的神经冲动减少。这些信息经前庭神经传入中枢，可引起眼震颤和姿势反射，维持身体平衡；同时冲动上传到大脑皮质，引起旋转感觉。

二、前庭反应

来自前庭器官的传入冲动，除引起相应的位置觉和运动觉以外，还能引起姿势调节反射和内脏功能的改变，这种现象称为前庭反应。

（一）前庭姿势反射

当机体做直线变速运动时，通过对椭圆囊和球囊的刺激，反射性地改变颈部和四肢肌肉的紧张性，以保持运动过程中的身体平衡。例如，当躯体从高处跳下时，常常引起躯体伸肌收缩、屈肌舒张，导致四肢伸直，做准备着地的姿势；而当着地时，反过来引起四肢屈曲。相反，被突然上抬时，伸肌舒张、屈肌收缩，四肢屈曲；但当上抬停止时，则出现四肢伸直。在乘车时，如果汽车突然加速或突然停止，也会引起骨骼肌的反射活动。这些都是直线变速运动引起的前庭器官的姿势反射。

同样，在做旋转变速运动时，也可通过刺激半规管，反射性地改变颈部和四肢肌肉的肌紧张性，以维持姿势的平衡。例如，当人体向左侧旋转时，可反射性地引起左侧上、下肢伸肌和右侧屈肌的肌紧张加强，使躯干向右侧偏移，以防歪倒；而旋转停止时，可使肌紧张发生反方向的变化，使躯干向左侧偏移。

（二）前庭自主神经反应

人类前庭器官受到过强或过久的刺激，常可引起自主神经系统的功能反应，从而表现出一系列相应的内脏反应，如恶心、呕吐、眩晕、皮肤苍白、心率加快、血压下降等现象。有些人这种现象特别明显，出现晕车、晕船等症状，即前庭器官的功能过于敏感所致。

知识拓展

眩　晕

正常机体通过前庭系统、视觉系统和躯体本体感觉系统这三个整合系统确定其空间位置，当这三个系统的传入冲动不一致时，患者在没有运动的情况下，出现平衡感觉障碍，感觉自身或周围景物旋转，并可出现共济失调，身体摇摆不稳，且常伴有自主神经系统症状，如恶心、呕吐、出汗、皮肤苍白和眼震颤等，称为眩晕综合征。生理性眩晕常见的有车船反复无规律地颠簸刺激前庭器官引起的晕动症，视野的快速变换引起的视觉性晕动症。病理性眩晕在临床上分为真性眩晕和一般性眩晕。真性眩晕是指由前庭神经或内耳迷路所引起的自身旋转或周围景物旋转的感觉；而一般性眩晕，主要是由高血压、脑动脉硬化或中毒等引起，仅有头晕，或轻微的站立不稳，没有自身旋转或周围景物旋转的感觉。

梅尼埃（Meniere）病是一种原因不明的眩晕综合征，可能由内耳迷路水肿、炎症、血管痉挛、出血、动脉硬化或变态反应等引起。发作前多数患者有耳鸣及听力减退，发作可持续数小时至数天，反复发作者可出现耳聋。

（三）眼震颤

躯体做旋转运动时，眼球可出现一种特殊的往返运动，称之为眼震颤。眼震颤主要是由于半规管受刺激引起的。在生理情况下，两侧水平半规管受刺激时，引起水平方向的眼震颤；上、后半规管受刺激时，引起垂直方向的眼震颤。以水平方向的眼震颤最常见，其包括两个运动时相：先是两眼球向一侧缓慢移动，当到达眼裂的顶端时，再突然快速地返回到眼裂的中心位置。前者称为眼震颤的慢动相，后者称为快动相。例如，当头部保持前倾30°的姿势，并以人体的垂直方向为轴向左旋转，开始时因惯性作用，左侧水平半规管的内淋巴液由管腔流向壶腹嵴，使左侧壶腹嵴的毛细胞受到刺激而兴奋，右侧半规管则相反。于是，两侧眼球先缓慢向右侧移动，然后突然返回到眼裂正中，接着又出现新的慢动相和快动相，如此往返。当继续匀速旋转时，由于内淋巴的惯性滞后作用消除，眼球不再震颤而居于正中。当旋转减速或停止时，内淋巴又因惯性作用，使壶腹嵴产生与开始时相反的压力变化，产生与开始方向相反的慢动相和快动相。临床上常用检查眼震颤的方法，来判断前庭器官的功能是否正常。

本章小结

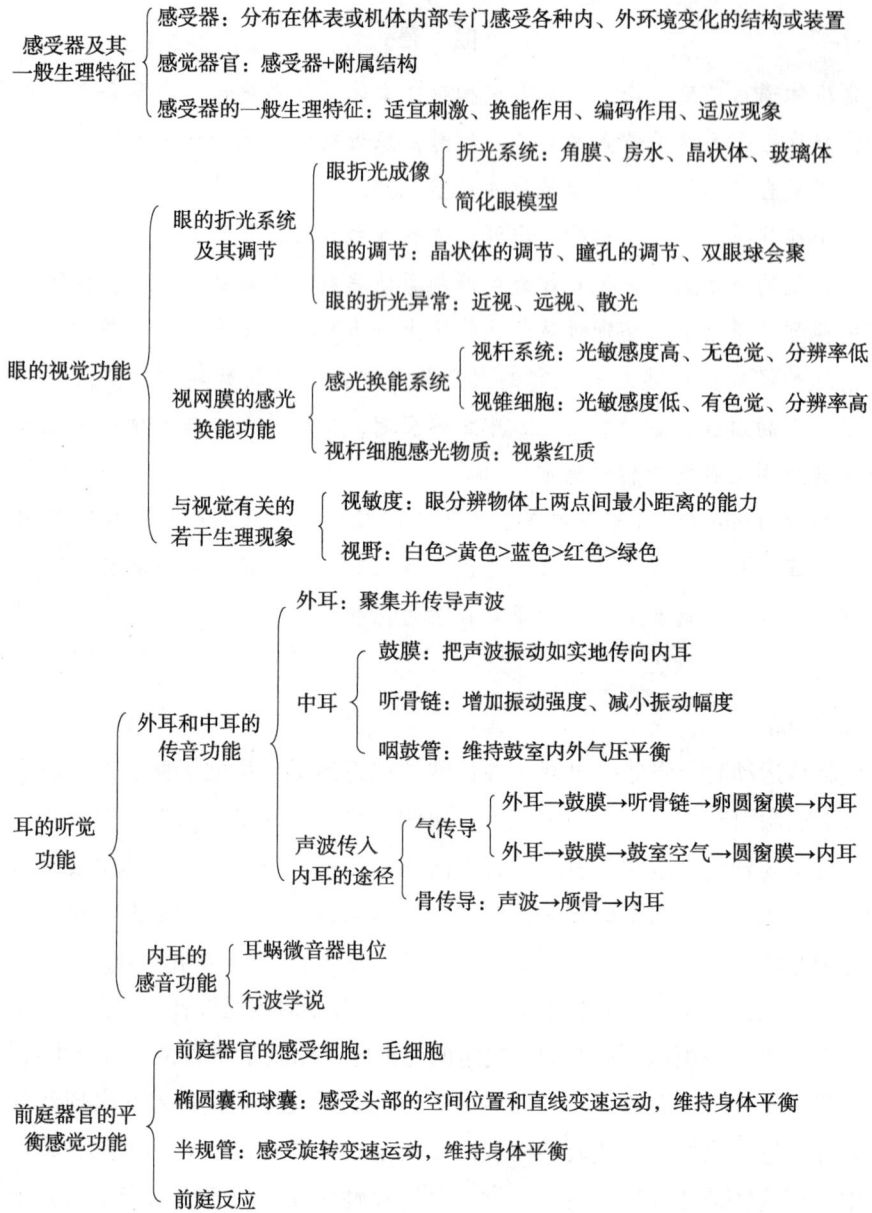

感受器及其
一般生理特征
- 感受器：分布在体表或机体内部专门感受各种内、外环境变化的结构或装置
- 感觉器官：感受器+附属结构
- 感受器的一般生理特征：适宜刺激、换能作用、编码作用、适应现象

眼的视觉功能
- 眼的折光系统及其调节
  - 眼折光成像
    - 折光系统：角膜、房水、晶状体、玻璃体
    - 简化眼模型
  - 眼的调节：晶状体的调节、瞳孔的调节、双眼球会聚
  - 眼的折光异常：近视、远视、散光
- 视网膜的感光换能功能
  - 感光换能系统
    - 视杆系统：光敏感度高、无色觉、分辨率低
    - 视锥细胞：光敏感度低、有色觉、分辨率高
  - 视杆细胞感光物质：视紫红质
- 与视觉有关的若干生理现象
  - 视敏度：眼分辨物体上两点间最小距离的能力
  - 视野：白色>黄色>蓝色>红色>绿色

耳的听觉功能
- 外耳和中耳的传音功能
  - 外耳：聚集并传导声波
  - 中耳
    - 鼓膜：把声波振动如实地传向内耳
    - 听骨链：增加振动强度、减小振动幅度
    - 咽鼓管：维持鼓室内外气压平衡
  - 声波传入内耳的途径
    - 气传导
      - 外耳→鼓膜→听骨链→卵圆窗膜→内耳
      - 外耳→鼓膜→鼓室空气→圆窗膜→内耳
    - 骨传导：声波→颅骨→内耳
- 内耳的感音功能
  - 耳蜗微音器电位
  - 行波学说

前庭器官的平衡感觉功能
- 前庭器官的感受细胞：毛细胞
- 椭圆囊和球囊：感受头部的空间位置和直线变速运动，维持身体平衡
- 半规管：感受旋转变速运动，维持身体平衡
- 前庭反应

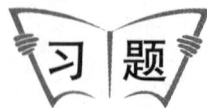

一、选择题

【A1/ A2 型题】

1. 以下哪项不属于感受器的一般生理特征

    A. 适宜刺激   B. 适应现象   C. 编码作用

    D. 换能作用   E. 保护作用

2. 人眼适宜刺激的电磁波波长范围是

   A. 280～560nm   B. 320～640nm   C. 340～720nm

   D. 380～760nm   E. 420～780nm

3. 眼的折光系统不包括

   A. 角膜   B. 房水   C. 晶状体

   D. 玻璃体   E. 视网膜

4. 眼视近物时，眼的调节方式有

   A. 晶状体变凹，瞳孔缩小，双眼球会聚

   B. 晶状体变凸，瞳孔放大，双眼球会聚

   C. 晶状体变凸，瞳孔缩小，双眼球会聚

   D. 晶状体变凹，瞳孔放大，双眼球会聚

   E. 晶状体变凸，瞳孔缩小，双眼球离散

5. 近视产生的主要原因是

   A. 眼球前后径过长   B. 眼球前后径过短   C. 角膜的曲率半径过小

   D. 晶状体前表面曲率半径过大   E. 晶状体前表面曲率半径过小

6. 散光产生的主要原因是

   A. 眼球前后径过长   B. 眼球前后径过短

   C. 角膜表面曲率半径不一致   D. 晶状体前表面曲率半径过大

   E. 晶状体表面曲率半径不一致

7. 老视产生的主要原因是

   A. 眼球前后径过长   B. 眼球前后径过短   C. 角膜的曲率半径过大

   D. 角膜的透明度降低   E. 晶状体弹性下降

8. 瞳孔对光反射的中枢位于

   A. 大脑皮质   B. 丘脑   C. 中脑

   D. 延髓   E. 脊髓

9. 夜盲症的产生主要是缺乏

   A. 蛋白质   B. 脂肪   C. 碳水化合物

   D. 维生素 A   E. 维生素 C

10. 视杆细胞的感光物质是

   A. 视紫红质   B. 视紫蓝质   C. 视紫绿质

   D. 视黄醛   E. 视白质

11. 下列各种颜色中，同一光照条件下视野最大的一种是

   A. 红色   B. 黄色   C. 蓝色

   D. 绿色   E. 白色

12. 声波传入内耳的主要途径是

   A. 外耳、鼓膜、听骨链、圆窗膜、内耳

   B. 外耳、鼓膜、听骨链、卵圆窗膜、内耳

   C. 外耳、鼓膜、颅骨、圆窗膜、内耳

   D. 外耳、鼓膜、鼓室空气、圆窗膜、内耳

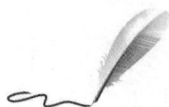

E. 外耳、颅骨、听骨链、卵圆窗膜、内耳

13. 人体感受直线变速运动的感受器是

    A. 囊斑   B. 半规管   C. 螺旋器

    D. 壶腹嵴   E. 前庭阶

二、思考题

1. 瞳孔对光反射的中枢在何处？并简述其临床意义。

2. 眼的折光异常有哪三类？简述各类的产生原因及矫正方法。

3. 简述声波传入内耳的途径。

（刘晓艳）

扫码"练一练"

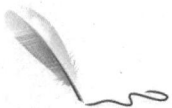

第十章　神经系统的功能

案例讨论

[**案例**] 患者，女性，35 岁，因车祸造成第六和第七颈椎骨折，80% 错位。胸以下躯体和四肢丧失感觉和运动功能。诊断为：高位截瘫。

[**讨论**]

1. 脊髓对躯体运动的调节反射有哪些？

2. 脊休克期间患者的哪些生理功能活动会发生改变？为什么？

3. 脊休克后，患者的生理功能是否可恢复或部分恢复？为什么？

神经系统是对机体各器官、系统功能起主导调节作用的系统。通过神经系统的调节，机体能对内、外环境的变化迅速地作出调整，从而使机体能适应内、外环境的变化，维持各项生命活动的正常进行。神经系统分为中枢神经系统和周围神经系统。中枢神经系统包括脑和脊髓，主要由神经元和神经胶质细胞组成。周围神经系统是指脑和脊髓以外的部分。

第一节　神经系统功能活动的基本原理

一、神经元和神经胶质细胞

神经元和神经胶质细胞组成了神经系统。神经元即神经细胞，是神经系统的结构与功能单位，完成神经系统的各种功能性活动。神经胶质细胞则对神经元起支持、保护和营养等作用。

（一）神经元的基本结构和功能

神经元可分为胞体和突起两部分（图 10 - 1）。胞体是合成各种蛋白质的中心，能够接

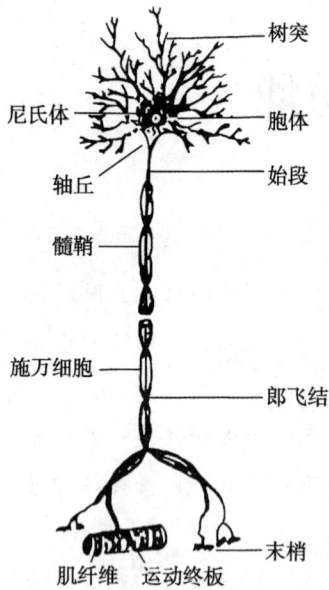

图 10-1 神经元结构

受并整合传入的信息，然后发出指令。突起则可分为树突和轴突，一个神经元可有一个或多个树突，轴突一般只有一个。树突由胞体向外延伸呈树枝状分支，其主要功能是接受传入的信息，并将冲动传向胞体。轴突细而长，神经元长突起外面包有髓鞘或神经膜，称为神经纤维。轴突的起始部分称为始段，神经元的动作电位通常在此产生，然后沿轴突传播。在轴突末端其分成许多分支，每个分支末梢部分膨大呈球形，称为突触小体，可释放神经递质。

（二）神经纤维的功能

神经纤维有兴奋传导和轴浆运输两个功能。

1. 神经纤维的兴奋传导功能 传导兴奋是神经纤维的主要功能。在神经纤维上传导的兴奋或动作电位称为神经冲动，简称为冲动。

（1）神经纤维传导兴奋的特征

1）生理完整性：兴奋能在同一神经纤维上传导，首先要求神经纤维在结构和功能上是完整的。如果神经纤维受损伤或局部应用麻醉药、低温处理等情况，均可使兴奋传导受阻。

2）绝缘性：一条神经干通常由多根神经纤维组成。但每条纤维传导兴奋时基本互不干扰，表现出神经纤维传导的绝缘性，其生理意义在于保证神经调节的精确性。

3）双向传导：刺激神经纤维上任何一点产生的动作电位，可同时向两端传导，称为双向传导。

4）相对不疲劳性：神经纤维可较持久地保持传导兴奋的能力，表现为相对不疲劳性，而且不会随着传播距离的增大而减小，表现为不衰减性传导。这是因为神经传导冲动时耗能极少。

（2）神经纤维的分类

1）根据神经纤维兴奋传导速度，将哺乳类动物的周围神经纤维分为 A、B、C 三类。

A 类：包括有髓鞘的躯体的传入和传出神经纤维，根据其平均传导速度又进一步分为 α、β、γ、δ 四类。B 类：有髓鞘的自主神经的节前纤维。C 类：包括无髓鞘的躯体传入纤维（drC）及自主神经节后纤维（sC）。

2）根据神经纤维的直径大小及来源，将传入纤维分为 Ⅰ、Ⅱ、Ⅲ、Ⅳ四类，Ⅰ类纤维中包括 Ⅰa 和 Ⅰb 两类。

目前对传出神经纤维采用第一种分类法，对传入神经纤维则采用第二种分类法，见表10-1。

表 10-1 神经纤维的分类

按电生理学特性分类	传导速度（m/s）	纤维直径（μm）	来源	按来源与直径分类
A 类（有髓）				
A_α	70～120	13～22	肌梭、腱器官传入纤维 支配梭外肌的传出纤维	Ⅰ

按电生理学 特性分类	传导速度 （m/s）	纤维直径 （μm）	来源	按来源与 直径分类
A$_\beta$	30~70	8~13	皮肤的触压觉传入纤维	Ⅱ
A$_\gamma$	15~30	4~8	支配梭内肌的传出纤维	
A$_\delta$	12~30	1~4	皮肤痛、温觉传入纤维	Ⅲ
B类（有髓）	3~15	1~3	自主神经节前纤维	
C类（无髓）				
drC	0.6~2.0	0.4~1.2	后根中痛觉传入纤维	Ⅳ
sC	0.7~2.3	0.3~1.3	自主神经节后纤维	

（3）神经纤维传导兴奋的速度 不同种类的神经纤维具有不同的传导速度，用电生理方法记录神经纤维的动作电位，可以精确地测定各种神经纤维的传导速度。一般地说，神经纤维的直径较大、有髓鞘的神经纤维传导速度较快；直径较细、无髓鞘的神经纤维传导速度较慢。神经纤维的传导速度还与温度有关，温度降低则传导速度减慢。当温度降到零摄氏度以下时就可发生传导阻滞，局部可暂时失去知觉。

2. 神经纤维的轴浆运输功能 轴浆是指神经元轴突内的细胞质。神经元的胞体与轴突是一个整体，胞体和轴突之间必须经常进行物质运输和交换。实验证明，轴浆并非静止，轴浆经常在胞体与轴突末梢之间流动，从而实现胞体和轴突之间的物质运输和交换，该过程被称为轴浆运输。轴浆流动是双向的，一方面部分轴浆由胞体流向轴突末梢，称为顺向轴浆运输。另一方面部分轴浆由轴突末梢反向流向胞体，称为逆向轴浆运输。顺向轴浆运输又可分为快速轴浆运输和慢速轴浆运输两种。快速轴浆运输指的是具有膜的细胞器（线粒体、递质囊泡、分泌颗粒等）的运输，速度约为410mm/d。慢速轴浆运输指的是由胞体合成的蛋白质所构成的微管和微丝等结构不断向前延伸，其他轴浆的可溶性成分也随之向前运输，其速度为1~12mm/d。逆向轴浆运输的速度约为快速顺向运输速度的一半左右。有人认为，破伤风毒素、狂犬病病毒由外周向中枢神经系统转运的机制，可能就是逆向轴浆流动。近年来，运用辣根过氧化酶方法研究神经纤维的起源部位，其原理也是因为辣根过氧化酶能被轴突末梢摄取，通过逆向轴浆流动转运到神经纤维的胞体。

（三）神经胶质细胞

神经系统中除了神经元外，还有大量的神经胶质细胞，广泛分布于中枢和周围神经系统中，其数量为神经元的10~50倍。中枢神经系统的胶质细胞主要有星形胶质细胞、少突胶质细胞和小胶质细胞。周围神经系统的胶质细胞主要有形成髓鞘的施万细胞和脊神经节中的卫星细胞。胶质细胞的功能十分复杂，目前对其功能的认知仍很少。一般有支持作用，对神经组织的修复和再生、神经元的营养作用等。目前发现，某些神经系统的疾病与胶质细胞的功能改变有关。因此随着对胶质细胞进一步的研究和认识，必将提高人类对神经系统疾病的防治能力。

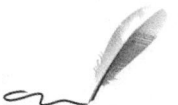

知识拓展

神经干细胞

传统认为哺乳动物中枢神经的再生仅限于胚胎期和出生后的早期，因此神经细胞随着时间只能逐渐减少而不能被更新或替代。近年来，科学家在成年动物和人体中发现有神经干细胞存在，在脑损伤时可以移行到损伤部位实施修复。神经干细胞主要可以分化成神经元、星形胶质细胞和少突胶质细胞。因此科学家们正在研究通过神经干细胞移植替代死亡的神经细胞和修复神经系统的功能。目前在动物实验中已进行了许多神经干细胞移植治疗脊髓损伤、帕金森病、舞蹈病等中枢神经系统疾病的研究，结果证明通过神经干细胞移植来替代死亡的神经细胞和修复神经系统的功能是可能的。这给人类治疗神经系统退行性病变带来了希望。

二、突触传递

神经元与神经元之间，神经元与效应细胞之间信息的传递都是通过突触进行的。

（一）突触的概念与分类

突触通常是指神经元与神经元之间、神经元与效应细胞之间相互接触并传递信息的部位。按突触传递产生的效应，将突触分为兴奋性突触和抑制性突触。按神经元接触的部位，将突触分为三类（图10-2）：①轴-体突触；②轴-树突触；③轴-轴突触，其中轴-树突触最为常见。

（二）突触的基本结构

经典的突触结构包括突触前膜、突触间隙和突触后膜三个部分（图10-3）。突触前神经元轴突末梢分支的末端膨大，称为突触小体，贴附在另一神经元的表面。突触前膜即前一神经元轴突末梢的膜，与之相对的另一神经元胞体或突起的膜称为突触后膜，两者之间称为突触间隙。突触小体内有大量线粒体和突触小泡，小泡中含有高浓度的神经递质。突触后膜上有能与相应递质结合的受体。通常情况下，一个神经元可以通过轴突末梢的分支与许多神经元联系，同样，它也可以接受许多其他神经元突触传递的影响。因此，人类的中枢神经系统拥有难以计数的神经通路，它们组成了极为复杂的神经网络。

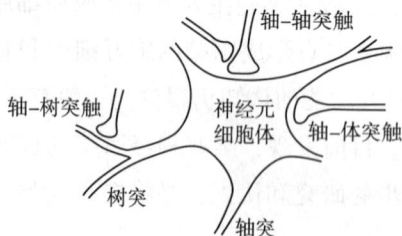

图10-2　突触的类型　　　　　图10-3　突触的结构

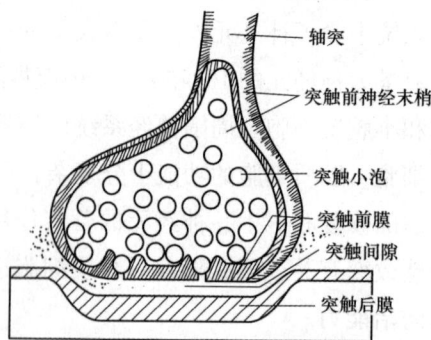

（三）突触传递的过程

突触传递是指突触前神经元的信息，通过突触引起突触后神经元活动的过程。突触传递的基本过程（图 10 – 4）：动作电位传至突触前神经元轴突末梢→突触前膜去极化→Ca^{2+} 通道开放，Ca^{2+} 内流进入突触小体→突触前膜以出胞的方式释放神经递质→递质在突触间隙扩散并与突触后膜受体结合→突触后膜对离子通透性改变，发生跨膜离子流动→突触后膜出现电位变化→突触后神经元活动改变。

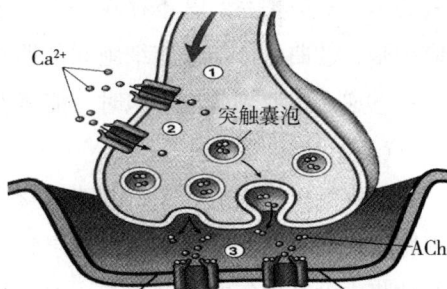

图 10 – 4　突触传递过程示意图

1. 兴奋性突触后电位　兴奋性突触后电位是突触前膜释放兴奋性递质，引起突触后膜产生局部去极化的电位变化，称为兴奋性突触后电位。其产生机制：动作电位传至轴突末梢→突触前膜去极化→Ca^{2+} 通道开放，Ca^{2+} 内流进入突触小体→突触前膜释放兴奋性递质→递质经突触间隙扩散与突触后膜受体结合→突触后膜对 Na^+、K^+（主要是对 Na^+）通透性提高，发生 Na^+ 内流→突触后膜出现局部去极化的电位变化，即产生了 EPSP。EPSP 是局部电位，它可以总和，如果达到阈电位水平，则在突触后神经元产生动作电位，使突触后神经元兴奋。EPSP 总和若未达阈电位水平，则不引发动作电位，只是提高了突触后神经元兴奋性，称为易化。

2. 抑制性突触后电位　抑制性突触后电位由突触前膜释放抑制性递质，引起突触后膜产生超极化的电位变化，称为抑制性突触后电位。其产生机制为：动作电位传至轴突末梢→突触前膜去极化→Ca^{2+} 通道开放，Ca^{2+} 内流进入突触小体→突触前膜释放抑制性递质→递质经突触间隙扩散与突触后膜受体结合→突触后膜对 K^+、Cl^-（主要是对 Cl^-）通透性提高，发生 Cl^- 内流→突触后膜出现超极化的电位变化，即产生了 IPSP。它使突触后神经元的膜电位离阈电位的距离增大而不易爆发动作电位，使突触后神经元呈现抑制效应。这也是一种局部电位变化，故也可以总和，总和后对突触后神经元的抑制作用更强。

实际上，一个突触前神经元的轴突末梢通常发出多个分支与许多突触后神经元构成突触联系，而一个突触后神经元则与许多突触前神经元的轴突末梢构成突触联系，其中既有兴奋性突触联系，也有抑制性突触联系。因此，一个神经元是兴奋还是抑制取决于这些突触传递产生的综合效应。

综上所述，突触传递是一个电 – 化学 – 电传递的过程，即由突触前神经元的生物电变化，通过轴突末梢化学递质的释放，进而引起突触后神经元发生生物电变化的过程。

（四）非突触性化学传递

神经元与神经元之间或者神经元与效应器细胞之间的信息传递，除了突触传递外，还存在一些其他的传递方式，非突触性化学传递就是其中一种。

非突触性化学传递是指递质通过轴突末梢的曲张体释放，通过弥散发挥作用，这种作用不同于经典的突触，所以称为非突触性化学传递。轴突末梢分支上有结节状的曲张体，曲张体内含有递质小泡。递质释放后，经组织液扩散到邻近的效应器上，与相应受体结合发挥生理作用。

与突触传递相比，非定向突触传递有以下特点：①不存在突触前膜与后膜的特化结构，以及突触前、

考点提示

突触传递的过程。

后的一一对应关系；②不存在一对一的支配关系，作用弥散，一个曲张体能支配较多的效应细胞；③曲张体与效应细胞间的距离较大，递质的弥散距离较远；④传递花费的时间较长；⑤递质弥散到效应细胞时，能否发生传递效应，取决于效应细胞上有无相应的受体。

（五）电突触传递

电突触传递指的是通过缝隙连接实现的一类信息传递方式。缝隙连接是两个神经元间细胞膜接触特别紧密的部位，两层膜之间的间隙比突触间隙要小得多，只有 2~3nm，周围的轴浆中没有聚集的突触小泡，但有贯穿两细胞膜的蛋白质形成的水相通道，允许带电离子通过，使两个神经元的胞质得以直接沟通。这种水相通道电阻很低，局部电流可以直接从中通过，所以传递速度快，几乎没有潜伏期，且传递信息是双向性的。

三、神经递质和受体

（一）神经递质

突触传递的实现必须依靠神经递质与受体的结合。神经递质是指由神经元合成，突触前膜末梢释放，能特异性作用于突触后膜受体产生突触后电位，具有传递信息功能的特殊化学物质。神经递质根据其存在部位的不同，可分为外周神经递质与中枢神经递质。

1. 外周神经递质

（1）乙酰胆碱　凡末梢释放乙酰胆碱（ACh）的神经纤维称为胆碱能纤维。包括全部交感和副交感神经的节前纤维、大多数副交感神经的节后纤维（除少数释放肽类物质的纤维外）和小部分交感神经的节后纤维（如支配汗腺、骨骼肌血管的舒血管纤维）以及躯体运动神经纤维。

（2）去甲肾上腺素　凡末梢释放去甲肾上腺素（NE）的神经纤维，称为肾上腺素能纤维，包括大部分交感神经的节后纤维。

除此之外，近年来在胃肠等其他器官中发现了以释放嘌呤类或肽类物质为递质的神经纤维，称为嘌呤能或肽能纤维。

2. 中枢递质　中枢递质种类较多，主要包括乙酰胆碱、胺类、氨基酸类和神经肽等。

（1）乙酰胆碱　以乙酰胆碱为递质的神经元为胆碱能神经元，它在中枢的分布极为广泛，脊髓、脑干网状结构、丘脑、纹状体、边缘系统等处都有乙酰胆碱递质及其受体。乙酰胆碱是一类非常重要的神经递质，几乎参与了神经系统的所有功能活动的调节过程，包括学习、记忆、觉醒、睡眠、运动、感觉等。

（2）胺类　胺类递质包括多巴胺、去甲肾上腺素、肾上腺素、5-羟色胺等。脑内的多巴胺主要由中脑黑质的神经元产生，沿黑质-纹状体投射系统分布，组成黑质-纹状体多巴胺递质系统，主要参与对躯体运动、情绪活动、垂体内分泌功能、心血管活动等的调节。在中枢神经系统中，以去甲肾上腺素作为递质的神经元称为去甲肾上腺素能神经元，其胞体主要位于低位脑干，参与心血管活动、情绪、体温、摄食及觉醒等的调节。以肾上腺素为递质的神经元称为肾上腺素能神经元，其胞体主要分布于延髓，主要参与心血管活动的调节。5-羟色胺为递质的神经元胞体主要集中于低位脑干的中缝核内，主要是调节痛觉，参与镇痛、情绪、睡眠、体温、内分泌等功能活动。

（3）氨基酸类　氨基酸类递质包括谷氨酸、γ-氨基丁酸及甘氨酸。谷氨酸是脑内含量最高的氨基酸，在中枢内分布极为广泛，是脑内主要的兴奋性递质，几乎对所有的神经元都有兴奋作用。γ-氨基丁酸是脑内主要的抑制性神经递质，在大脑皮质的浅层和小脑皮质的浦肯野细胞层含量较高，也存在于黑质-纹状体系统中。甘氨酸是一种抑制性递质，主要分布在脊髓和脑干。例如，与脊髓运动神经元构成抑制性突触联系的闰绍细胞，其末梢释放的递质就是甘氨酸。

（4）神经肽　是指分布于神经系统内起递质或调质作用的肽类物质，包括神经垂体肽、阿片肽、下丘脑调节肽、脑肠肽等，它们的种类及功能极其复杂，在体内发挥着重要的作用。

3. 递质与调质　递质是指神经末梢释放的特殊化学物质，它能作用于支配的神经元或效应细胞膜上的受体，从而完成信息传递功能。调质是指神经元产生的另一类化学物质，它能调节信息传递的效率，增强或削弱递质的效应。但是一般来说，递质与调质无明确划分的界限，调质是从递质中派生出来的概念，不少情况下递质包含调质。

4. 递质的合成、释放和失活

（1）递质的合成　不同的递质合成部位和过程各不相同。乙酰胆碱、胺类等是在胞质内由其前体物质经过一定的酶催化，最后合成。肽类递质则是由基因调控来合成的。

（2）递质的释放　当神经冲动抵达末梢时，末梢产生动作电位和离子转移，Ca^{2+}由膜外进入膜内，使一定数量的小泡与突触前膜紧贴融合起来，然后小泡与突触前膜黏合处出现破裂口，小泡内递质和其他内容物就释放到突触间隙内。在这一过程中，Ca^{2+}的转移很重要。如果减少细胞外Ca^{2+}浓度，则递质释放就受到抑制；而增加细胞外Ca^{2+}的浓度则递质释放增加。这一事实说明，Ca^{2+}由膜外进入膜内的数量多少，直接关系到递质的释放量。神经递质释放后，突触小体内Ca^{2+}浓度很快恢复到原有静息水平。

（3）递质的失活　递质作用于受体并产生效应后迅速被消除失活，消除的方式较复杂。如进入突触间隙的乙酰胆碱作用于突触后膜发挥生理作用后，就被胆碱酯酶水解成胆碱和乙酸而失活。去甲肾上腺素进入突触间隙并发挥生理作用后，一部分被血液循环带走，在肝中被破坏失活；另一部分在效应细胞内被酶破坏失活；但大部分由突触前膜将去甲肾上腺素再摄取，回收到突触前膜并重新加以利用。肽类递质的失活是依靠酶促降解。神经递质的迅速失活，对保证神经元之间或神经元与效应器细胞之间信息的正常传递有重要意义。

（二）受体

受体是指位于细胞膜上或细胞内能与某些化学物质（如递质、激素等）特异结合并诱发特定生物学效应的特殊生物分子。主要递质的受体分为两类。

1. 胆碱能受体　能与乙酰胆碱特异性结合而发挥生理效应的受体称为胆碱能受体。按其药理特性的不同可分为毒蕈碱型和烟碱型两类。

（1）毒蕈碱受体　该受体能与毒蕈碱结合，产生与乙酰胆碱结合时类似的作用，故称为毒蕈碱受体（M受体）。这类受体主要分布于节后胆碱能纤维支配的效应器细胞膜上。乙酰胆碱与M受体结合后，主要产生一系列副交感神经兴奋的效应，如心脏活动抑制，支气管、消化道平滑肌和膀胱逼尿肌收缩，消化腺分泌增加，瞳孔缩小，汗腺分泌增多，骨骼肌血管舒张等，该效应被称为毒蕈碱样作用（简称M样作用）。有一些药物可与受体结合，使递质无法发挥作用，称为受体阻断剂。阿托品是M受体阻断剂。临床上使用阿托品，可解除胃肠平滑肌痉挛，也可引起心跳加快、唾液和汗液分泌减少等反应。

（2）烟碱受体　能与烟碱结合，产生与乙酰胆碱结合时类似的作用的受体称为烟碱受

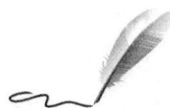

体（N 受体）。N 受体又分为 N_1 及 N_2 两类亚型。N_1 受体位于神经节细胞膜上；N_2 受体位于骨骼肌的终板膜上。乙酰胆碱和 N_1 受体结合后，可引起自主神经节的节后神经元兴奋；与 N_2 受体结合，则表现为骨骼肌的兴奋收缩。六烃季铵主要阻断 N_1 受体的效应，十烃季铵主要阻断 N_2 受体的效应，筒箭毒碱可阻断 N_1 和 N_2 受体，故能使肌肉松弛，在临床手术中可作为肌肉松弛剂使用。

2. 肾上腺素能受体　能与肾上腺素、去甲肾上腺素结合的受体称为肾上腺素能受体，分布于肾上腺素能纤维所支配的效应器细胞膜上，可分为两类（表 10-2）。

（1）α 受体　α 受体分为 α_1、α_2 两种。儿茶酚胺与 α 受体结合后产生的平滑肌效应以兴奋效应为主，如血管收缩、子宫收缩、瞳孔开大肌收缩等。但对小肠平滑肌为抑制效应，使小肠平滑肌舒张。酚妥拉明为 α 受体阻断剂。

（2）β 受体　β 受体分为 β_1、β_2 两种。β_1 受体主要分布于心肌细胞，儿茶酚胺与 β_1 受体结合产生的是兴奋效应，如心率加快，心肌收缩力增强。β_2 受体分布于支气管、胃、肠、子宫及许多血管平滑肌细胞上，当儿茶酚胺与 β_2 受体结合，产生抑制效应，可使平滑肌舒张。普萘洛尔又称心得安，是 β 受体阻断剂，对 β_1、β_2 受体都有阻断作用。阿替洛尔能阻断 β_1 受体，丁氧胺主要阻断 β_2 受体。目前，有关 β 受体阻断剂的研究进展很快，在临床上可根据病情选择合适的受体阻断剂。

表 10-2　肾上腺能受体的分布与效应

部位	效应器	受体	效应
心脏	窦房结	β_1	心率加快
	房室传导系统	β_1	传导加快
	心肌	β_1	收缩加强
血管	冠状血管	α	收缩
		β_2	舒张（为主）
	皮肤黏膜血管	α	收缩
	骨骼肌血管	α	收缩
		β_2	舒张（为主）
	脑血管	α	轻度收缩
	胃肠道血管	α	收缩（为主）
		β_2	舒张
呼吸	支气管平滑肌	β_2	舒张
胃肠	胃平滑肌	β_2	舒张
	小肠平滑肌	α	舒张
	括约肌	α	收缩
	唾液腺	α	分泌
	胃腺	α	抑制分泌
泌尿	膀胱逼尿肌	β_2	舒张
	内括约肌	α	收缩
生殖	妊娠子宫	α	收缩
	未孕子宫	β_2	舒张
眼	扩瞳肌	α	收缩
	睫状肌	β	舒张
其他	竖毛肌	α	收缩
	糖酵解代谢	β_2	增加
	脂肪分解代谢	β_3	增加

四、反射活动的基本规律

反射是神经系统活动的基本方式，可分为非条件反射和条件反射。中枢神经元的联系方式、兴奋传布特征以及中枢抑制可影响反射活动的质量。

（一）中枢神经元的联系方式

中枢神经系统中的神经元数量巨大，构成复杂的网络系统，根据神经元在反射弧中所处的位置不同，可分为传入神经元、中间神经元和传出神经元，其中以中间神经元的数量最多。数量如此巨大的神经元构成了复杂的网络系统，联系的方式自然也很多，但主要的有辐散式、聚合式、环式、链锁式等几种（图10－5）。

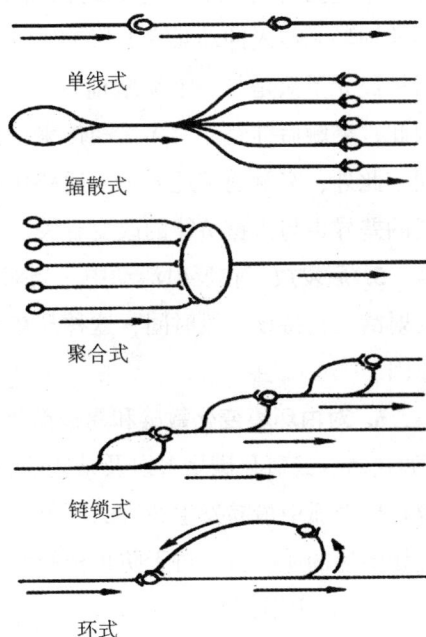

辐散式联系为一个神经元的轴突末梢分支与其他许多神经元建立突触联系，能让一个神经元的兴奋引起多个神经元同时兴奋或抑制。这种联系方式多见于传入通路。

聚合式联系为许多神经元的轴突末梢终止于同一神经元的胞体和树突的联系方式，有助于信息的总和或整合。这种联系方式多见于传出通路。

链锁式是指神经元的侧支依次连接，形成链锁。

图10－5　中枢神经元的联系方式

兴奋通过链锁式联系，可以在空间上扩大作用的范围。

环式联系为一个神经元通过其轴突的侧支与中间神经元相连，中间神经元反过来再与该神经元发生突触联系，构成一个闭合环路。若中间神经元是兴奋性神经元，通过环式联系使兴奋效应得到增强和时间上的延长，即产生正反馈效应。若中间神经元是抑制性神经元，通过环式联系使兴奋效应得到减弱或及时终止，即产生负反馈效应。故环式联系是反馈的结构基础。

（二）中枢兴奋传布的特征

反射弧中枢部分的兴奋传布，必须经过一个以上的突触接替，它与兴奋在神经纤维上的传导明显不同且要复杂得多。兴奋通过中枢传布具有以下几个特征。

1. 单向传递　兴奋在神经纤维上的传导是双向性的，但通过突触时，只能由突触前膜向突触后膜传递，而不能逆向进行。这是因为神经递质只能由突触前膜释放出来。故反射活动通过突触时，兴奋的传递只能由传入神经元传向反射中枢，再经传出神经元至效应器。

2. 突触延搁　兴奋通过突触传递时，由于突触传递时要经历递质的释放、扩散、与后膜受体结合等一系列过程，相对于兴奋在神经纤维上传导来说，耗时较长，因此称之为突触延搁。在反射活动中，兴奋通过的突触数目越多，反射所需要的时间就越长。在反射活动中，突触联系主要存在于中枢神经系统内，所以兴奋通过中枢神经传播所需的时间较长，故此现象又称为中枢延搁。

3. 总和　在中枢内兴奋和抑制都可以产生总和现象。总和可分为空间总和、时间总和两种。聚合式联系是产生空间总和的结构基础。突触后神经元的活动取决于突触后电位总和的结果。

4. 兴奋节律的改变 在反射活动中，突触后神
经元发出的冲动频率往往和突触前神经元的频率不
同。这是因为突触后神经元的兴奋节律，不仅受突

触前神经元传入冲动频率的影响，还与突触后神经元本身的功能状态有关。而且一个突触
后神经元不只是与一个突触前神经元发生突触联系，而是与多个突触前神经元发生联系。
因此，突触后神经元对多途径传来信息的整合显然会使其兴奋节律与突触前神经元有所不
同。此外，突触前神经元传入通路中还存在中间神经元，这些神经元的功能状态和联系方
式的差异也与兴奋节律的改变有关。

5. 后发放 在反射活动中，当对传入神经刺激停止后，传出神经仍继续发放冲动，使
反射活动仍持续一段时间，这种现象称为后发放。神经元之间的环式联系是后发放的主要
原因。

6. 对内环境变化敏感和易疲劳性 在反射活动中，突触传递最易受内环境变化的影响
（如缺氧、二氧化碳增多以及某些药物）。此外，相对于兴奋在神经纤维上的传导，突触部
位是反射弧中最易发生疲劳的环节，其原因可能与长时间兴奋使突触前神经递质耗竭有关。
突触传递的易疲劳性对于防止神经元过度兴奋具有重要意义。

（三）中枢抑制

在中枢神经系统中，不仅有兴奋活动，还有抑制活动，两者相辅相成，从而让反射活
动能按一定的次序和强度协调地进行。中枢抑制过程发生在突触，根据其发生的部位，可
将中枢抑制分为突触后抑制和突触前抑制两类。

1. 突触后抑制 突触后神经元产生抑制性突触后电位而发生的抑制称为突触后抑制。
在哺乳类动物中，所有的突触后抑制都是通过抑制性中间神经元实现的。兴奋性神经元先
兴奋抑制性中间神经元，由抑制性中间神经元释放抑制性递质，使与其发生突触联系的突
触后神经元产生抑制性突触后电位，从而使突触后神经元发生抑制，这种抑制就称为突触
后抑制，在中枢神经系统内普遍存在。突触后抑制根据抑制性中间神经元的联系方式，分
为传入侧支性抑制和返回性抑制两种类型（图 10 - 6）。

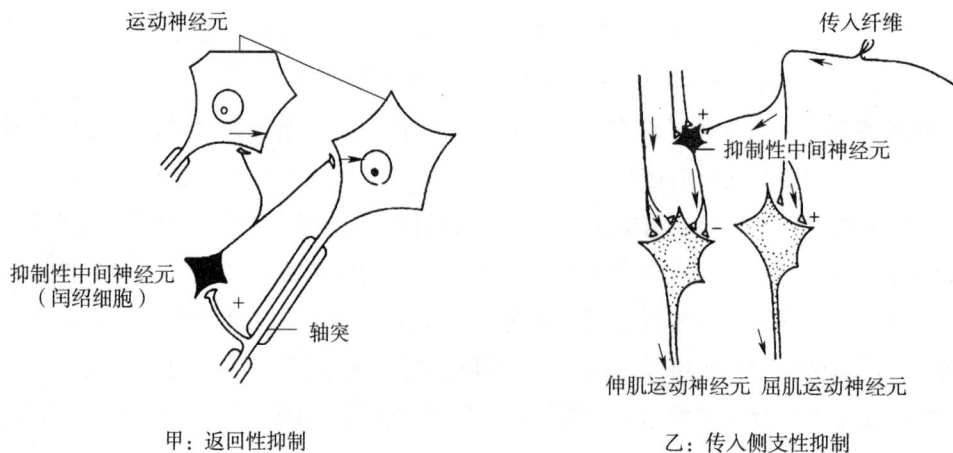

甲：返回性抑制　　　　　　　　　　乙：传入侧支性抑制

图 10 - 6　突触后抑制示意图

（1）传入侧支性抑制　传入神经纤维在兴奋某一中枢神经元的同时，还发出侧支兴奋

一个抑制性中间神经元，从而使另一个中枢神经元抑制，这种现象称为传入侧支性抑制或交互抑制。例如，引起屈肌反射的传入纤维进入脊髓后，一方面兴奋支配屈肌的运动神经元，另一方面通过侧支兴奋抑制性中间神经元，使支配伸肌的神经元抑制，结果使屈肌收缩，伸肌舒张，以完成屈肌反射。其意义是使不同中枢之间活动相互协调，相互配合。

（2）返回性抑制　是指某一中枢神经元兴奋时，其传出冲动沿轴突外传，同时又经轴突侧支去兴奋另一抑制性中间神经元，该抑制性神经元兴奋后，其活动经轴突反过来作用于原先发动兴奋的神经元，并与之构成抑制性突触联系，通过释放抑制性神经递质，抑制原先发动兴奋的神经元及同一中枢的其他神经元，这种现象称为返回性抑制。例如，脊髓前角运动神经元发出轴突支配外周的骨骼肌，同时也在脊髓内发出侧支兴奋闰绍细胞；闰绍细胞是抑制性中间神经元，其活动经轴突回返作用于脊髓前角运动神经元，抑制原先发动兴奋的神经元和其他神经元。因此，当脊髓前角运动神经元兴奋时，其传出冲动一方面使骨骼肌收缩，同时又通过闰绍细胞来抑制该运动神经元的活动。这种抑制是一种典型的负反馈控制，其意义在于能使神经元的活动及时终止，也促使同一中枢内神经元之间的活动相互制约和步调一致。

2. 突触前抑制　通过改变突触前膜的活动而使突触后神经元产生抑制的现象，故称为突触前抑制（图 10 - 7）。其结构基础是轴 – 轴突触。突触前抑制产生的机制是：当刺激轴突 A 时，可使神经元 C 产生 10mV 的兴奋性突触后电位。当刺激轴突 B 时，神经元 C 不产生反应。若先刺激轴突 B 一定时间后再刺激轴突 A，可使 C 神经元产生的兴奋性突触后电位减小到 5mV。这说明轴突 B 的活动能降低轴突 A 对神经元 C 的兴奋作用，即产生突触前抑制。目前认为，B 纤维的抑制作用是通过使 A 纤维释放的兴奋性递质减少而实现的。由于这种抑制是改变了突触前膜的活动而实现的，因此称为突触前抑制。突触前抑制在中枢神经系统内广泛存在，尤其多见于感觉传入途径，对调节感觉传入活动有重要作用。它的生理意义是控制从外周传入中枢的感觉信息，使感觉更加清晰和集中。

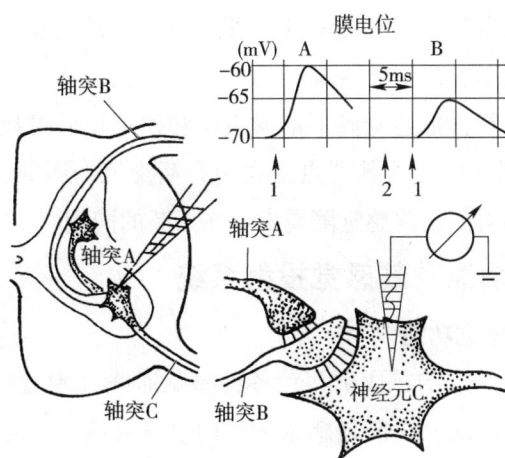

图 10 - 7　突触前抑制示意图

第二节　神经系统的感觉功能

人类依靠各种感觉认识世界。感觉的产生是各种感觉器官或感受器在接受刺激后，经过换能作用，转换为神经冲动，通过感觉传入通路从低级部位的脊髓逐级上传，最后到达大脑皮质特定部位，经大脑皮质分析和综合产生的。在感觉产生的过程中神经系统不同的部位起着不同的作用。

知识拓展

中枢抑制的提出

中枢抑制是俄国生理学家谢切诺夫于 1862 年首先提出的。他在实验中用氯化钠结晶刺激不同部位脑组织的横断面，观察对脊髓后肢屈肌反射的影响。结果看到当氯化钠结晶放在中脑视顶盖的横断面时，大大延长了屈肌反射的反射时间，屈肌反射受到了抑制。谢切诺夫认为氯化钠结晶兴奋了视顶盖的神经元，从而抑制脊髓运动神经元的活动，导致反射时间的延长，这个现象称为"谢切诺夫抑制"。这一发现对中枢神经系统生理学的发展起到了重要作用。

一、脊髓的感觉传导功能

脊髓是躯体感觉信号上传给高级中枢的通路。躯干、四肢和一些内脏器官发出的感觉纤维由后根进入脊髓后，分别组成不同的感觉传导束，沿脊髓向高位中枢传导神经冲动。由脊髓上传的感觉传导通路可分为浅感觉传导路径和深感觉传导路径。浅感觉传导路径传导皮肤、黏膜的痛觉、温度觉和粗略触－压觉，其传入纤维由后根的外侧部进入脊髓，然后在后角更换神经元，再发出纤维在中央管前行交叉至对侧，分别经脊髓丘脑侧束（痛、温觉）和脊髓丘脑前束（粗略触－压觉）上行抵达丘脑，故其特点是先交叉后上行。深感觉传导路径传导肌肉、肌腱、关节等深部结构的本体感觉，其传入纤维由后根的内侧部进入脊髓后，在同侧后索上行，抵达延髓下部薄束核和楔束核后更换神经元，再发出纤维交叉到对侧，经内侧丘系到丘脑，故其特点是先上行后交叉。因此，在脊髓半离断情况下，浅感觉障碍发生在离断的对侧，深感觉障碍发生在离断的同侧。

二、丘脑的感觉功能及其感觉投射系统

（一）丘脑的核团与感觉功能

丘脑是由大量神经元组成的核团群集。各种感觉通路（嗅觉除外）都要在丘脑换元，然后再向大脑皮质投射。因此，丘脑是感觉传导的总换元站，同时也能对感觉进行粗略的分析和综合。我国著名的生理学家张香桐，根据各核团的功能特点，将丘脑的核团大致划分为三类。

第一类是感觉接替核：接受除嗅觉外的感觉投射纤维，并经过换元进一步投射到大脑皮质特定感觉区。主要有腹后核（包括腹后内侧核与腹后外侧核）、内侧膝状体、外侧膝状体等。其中腹后外侧核同躯干、肢体感觉的传导有关。腹后内侧核为三叉丘系的换元站，

与头面部感觉的传导有关。内侧膝状体是听觉传导通路的换元站，发出纤维向大脑皮质听区投射。外侧膝状体是视觉传导通路的换元站，发出纤维向大脑皮质视区投射。

第二类是联络核：接受丘脑感觉接替核和其他皮质下中枢来的纤维（但不直接接受感觉的投射纤维），经过换元，发出纤维投射到大脑皮质的某一特定区域。主要有丘脑前核、腹外侧核、丘脑枕等。它们在功能上与各种感觉在丘脑和大脑皮质水平的联系协调有关。

第三类是髓板内核群：包括中央中核、束旁核、中央外侧核等。一般认为，这一类细胞群没有直接投射到大脑皮质的纤维，而是间接地通过多突触接替换元后，然后弥散地投射到整个大脑皮质，对维持大脑皮质兴奋状态起重要作用。

（二）感觉投射系统

根据丘脑各部分向大脑皮质投射特征的不同，可把丘脑分成两大系统，一个是特异投射系统，另一个是非特异投射系统。

1. 特异投射系统 各种感觉传入冲动（嗅觉除外）经一定的传导路径上传，到达丘脑的感觉接替核，换元后投射到大脑皮质的特定感觉区，主要终止于皮质的第四层细胞。每一种感觉的投射路径都是专一的，这种点对点的投射关系，称为特异投射系统（图10-8）。其主要功能是引起特定的感觉，并激发大脑皮质发出传出冲动。丘脑的联络核在结构上也与大脑皮质有特定的投射关系，所以也属于特异投射系统，但它不引起特定感觉，主要起联络和协调的作用。

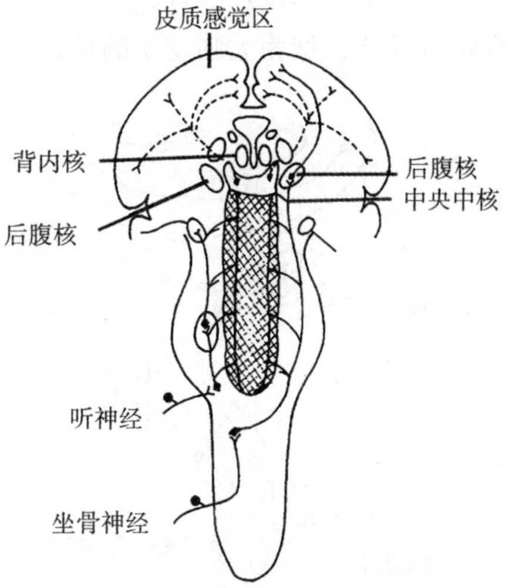

2. 非特异投射系统 各种感觉传导通路的纤维经过脑干时，发出许多侧支，与脑干网状结构的神经元发生突触联系，经多次换元，抵达丘脑，由此发出纤维，弥散地投射到大脑皮质的广泛区域（图10-8），这一投射途径称为非特异投射系统。非特异投射系统是各种感觉的共同上行通路，由于它在脑干网状结构中经多次换元，因而失去了专一的传导功能。其主要功能是维持和改变大脑皮质的兴奋性，使机体保持觉醒状态，这一作用又称为上行激动作用。只有在非特异投射系统维持大脑皮质清醒状态的基础上，特异投射系统才能发挥其产生特定感觉的作用，形成清晰的感觉。

图中标注：皮质感觉区、背内核、后腹核、后腹核、中央中核、听神经、坐骨神经

图10-8 感觉投射系统示意图

脑干网状结构内存在起唤醒作用的上行功能系统，这一系统因此被称为网状结构上行激动系统。现认为，这一系统的作用主要通过丘脑非特异投射系统来完成。若这一系统的上行冲动减少，大脑皮质就由兴奋状态转为抑制状态，动物表现为安静或睡眠。若这一系统受损，则可发生昏睡。网状结构上行激动系统是一种多突触传递系统，易受药物影响而发生传导阻滞。巴比妥类药物的镇静、催眠作用，可能就是因为阻断了上行激动作用而产生的。

通常只有特异投射系统和非特异投射系统相互协调和配合，才能使机体既处于觉醒状态，又能产生各种特定的感觉。特异投射系统与非特异投射系

考点提示

丘脑感觉投射系统的主要功能。

统的区别见表 10 - 3。

表 10 - 3　特异投射系统与非特异投射系统的区别

	特异投射系统	非特异投射系统
传导途径	专一性	无专一性
投射关系	点对点的投射	弥散的投射
投射区域	大脑皮质的特定感觉区	大脑皮质的广泛区域
传入神经元接替	经较少神经元接替	经多个神经元接替
主要功能	引起特定的感觉，并激发大脑皮质发出传出冲动	维持和改变大脑皮质的兴奋性，使机体保持觉醒状态

三、大脑皮质的感觉分析功能

大脑皮质是感觉分析的最高级中枢。各种感觉传入冲动到达大脑皮质后，通过大脑皮质对不同信息的分析综合，才能产生各种不同的感觉。大脑皮质的不同区域具有不同的感觉定位功能，称为大脑皮质的功能定位。

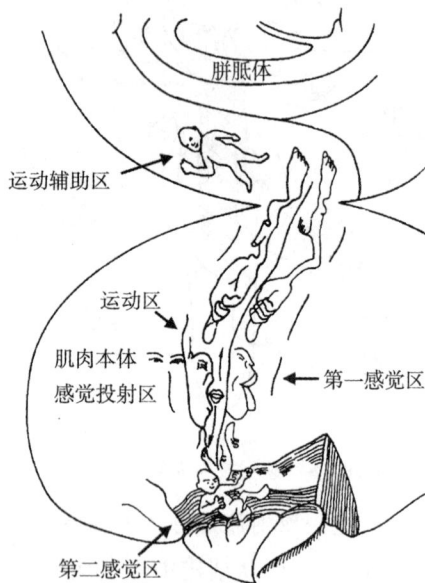

图 10 - 9　人大脑皮质体表感觉区示意图

（一）体表感觉区

全身体表感觉在大脑皮质的主要投射区是中央后回，又称第一体感区。其投射特点有：①投射纤维左右交叉，即躯体一侧感觉向对侧皮质投射，但头面部的感觉投射至双侧皮质；②投射区的空间安排是倒置的，即下肢的感觉区在中央后回的顶部，上肢感觉区在中间，头面部感觉区在底部，但头面部内部的安排是正立的；③投射区的大小与感觉灵敏度有关，感觉灵敏度高的，皮质代表区也大；感觉灵敏度低的，皮质代表区小。第一体表感觉区产生的感觉定位明确而且清晰。（图 10 - 9）。

（二）本体感觉区

本体感觉是指肌肉、关节等的位置觉与运动觉。本体感觉的投射区主要在中央前回。它们接受来自肌肉、肌腱和关节等处的感觉信息在此整合，以感知身体某一瞬间在空间的位置、姿势以及身体各部分在运动中的状态。

（三）内脏感觉区

内脏感觉的投射区混杂于体表感觉区、运动辅助区、边缘系统等皮质部位。其投射区较小且分散。因此内脏感觉通常会出现定位不准确、性质模糊的特点。

（四）视觉区

视觉投射区在枕叶距状沟的上、下缘。左侧枕叶皮质接受左眼的颞侧视网膜和右眼的鼻侧视网膜的传入纤维投射；右侧枕叶皮质接受右眼的颞侧视网膜和左眼的鼻侧视网膜的传入纤维投射。另外，视网膜的上半部传入纤维投射到距状裂的上缘，下半部传入纤维投射到距状裂的下缘，视网膜中央的黄斑区投射到距状裂的后部。

（五）听觉区

听觉投射区在颞叶的颞横回与颞上回。听觉的投射是双侧性的，即一侧皮质代表区接受双侧耳蜗听觉感受器传来的冲动。不同音频的感觉信号在听觉皮质的投射有一定的分区。

（六）嗅觉区和味觉区

嗅觉的皮质投射区位于边缘叶的前底部。味觉的皮质投射区在中央后回头面部感觉区的下侧。

考点提示

第一体表感觉区的投射特点。

四、痛觉

痛觉是机体受到伤害性刺激时所产生的一种复杂感觉，常伴有不愉快的情绪活动和防御反应。作为机体受损害时的报警系统，痛觉具有保护性作用。疼痛包括痛觉和痛反应，痛觉即"觉得痛"是个人的一种主观的感觉体验；痛反应则是机体对伤害性刺激的反应，主要表现为机体各种生理功能的变化。疼痛常是许多疾病共有的症状，因此认识疼痛的产生及其规律具有重要临床意义。

（一）痛觉感受器及其刺激

一般认为，痛觉感受器是广泛存在于各组织细胞之间的游离神经末梢，是一种化学感受器。当各种刺激达到一定强度造成组织细胞损伤时，就会释放 K^+、H^+、组胺、5－羟色胺、缓激肽等致痛性化学物质，这些物质可使游离神经末梢去极化，发放神经冲动，传入中枢而引起痛觉。一般而言，引起痛觉的刺激强度都达到了使组织损伤的程度，且组织损伤的程度越高，痛觉也越剧烈。

（二）疼痛的生理和心理反应

疼痛既是一种生理反应，又是一种心理反应。疼痛可引起心率加快、血压升高、呼吸急促等生理反应。若是剧烈疼痛则可使血压降低，心脏活动减弱。疼痛还会引起焦虑、烦躁不安、恐惧等情绪反应。很多心理因素亦会对疼痛产生影响：①过去对疼痛的经验，如有些家庭对于儿童寻常的轻微外伤大惊小怪，有些则采取听之任之的态度，这在很大程度上影响儿童对痛刺激的反应；②发生疼痛时的情景，如同样的创伤在战时和平时，由于伤者对于创伤情景意义的理解不同，产生的痛觉也明显不同；③个体对疼痛刺激的注意程度，如牙痛等各种疼痛在白天可因繁忙而紧张的工作而被忘却，到了夜间则因不能转移注意力而感觉痛得特别厉害，也是生活中的普遍实例；④个体情绪的变化，有实验研究表明，焦虑或持续的紧张可明显增强疼痛；⑤对疼痛的心理暗示，如安慰剂可使35%的患者痛觉明显缓解，而大剂量吗啡的效率也只有75%。除上述列举的一些因素外，其他因素如个性、记忆和思维能力、意志力等个体的心理特征，以及社会文化背景，也会对疼痛产生不同程度的影响。临床上可根据心理因素对疼痛的影响，采取适当的方法帮助患者缓解疼痛，如使用安慰剂等。

（三）皮肤痛觉

皮肤痛觉是当伤害性刺激作用于皮肤时所引起的痛觉。可先后引起两种痛觉：快痛和慢痛。快痛是受到刺激时立即出现的尖锐的"刺痛"，特点是产生和消失迅速，感觉清楚，定位明确。随后出现慢痛，为一种烧灼痛，其特点是定位不准确，持续时间较长，并伴有情绪反应及心血管和呼吸等方面的变化。在外伤时，这两种痛觉相继出现，不易明确区分。但皮肤炎症时、深部组织（如韧带和肌肉等）损伤时，常以慢痛为主。

（四）内脏痛与牵涉痛

内脏痛是内脏器官受到伤害性刺激时产生的疼痛感觉。是一种病理性疼痛，是疾病诊

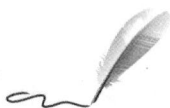

断的重要参考。与皮肤痛相比，内脏痛有四个特点：①对机械性牵拉、痉挛、缺血、炎症等刺激敏感，而对切割、烧灼等刺激不敏感；②疼痛发起缓慢、持续时间长；③定位不精确，对刺激的分辨能力差；④常伴有牵涉痛。

牵涉痛是指某些内脏疾病引起体表一定部位发生疼痛或痛觉过敏的现象。如阑尾炎早期出现脐周或上腹疼痛，心肌缺血时可引起心前区、左肩和左上臂尺侧疼痛等（表10-4）。在临床上，正确认识牵涉痛对某些内脏疾病的诊断具有一定价值。

表10-4 常见内脏疾病牵涉痛的部位

患病器官	体表疼痛部位
心	心前区、左肩、左上臂尺侧
胃、胰	左上腹、肩胛间
肝、胆	右肩胛、右肩部
肾	腰部、腹股沟
阑尾	脐周、上腹部

关于牵涉痛的产生机制（图10-10），目前有两种学说进行解释，即会聚学说和易化学说。会聚学说认为，发生牵涉痛的体表部位的传入神经纤维与患者内脏的传入纤维会聚于同一脊髓角，经共同的通路上传。由于生活中的疼痛多来自体表部位，大脑皮质习惯于识别体表的刺激信息，因而将来自内脏的痛觉信息识别为来自体表，故产生牵涉痛。易化学说认为，来自内脏和躯体的两种传入纤维到达脊髓后角同一区域，更换神经元的部位很接近，患病内脏的传入冲动可以提高邻近的体表感觉神经元的兴奋性，即产生易化作用，这样就使平常并不引起体表疼痛的刺激变成了致痛刺激。

考点提示

皮肤痛、内脏痛的特点；牵涉痛的定义。

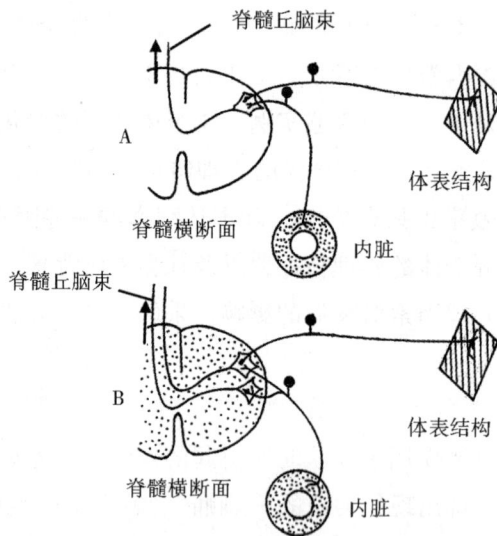

图10-10 牵涉痛产生机制示意图

第三节　神经系统对躯体运动的调节

人体各种姿势的维持和躯体运动的完成，都是在神经系统的控制下完成的。神经系统对躯体运动的调节，都是复杂的反射活动。

一、脊髓对躯体运动的调节

（一）脊髓前角的运动神经元功能

在脊髓前角中，存在两大类运动神经元，分别是 α 运动神经元和 γ 运动神经元，它们的轴突经前根离开脊髓后直达所支配的肌肉，其末梢释放的递质都是乙酰胆碱。

1. α 运动神经元　α 运动神经元既接受来自皮肤、肌肉和关节等外周传入的信息，也接受从脑干到大脑皮质等高位中枢下传的信息，产生一定的反射传出冲动。因此，α 运动神经元是躯体骨骼肌运动反射的最后公路。

α 运动神经元的轴突在离开脊髓走向肌肉时，其末梢在肌肉中分成许多小支，每一小支支配一根骨骼肌纤维。因此，在正常情况下，当这一神经元发生兴奋时，兴奋可传导到受它支配的许多肌纤维，引起其收缩。由一个 α 运动神经元及其支配的全部肌纤维所组成的功能单位，称为运动单位。运动单位的大小不一。例如，一个眼外肌运动神经元只支配 6~12 根肌纤维，而一个四肢肌（如三角肌）的运动神经元所支配的肌纤维数目可达 2000 根。前者有利于肌肉进行精细的运动，后者有利于产生巨大的肌张力。

2. γ 运动神经元　γ 运动神经元的胞体分散在 α 运动神经元之间，支配骨骼肌内的梭内肌纤维。γ 运动神经元的兴奋性较高，常以较高频率持续放电。在一般情况下，当 α 运动神经元活动增加时，γ 运动神经元也相应增加，从而调节肌梭对牵拉刺激的敏感性。

（二）牵张反射

有神经支配的骨骼肌，在受到外力牵拉而伸长时，能引起受牵拉的肌肉收缩，称为牵张反射。

1. 牵张反射的类型　牵张反射有两种类型，即肌紧张和腱反射。

肌紧张是指缓慢持续牵拉肌腱时发生的牵张反射。其表现为受牵拉的肌肉发生轻微而持续的收缩，以维持肌肉的紧张性收缩状态，阻止其被拉长。肌紧张是由肌肉中的肌纤维轮流收缩产生的结果，所以不易产生疲劳。肌紧张反射弧的中枢为多突触接替，故肌紧张是一种多突触反射。肌紧张是维持躯体姿势最基本的反射活动，不表现明显的动作，是姿势反射的基础。由于重力的经常作用，因此肌紧张也持续发生。肌紧张反射弧中的任何一个环节被破坏，将会引起肌张力减弱或消失，出现肌肉松弛，从而无法维持身体的正常姿势。

腱反射是指快速牵拉肌腱时发生的牵张反射。其表现为被牵拉肌肉快速而显著的缩短。例如，叩击膝关节下的股四头肌肌腱使之受到牵拉，则股四头肌迅速发生一次收缩，使膝关节伸直，称为膝跳反射（图 10 - 11）。腱反射的反射时间很短，通常只够一次突触传递产生的时间延搁，故腱反射是一种单突触反射。临床上常通过检查腱反射，来了解神经系统的相应功能状态。腱反射减弱或消失，常提示反射弧的传入、传出神经或脊髓反射中枢的损害；而腱反射的亢进，则常提示高位中枢的病变。临床常检查的腱反射见表 10 - 5。

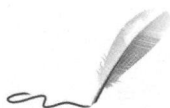

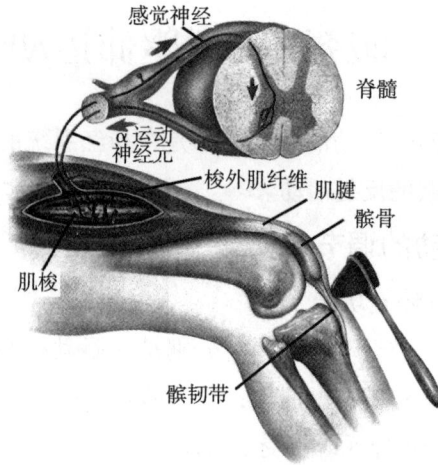

图 10-11 膝跳反射反射弧示意图

表 10-5 临床上常检查的腱反射

反射名称	检查方法	传入神经	中枢部位	传出神经	效应器	反应
膝跳反射	叩击股四头肌肌腱	股神经	腰髓 2~4 节	股神经	股四头肌	膝关节伸直
跟腱反射	叩击跟腱	胫神经	骶髓 1~2 节	胫神经	腓肠肌	足跖屈曲
肱三头肌反射	叩击肱三头肌肌腱	桡神经	颈髓 7~8 节	桡神经	肱三头肌	肘关节伸直
肱二头肌反射	叩击肱二头肌肌腱	肌皮神经	颈髓 5~6 节	肌皮神经	肱二头肌	肘关节屈曲

2. 牵张反射的反射弧 牵张反射的感受器是肌肉内的肌梭,中枢主要在脊髓内,传入及传出纤维都包含在支配该肌肉的神经中,效应器就是该块肌肉的肌纤维。故感受器与效应器都在同一块肌肉中,是牵张反射反射弧(图 10-12)最显著的特点。

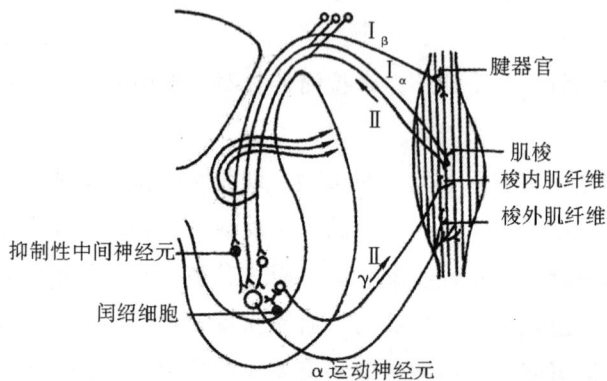

图 10-12 牵张反射示意图

肌梭是一种感受牵拉刺激的梭形感受器,可感受肌肉长度的变化,属于本体感受器。肌梭呈梭形,外有一层结缔组织膜,膜内有 6~12 根肌纤维,称为梭内肌纤维。肌梭外的一般肌纤维称为梭外肌,与梭内肌纤维平行排列呈并联关系。肌梭的中央部分膨大,是感受装置所在的部位。肌梭的传入神经纤维有两种,直径较粗的 I 类传入纤维和直径较细的 II 类传入纤维。梭外肌纤维受 α 传出神经支配,梭内肌纤维受 γ 传出神经支配。

> **考点提示**
> 牵张反射的定义、分类和特点。

当肌肉受到牵拉被拉长时，受刺激的肌梭产生的冲动经传入纤维至脊髓，兴奋α运动神经元，然后反射性引起所支配的效应器梭外肌纤维收缩，从而实现牵张反射。刺激γ传出纤维并不能直接引起肌肉的收缩，但γ传出纤维活动增强时，梭内肌纤维收缩，可以提高肌梭对牵拉刺激的敏感性，增加传入冲动，从而调节牵张反射。

腱器官是肌肉内的另一种感受装置，分布于肌腱胶原纤维之间，与梭外肌纤维呈串联关系。它是一种张力感受器，感受肌张力的变化。当梭外肌收缩而张力增大时，腱器官发放的传入冲动增加，通过抑制性中间神经元，使支配同一梭外肌的α-运动神经元被抑制，从而使牵张反射受到抑制。

通常认为，当肌肉受到外力牵拉时，首先刺激肌梭而引起牵张反射，结果出现肌肉收缩来对抗牵拉。当牵拉力进一步加强时，则刺激腱器官，使牵张反射受到抑制，从而避免被牵拉肌肉因过度收缩而受损。

（三）脊休克

当人和动物的脊髓与高位脑中枢突然断离后，断面以下的脊髓会暂时丧失反射活动能力而进入无反应的状态，这种现象称为脊休克。脊休克的主要表现为：在横断面以下的脊髓所支配的骨骼肌紧张性减低甚至消失，外周血管扩张，血压下降，发汗反射消失，尿粪潴留等，躯体与内脏反射活动均减退以至消失。脊休克现象只发生在切断水平以下的部分。脊休克现象持续一段时间后，脊髓反射可以逐渐恢复。最先恢复的是一些比较简单和原始的反射，如屈肌反射和腱反射等，而后是较复杂的反射，如对侧伸肌反射等。血压可恢复到一定水平，排尿排便反射也可恢复到一定程度。其恢复的时间长短，与动物种类有密切关系，低等动物如蛙在脊髓离断后数分钟内反射即恢复，犬则需几天，而人类则需数周至数月。但恢复的这些反射功能并不完善。如基本的排尿反射可以进行，但排尿已不受意识控制，发生尿失禁，且排不干净；一些屈肌反射可能过强；汗腺可过度分泌等。

脊休克的产生与恢复，说明脊髓可以单独完成一些简单的反射活动，但正常状态下脊髓是在高位中枢调节下进行活动的。脊休克的发生，并不是脊髓切断的损伤刺激引起的，而是由于断面以下的脊髓突然失去高位中枢的调控而兴奋性极度低下所致。

> 📚 **考点提示**
> 脊休克的定义和意义。

（四）屈肌反射与对侧伸肌反射

当肢体皮肤受到伤害性刺激时，可反射性引起受刺激一侧肢体的屈肌收缩，出现肢体屈曲，称为屈肌反射。该反射可使机体迅速离开伤害性刺激，具有保护性作用。通常该反射的动作活动范围大小与刺激的强度相关。如足趾部若受到较弱的刺激，只引起踝关节的屈曲；刺激强度增大，则膝关节和髋关节也可发生屈曲；若刺激强度很大，不但会出现受刺激一侧肢体的屈曲还会出现对侧肢体伸直，以支撑体重，维持姿势，防止歪倒，称为对侧伸肌反射。

二、脑干对肌紧张的调节

脑干对肌紧张的调节主要是通过脑干网状结构的易化区和抑制区的活动来实现（图10-13）。

（一）脑干网状结构易化区及其作用

在脑干网状结构中能够加强肌紧张和肌肉运动作用的区域，称为易化区。易化区分布

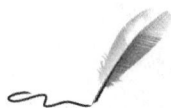

较广泛，包括延髓网状结构的背外侧部分、脑桥的被盖、中脑中央灰质及被盖；此外下丘脑和丘脑中线核群也包括在易化区概念之内。易化区的活动既有自发的，又受高级中枢的下行性影响。其发放的下行神经冲动通过网状脊髓束向下与脊髓前角的γ运动神经元联系，使γ运动神经元兴奋，梭内肌收缩，肌梭的敏感性升高，从而使肌紧张增强。此外易化区对脊髓前角的α神经元也有一定的易化作用。

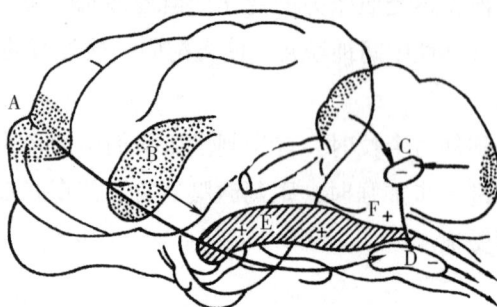

脑干网状结构下行抑制（－）和易化（＋）系统示意图

（二）脑干网状结构抑制区及其作用

在脑干网状结构中能够抑制肌紧张和肌肉运动的区域，称为抑制区。抑制区范围较小，位于延髓网状结构的腹内侧部。抑制区通过网状脊髓束经常抑制γ运动神经元，从而降低肌紧张。抑制区不能自动发放神经冲动，须接受大脑皮质抑制区、尾状核、小脑等处的始动作用后，方能起抑制肌紧张的作用。通常情况下，易化区的活动较强，抑制区的活动较弱，因此在肌紧张的平衡调节中，易化区略占优势，从而维持正常的肌紧张。

（三）去大脑僵直

在动物中脑的上、下丘之间切断脑干，动物会出现四肢伸直、头尾昂起、脊柱挺硬等伸肌肌紧张亢进的现象，称为去大脑僵直。它的发生是由于切断了大脑皮质、纹状体等部位与脑干网状结构的功能联系，造成抑制区和易化区之间活动失衡，抑制区活动明显减弱，而易化区活动占优势，使伸肌肌紧张亢进，造成僵直现象（图10－14）。当人类患某些脑部疾病时，也可能出现去大脑僵直现象，这种现象的出现是脑干严重损伤的信号。

图10－14　去大脑僵直

三、小脑对躯体运动的调节

根据小脑的传入、传出纤维的联系，可以将小脑划分为三个主要的功能部分，即前庭小脑、脊髓小脑和皮质小脑，在对躯体运动的调节中各自有其不同的重要作用。

（一）维持身体平衡

前庭小脑又称古小脑，其主要功能是维持身体平衡。前庭小脑主要由绒球小结叶构成。实验观察到，切除绒球小结叶的猴，由于平衡功能失调而不能站立，只能在墙角里依靠墙壁站立；但其随意运动仍然很协调，能很好地完成吃食动作。绒球小结叶的平衡功能与前庭器官及前庭核活动有密切关系，其反射进行的途径为：前庭器官→前庭神经核→绒球小结叶→前庭核→脊髓运动神经元→肌肉。

（二）调节肌紧张

脊髓小脑又称旧小脑，其主要功能是调节肌紧张。脊髓小脑由小脑前叶和后叶的中间带区构成。这部分小脑主要接受来自脊髓的本体感觉信息，同时还可接受视觉、听觉等传入信息。其对肌紧张的调节有易化和抑制双重作用。易化作用主要在小脑前叶两侧部，抑制肌紧张的区域主要在小脑前叶蚓部。在进化过程中，前叶小脑对肌紧张的抑制作用逐渐减弱，而易化作用逐渐增强。所以，脊髓小脑损伤后，主要表现为肌张力降低、肌无力等症状。

（三）协调随意运动

新小脑主要指脊髓小脑后叶中间带及皮质小脑，其功能主要是协调随意运动。后叶中间带与大脑皮质运动区构成环路联系，因而与协调随意运动有关，适当控制随意运动的力量、方向等。皮质小脑也与大脑的广大区域形成反馈环路，与运动计划的形成及运动程序的编制有关。

机体完成的各种精巧运动是在逐步的学习过程中形成并熟练起来的。在反复学习的过程中，大脑皮质与小脑之间不断进行联合活动，同时小脑不断接受感觉传入冲动的信息逐步纠正运动过程中所发生的偏差，使运动逐步协调起来。在这一过程中，皮质小脑中贮存了一整套运动程序。当大脑皮质要发动精巧运动时，首先通过下行通路从皮质小脑中提取贮存的程序，并将程序回输到大脑皮质运动区，再通过锥体束发动运动。这时候所发动的运动可以非常协调而精巧，而且动作快速几乎不需要思考。例如，学习骑单车、开车或演奏乐器都是这样一个过程。临床上小脑受损的患者，不能完成各种精细动作，随意动作的力量、方向及准确度将发生变化，如行走摇晃蹒跚状、指物不准、动作笨拙等。还可能出现意向性震颤、肌张力减弱及肌无力等症状。这种小脑损伤后的动作性协调障碍，称为共济失调。

> 📚 **考点提示**
>
> 小脑对躯体运动的调节。

四、基底神经节对躯体运动的调节

基底神经节包括尾状核、壳核、苍白球、丘脑底核、黑质和红核。尾状核、壳核和苍白球统称纹状体；其中苍白球是较古老的部分，称为旧纹状体，而尾状核和壳核则进化较新，称为新纹状体。这些基底神经节在结构与功能上都是紧密相联系的，其中苍白球是纤维联系的中心。

实验证明，基底神经节有重要的运动调节功能，它与对随意运动的稳定、肌紧张的控制、本体感觉传入冲动信息的处理都有关系。临床上基底神经节损害的主要表现可分为两大类：一类是具有运动过少而肌紧张过强的综合征；另一类是具有运动过多而肌紧张不全的综合征。前者的实例是震颤麻痹（帕金森病），后者的实例是舞蹈病与手足徐动症等。

震颤麻痹患者主要的症状有全身肌紧张增高、肌肉强直、随意运动减少、动作缓慢、面部表情呆板。此外，患者常伴有静止性震颤，此种震颤多见于上肢（尤其是手部），其次是下肢及头部。关于震颤麻痹的产生原因，通过病理研究认为与中脑黑质的病变有关。中脑黑质是多巴胺能神经元存在的主要部位，其功能在于抑制纹状体乙酰胆碱递质系统的活动。黑质发生病变后，脑内多巴胺含量明显下降，不能正常抑制纹状体内乙酰胆碱递质系统的活动，导致纹状体内乙酰胆碱递质系统的功能亢进，因而出现一系列震颤麻痹的表现。在动物实验中，用利血平可使儿茶酚胺类递质（包括多巴胺）被耗竭，则动物会出现类似震颤麻痹的症状；若进一步给予左旋多巴，则能使多巴胺合成增加，或给予 M 受体阻断剂阿托品及东莨菪碱阻断胆碱能神经元的作用，都可缓解其症状。

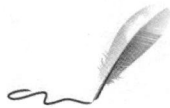

舞蹈病患者的主要临床表现为不自主的上肢和头部的舞蹈样动作，并伴有肌张力降低等。舞蹈病的病变主要是纹状体内的胆碱能神经元和γ-氨基丁酸能神经元功能的减退，而黑质多巴胺能神经元功能相对亢进，这与震颤麻痹的病变正好相反。临床上可用利血平消耗过多的多巴胺递质，来缓解舞蹈病患者的症状。

五、大脑皮质对躯体运动的调节

大脑皮质是调节躯体运动的最高级中枢。大脑皮质控制躯体运动的部位称为皮质运动区。

（一）大脑皮质运动区

人类的大脑皮质运动区（图10-15）主要在中央前回。刺激中央前回的相应部位可引起对侧一定部位的肌肉收缩，毁坏中央前回的相应部位则会产生明显的运动障碍。中央前回运动区对躯体运动的控制具有以下特点。

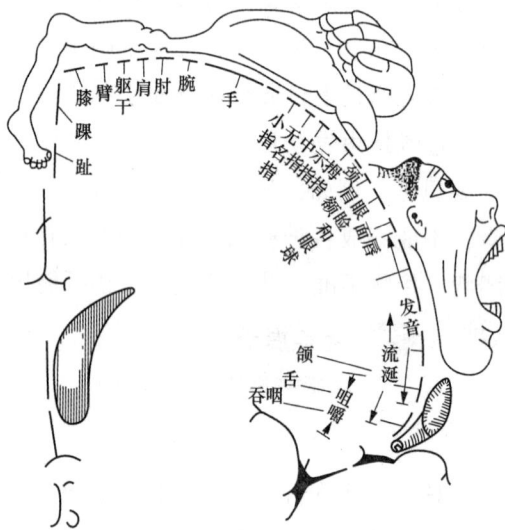

图10-15　人大脑皮质运动区示意图

1. 交叉支配　皮质运动区对躯体运动的调节为交叉性支配，即一侧皮质运动区支配对侧躯体的骨骼肌。但头面部，除面神经支配的眼裂以下表情肌和舌下神经支配的舌肌主要受对侧支配外，其余的运动，如咀嚼运动、喉运动及上部面肌运动均为双侧性支配。当一侧内囊损伤时，对侧躯体骨骼肌麻痹，而头面部肌肉并不完全麻痹，只有对侧眼裂以下表情肌与舌肌发生麻痹。

2. 机能定位精确　呈倒置安排，即运动区顶部支配下肢肌肉运动，底部则支配头面部肌肉的运动，中间支配上肢肌肉的运动。但头面部的安排仍是正立的。

3. 运动代表区的大小与运动的精细程度有关　运动越精细、越复杂的部位，在皮质运动区所占的范围越大。如手的代表区几乎与整个下肢所占的区域大小相等。

除中央前回外，在皮质内侧面还有运动辅助区，它对躯体运动的支配是双侧性的。大脑皮质对躯体运动的调节，是通过下行的运动传导通路实现的。

（二）运动传导通路

下行的运动传导通路主要有皮质脊髓束（包括皮质脊髓前束和皮质脊髓侧束）和皮质脑干束。大脑皮质运动区发出的运动信号通过下行通路到达脊髓前角和脑干的运动神经元来控制躯体运动。

皮质脊髓束中大约80%的纤维在延髓锥体跨过中线到达对侧，沿脊髓外侧索下行到达脊髓前角，这条传导束被称为皮质脊髓侧束。其余约20%的皮质脊髓束的纤维不跨越中线，通过同侧脊髓前索下行，这条传导束被称为皮质脊髓前束。

皮质脊髓侧束的纤维与脊髓前角外侧部的运动神经元构成突触联系，控制四肢远端的肌肉，与机体的精细、技巧性的运动有关。皮质脊髓前束的大部分纤维逐节段经白质前联

> **考点提示**
> 大脑皮质运动区对躯体运动控制的特点。

合交叉至对侧，终止于对侧前角运动神经元，有少数则终止于同侧前角运动神经元。皮质脊髓前束的纤维通过中间神经元与脊髓前角内部的运动神经元发生联系，主要控制躯干及四肢近端的肌肉，与机体的姿势及粗大运动有关。

有一些起源于运动皮质的神经纤维及上述通路的侧支，经脑干某些核团接替后形成顶盖脊髓束、网状脊髓束、前庭脊髓束和红核脊髓束。其中红核脊髓束的功能则与皮质脊髓侧束相似，其余三者的功能则与皮质脊髓前束相似。

若人类皮质脊髓侧束受损，将会出现巴宾斯基征阳性，即以钝物划足趾外侧时，出现拇趾背屈和其他四趾外展呈扇形散开的体征。临床上可根据此体征来判断皮质脊髓侧束是否受损。由于脊髓受到高位中枢的控制，平时这一反射被抑制而不表现出来。皮质脊髓侧束受损后，该抑制被解除，故可出现巴宾斯基征阳性。在婴儿的该传导束尚未发育完全以前，及成人在深睡眠或麻醉状态下，也可出现巴宾斯基征阳性。

长期以来，大脑皮质运动信号下行通路被分为锥体系和锥体外系两部分。锥体系包括皮质脊髓束和皮质脑干束，锥体外系则指锥体系以外所有控制脊髓运动神经元活动的下行通路。目前认为，锥体系与锥体外系在皮质的起源上相互重叠，在脑内的下行途径中彼此亦存在复杂的纤维联系。而且锥体系的下行纤维也并非全部都通过延髓锥体。因此，从皮质到脑干之间的各种病理过程引起的运动障碍，往往难以区分到底是锥体系还是锥体外系的功能受损。根据传统生理学观点，锥体系的神经元一般分为上运动神经元和下运动神经元。上运动神经元位于大脑皮质运动区，下运动神经元指的是位于脊髓前角和脑干的运动神经元。上运动神经元损伤被认为就是皮质运动区或锥体束损伤，产生"中枢性瘫痪"，表现为"硬瘫"，出现范围广泛的随意运动麻痹、骨骼肌张力增加、腱反射亢进、巴宾斯基征阳性等"锥体束综合征"。但目前的资料显示，上述锥体束综合征实际往往合并有锥体外系的损伤，出现硬瘫是由于姿势调节系统的损伤所致。至于下运动神经元损伤，即脊髓前角或运动神经受损，引起肌肉麻痹的范围较为局限，骨骼肌张力降低，表现为弛缓性瘫痪，腱反射减弱或消失，肌肉因营养障碍而发生明显的萎缩。

第四节　神经系统对内脏活动、本能行为和情绪的调节

神经系统对内脏活动的调节是通过内脏运动神经实现的。内脏运动神经主要分布于平滑肌、心肌和腺体，包括交感神经系统和副交感神经系统两部分。由于内脏运动神经的调节基本不受意识控制，不具有随意性，所以又被称为自主神经系统。

一、自主神经系统

（一）自主神经系统的结构特征

1. 起源与分布　交感神经起源于脊髓胸腰段（$T_1 \sim L_3$）侧角，分布非常广泛，几乎全身所有内脏器官都受其支配；副交感神经起源于脑干副交感神经核和脊髓骶段第 2~4 节相当于侧角的部位，其分布较局限（图 10-16），某些器官不受副交感神经支配，如皮肤和肌肉内的血管、一般的汗腺、竖毛肌、肾上腺髓质等都只由交感神经支配。

2. 节前纤维和节后纤维　自主神经纤维从中枢发出后，绝大多数要在周围神经节内换元后再到达效应器官，故有节前纤维和节后纤维之分。交感神经的节前纤维短，节后纤维

长，一根节前纤维可与许多个节后神经元联系，故刺激交感神经节前纤维引起的反应比较弥散；而副交感神经的节前纤维长，节后纤维短，所以反应比较局限。

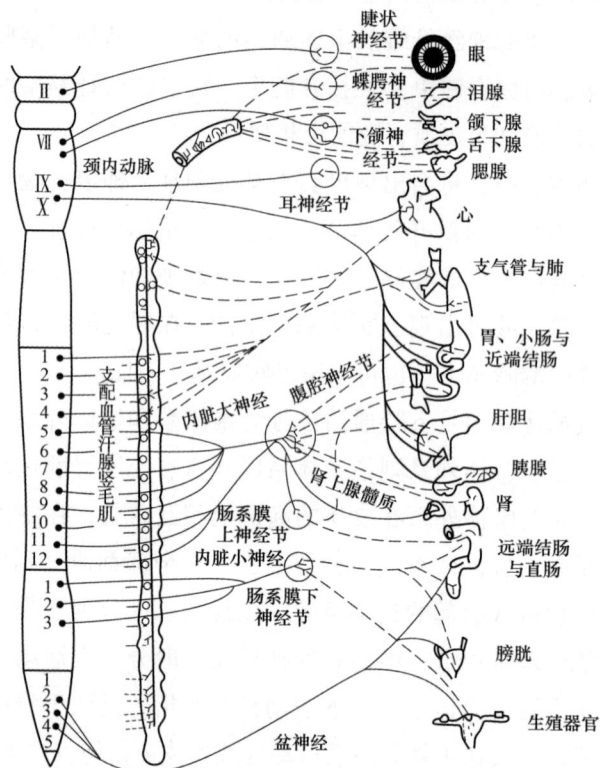

图 10 - 16 自主神经分布示意图

实线：节前纤维；虚线；节后纤维

（二）自主神经系统的功能

自主神经系统的功能在于调节心肌、平滑肌和腺体的活动，其调节功能是通过递质和受体结合实现的。自主神经系统对各器官系统的主要功能见表 10 - 6。

表 10 - 6 自主神经的主要功能

器官	交感神经	副交感神经
循环器官	心率加快、心肌收缩力加强，腹腔内脏血管、皮肤血管以及分布于唾液腺与外生殖器官的血管均收缩；肌肉血管有的收缩（肾上腺素能）有的舒张（胆碱能）	心率减慢、心房收缩减弱，部分血管（如软脑膜动脉与分布于外生殖器的血管等）舒张
呼吸器官	支气管平滑肌舒张	支气管平滑肌收缩，促进黏膜腺体分泌
消化器官	抑制胃肠运动，促进括约肌收缩，抑制胆囊活动，促进唾液腺分泌黏稠唾液	促进胃肠运动，促使括约肌舒张，促进胃液、胰液分泌，促进胆囊收缩，促进唾液腺分泌稀薄唾液
泌尿生殖器官	促进肾小管的重吸收，使逼尿肌舒张，括约肌收缩；使有孕子宫收缩，无孕子宫舒张	使逼尿肌收缩，括约肌舒张
眼	瞳孔扩大 睫状肌松弛，晶状体变扁	瞳孔缩小 睫状肌收缩，晶状体变凸，促进泪腺分泌

器官	交感神经	副交感神经
皮肤	竖毛肌收缩，汗腺分泌	
代谢	促进糖原分解，促进肾上腺髓质分泌	促进胰岛素分泌

总体上看，交感神经在体内分布十分广泛，其主要作用是促使机体迅速适应环境的急骤变化。当人体遭遇剧烈肌肉运动、剧痛、失血或寒冷等情况时，交感神经系统的活动明显加强，表现出一系列交感－肾上腺髓质系统功能亢进的现象，称为应急反应。机体的应急反应包括心跳加快加强，心输出量增多，血压升高；内脏血管收缩，骨骼肌血管舒张，血液重新分配；支气管扩张；代谢活动加强，为肌肉活动提供充分的能量等。这一切活动均有利于机体动员储备能量，以适应环境的急剧变化，维持机体内环境的稳态。

与交感神经相比，副交感神经系统的活动比较局限，安静时活动较强，且常伴有胰岛素分泌增多。该系统活动的主要意义在于保护机体、休整恢复、促进消化、积蓄能量以及加强排泄和生殖功能等。例如，机体在安静时，心脏活动减弱、瞳孔缩小、消化功能增强，以促进营养物质的吸收和能量的补充等。

（三）自主神经系统的功能特征

1. 紧张性作用　所谓紧张性作用是指自主神经对内脏器官不断发放低频率神经冲动，使效应器经常维持一定的活动状态。紧张性支配是机体各种功能活动调节的基础。例如，切断心迷走神经，心率即加快；切断心交感神经，心率则减慢，说明两种神经对心脏的支配都具有紧张性作用。

2. 双重神经支配　人体大多数器官都接受交感和副交感神经系统的双重支配。但少数器官只受交感神经支配，如皮肤和肌肉的血管、汗腺、竖毛肌等。在双重支配的器官中，交感和副交感神经系统的作用往往是相互拮抗的，如心脏受心交感神经和心迷走神经的双重支配，迷走神经对心脏有抑制作用，而交感神经则具有兴奋性的作用。又如，迷走神经能促进胃肠运动，而交感神经可使胃肠运动减弱。一般情况下，当交感神经的活动相对增强时，副交感神经的活动则相对减弱。但有时交感和副交感神经的作用也可以是一致的，如交感和副交感神经都可促进唾液分泌，但交感神经兴奋时分泌的唾液比较黏稠，副交感神经兴奋时分泌的唾液比较稀薄。

3. 受效应器所处功能状态的影响　自主神经对内脏功能的调节与效应器本身的功能状态有关。例如，交感神经兴奋可使有孕子宫收缩加强，对无孕子宫可抑制其运动。又如，胃幽门处于收缩状态时，刺激迷走神经能使之舒张；而幽门处于舒张状态时，刺激迷走神经则使之收缩。

考点提示
自主神经系统的功能特征。

二、中枢对内脏活动的调节

（一）脊髓

脊髓是调节内脏活动的初级中枢。基本的排便反射、排尿反射、发汗反射和血管张力反射等活动可在脊髓完成，但这些反射一般受高位中枢的控制。例如，脊髓高位离断的患者，在脊休克之后，上述内脏反射可以逐渐恢复。但由于失去了高位脑中枢的控制，这些反射远不能适应正常生理功能的需要，如排便、排尿反射虽可恢复，但不受意识控制；虽

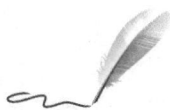

然能引起应急性发汗反射，但体温调节性发汗反射消失；直立性血压反射的调节能力减弱等。

（二）低位脑干

脑干包括延髓、脑桥和中脑。延髓中有心血管活动、呼吸运动、消化功能等基本反射中枢。如果损伤延髓，心跳、呼吸会立即停止，因而延髓又被称为"生命中枢"。脑桥中存在呼吸调整中枢和角膜反射中枢；中脑有瞳孔对光反射中枢等。

（三）下丘脑

下丘脑是较高级的调节内脏活动的中枢。它能把内脏活动和其他生理活动联系起来，调节体温、摄食、水平衡、内分泌、情绪反应和控制生物节律等生理过程。

1. 对体温的调节 动物实验证明，体温调节的基本中枢在下丘脑。视前区－下丘脑前部（PO/AH）存在温度敏感神经元，能感受温度变化的刺激和整合传入的温度信息，当体温超过或低于一定水平（这一水平称为体温调定点，正常时约为 36.8℃）时，即可通过调节产热和散热活动使体温保持相对稳定。

2. 对水平衡的调节 实验发现，损坏下丘脑可导致动物烦渴与多尿，说明下丘脑可调节水的摄入与排出，从而维持机体的水平衡。下丘脑内控制饮水的区域距摄食中枢较近，但目前其确切部位尚不清楚。实验表明破坏下丘脑外侧区后，动物除拒食外，饮水也明显减少。此外，下丘脑内还存在渗透压感受器，能按血液渗透压变化来调节抗利尿激素的分泌从而调节肾脏排水。

3. 对腺垂体激素分泌的调节 下丘脑内的神经分泌细胞可合成多种下丘脑调节肽，后者通过垂体门脉系统被运送到腺垂体，可调节腺垂体激素的合成与分泌（详见第十一章）。

4. 生物节律的控制 机体内的许多活动能按一定的时间顺序发生周期性变化，这一现象称为生物节律。根据周期的长短可划分为日节律、月节律、年节律等，其中日节律是人体最重要的生物节律。人体许多生理功能都有日节律，如体温、血细胞数、促肾上腺皮质激素的分泌等。动物实验表明，下丘脑的视交叉上核可能是控制日周期的关键部位。如果人为改变每日的光照和黑暗的时间，某些机体功能的日周期位相会发生移动。

> **考点提示**
> 下丘脑对内脏活动的调节。

（四）大脑皮质

与内脏活动关系密切的皮质结构主要是边缘系统和新皮质的某些区域。

1. 边缘系统 大脑边缘叶（大脑半球内侧面皮质下围绕在脑干顶端周围的结构被称为边缘叶，包括海马、穹窿、海马回、扣带回、胼胝体回等）以及与其有密切关系的皮质和皮质下结构总称为边缘系统。边缘系统是内脏活动调节的重要中枢，它可调节呼吸、胃肠、瞳孔、膀胱等活动，故有人把它称为内脏脑。此外，边缘系统还与情绪、记忆、食欲、生殖和防御等活动有密切关系。

2. 新皮质 研究表明，新皮质的某些区域也与内脏活动密切相关。如电刺激皮质运动区及其周围区域，在产生不同部位的躯体运动的同时，还可分别引起血管舒缩、汗腺分泌、呼吸运动、直肠和膀胱等活动的改变。

三、神经系统对本能行为和情绪的调节

本能行为是指动物在进化过程中形成并经遗传固定下来的，对个体和种族生存具有重要意义的行为，如摄食、饮水和性行为等。情绪是指人类和动物对客观环境刺激所表达的一种特殊的心理体验和某种固定形式的躯体行为表现。情绪有多种表现形式，如焦虑、恐惧、发怒、愉快、痛苦、悲哀、惊讶等。本能行为和情绪主要受下丘脑和边缘系统的调节。

（一）本能行为的调节

1. 摄食行为的调节 动物实验证明，电极刺激下丘脑外侧区可引起动物多食，而破坏该区则导致拒食，说明该区内存在一个摄食中枢。刺激下丘脑腹内侧核可引起动物拒食，而破坏此核则导致食欲增加而逐渐肥胖，提示该区内存在一个饱中枢。摄食中枢和饱中枢之间可能存在交互抑制的关系。

杏仁核也参与摄食行为的调节。破坏猫的杏仁核，动物会因摄食过多而肥胖；电刺激杏仁核的基底外侧核群可抑制摄食活动。研究还表明，杏仁核基底外侧核群和下丘脑外侧区的自发放电呈相互制约关系。因此杏仁核基底外侧核群可能易化下丘脑饱中枢并抑制摄食中枢的活动。

2. 饮水行为的调节 人类和高等动物因为渴觉而产生饮水行为。渴觉主要是由血浆晶体渗透压升高和细胞外液量减少引起的。血浆晶体渗透压升高可刺激下丘脑渗透压感受器，使抗利尿激素分泌增多，从而调节肾脏排水。细胞外液量减少主要是通过肾素－血管紧张素系统发挥调节肾脏排水功能。

3. 性行为的调节 性行为是动物维持种系生存的基本活动。神经系统中的许多部位参与性行为的调节，主要部位在边缘系统和下丘脑。此外，杏仁核的活动也与性行为有密切关系。

（二）情绪的调节

1. 恐惧和发怒 恐惧和发怒是一种本能的防御反应。因为当对机体或生命可能或已经造成威胁和伤害的危险信号出现时，动物会出现恐惧（表现为出汗、瞳孔扩大、蜷缩、左右探头和企图逃跑）或发怒（常表现为攻击行为）的情绪。

动物实验表明，在间脑水平以上切除大脑的猫，只要给予微弱的刺激，就会表现出张牙舞爪，好像要搏斗的模样，这一现象称为"假怒"。这是因为平时下丘脑的这种活动受到大脑皮质的抑制而不易表现出来。研究表明，下丘脑近中线的腹内侧区存在防御反应区。电刺激动物该区可引发防御性行为。人类下丘脑病变时也常伴随出现异常的情绪活动。

此外，与情绪调节有关的脑区还包括边缘系统和中脑等部位。如电刺激中脑中央灰质背侧部，能引起防御反应；刺激杏仁核外侧部出现恐惧和逃避反应；刺激杏仁核内侧部，则出现攻击行为。

2. 愉快和痛苦 愉快是一种积极的情绪，通常由能够满足机体需求的刺激引起，如在饥饿时获得美味食物；而痛苦是一种消极的情绪，一般由伤害躯体和精神的刺激或因渴望得到的需求不能得到满足而产生的，如严重创伤、饥饿、寒冷等。

实验表明。刺激大鼠脑内从下丘脑到中脑被盖的近中线部分，可引起动物的自我满足和愉快。这些脑区被称为奖赏系统。如果刺激大鼠下丘脑后部的外侧部分、中脑的背侧和内嗅皮质等部位，动物会出现退缩、回避等表现，这些区域称为惩罚系统。据统计，在大

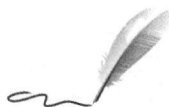

鼠脑内奖赏系统所占脑区约为全脑的 35%；惩罚系统区约占 5%；既非奖赏系统又非惩罚系统区约占 60%。

（三）情绪生理反应

情绪生理反应是指在情绪活动中伴随发生的一系列生理变化。它主要由自主神经系统和内分泌系统活动的改变而引起。

1. 自主神经系统的情绪生理反应　自主神经系统的情绪生理反应主要表现为交感神经系统活动的相对亢进。如动物在发动防御反应时，可出现心率加快、血压升高、骨骼肌血管舒张而皮肤和内脏血管收缩等交感活动的改变。以上变化可重新分配各器官的血流量，使骨骼肌获得充足的血液供应，以满足机体的需求。此外，情绪生理反应也可表现为副交感神经活动的相对亢进，如食物可增强消化液分泌和胃肠道运动。

2. 内分泌系统的情绪生理反应　内分泌系统的情绪生理反应涉及很多激素。例如，机体在应激状态下会产生的痛苦、焦虑和恐惧等的情绪生理反应，同时血中的促肾上腺皮质激素和肾上腺糖皮质激素浓度明显升高，肾上腺素、去甲肾上腺素、生长激素、甲状腺激素和催乳素等的浓度都会升高；又如情绪波动时往往出现性激素分泌紊乱。

第五节　脑的高级功能和脑电图

人的大脑除了能产生感觉、调节躯体运动和协调内脏活动外，还有一些更为复杂的高级功能，如语言、思维、学习和记忆、复杂的条件反射等。这些高级功能主要属于大脑皮质的活动。

一、条件反射与学习

神经系统的基本活动方式是反射，反射可分为非条件反射和条件反射两种。条件反射的研究方法是俄国著名的生理学家巴甫洛夫建立的，可用来研究大脑皮质的某些功能和活动规律。学习的过程实际就是不断建立条件反射的过程。

（一）条件反射

1. 条件反射的形成　条件反射是个体在生活过程中，在非条件反射的基础上形成的。在巴甫洛夫首创的经典的条件反射形成实验中，给狗进食会引起唾液分泌，这是非条件反射，食物是非条件刺激。给狗以铃声刺激，狗并不分泌唾液，因为铃声与唾液分泌无关，故称为无关刺激。但是，如果在给狗进食前先出现铃声，然后再给食物，经多次重复后，每当铃声出现，即使不给狗食物，狗也会分泌唾液，这就是建立了条件反射，这是因为铃声与食物多次结合应用后，铃声已变成了条件刺激。这种由条件刺激引起的反射称为条件反射。在日常生活中，任何无关刺激只要与非条件刺激结合，都可能成为条件刺激而建立条件反射。因而，条件反射形成的基本条件，是无关刺激与非条件刺激在时间上的反复、多次结合，这个过程称为强化。

有些条件反射比较复杂，动物必须通过自己完成一定的动作或操作，才能得到强化，这类条件反射称为操作式条件反射，如训练动物走迷宫、表演某种动作等。

2. 条件反射的消退和分化　条件反射建立以后，如果只反复给予条件刺激，而不再给予非条件刺激强化，经过一段时间后，条件反射的效应逐渐减弱，甚至消失，这称为条件反射的消退。

在条件反射建立的过程中，还可以看到另一种现象。当一种条件反射建立后，如给予和条件刺激相似的刺激，也能同样获得条件反射的效果，这种现象称为条件反射的泛化。如果以后只对原来的条件刺激给予强化，而对与它近似的刺激不予强化，经多次重复后，与它近似的刺激就不再引起条件反射，这种现象称为条件反射的分化。分化的形成是由于近似刺激得不到强化，使皮质产生了抑制过程，这种抑制称为分化抑制。分化抑制的出现对大脑皮质完成分析功能具有重要的意义。

3. 条件反射的生物学意义 条件反射是后天获得的，在非条件反射基础上建立的较复杂的行为，而且条件反射的数量是无限的，所以具有极大的易变性，可以消退、重建或新建。条件反射可以使人类适应和改造环境的能力更强。故条件反射的形成大大增强了机体活动的预见性、灵活性、精确性，极大地提高了机体适应环境的能力。

4. 人类条件反射的特征 人类与动物在大脑皮质形成条件反射的功能上存在本质的区别。巴甫洛夫提出，条件反射是一种信号活动，是由信号刺激引起的。信号刺激的种类和数目众多，可分为第一信号和第二信号两大类。现实具体的信号（如灯光、铃声、食物的形状、气味等）称为第一信号，而相应的词语称为第二信号。能对第一信号发生反应的大脑皮质功能系统，称为第一信号系统，为人类和动物所共有，如上述铃声引起狗唾液分泌的条件反射；对第二信号发生反应的大脑皮质功能系统称为第二信号系统，为人类所特有。第二信号系统是人类区别于动物的主要特征。

人类由于有了第二信号系统的活动，就能借助于语言文字沟通思想，表达情感，进行学习，并通过抽象思维进行推理，扩展认识的能力和范围，发现掌握事物的规律和联系，以便认识世界和改造世界。由于第二信号系统对人的心理和生理能产生重要影响，所以作为医务工作者，在诊治和护理患者时，既要重视药物、手术等的治疗，也要重视语言文字对患者的作用。临床实践表明，语言运用恰当，可以收到治疗疾病的效果；而运用不当，则可能成为致病因素，甚至使病情恶化，给患者带来不良后果。

考点提示
两种信号系统。

（二）学习和记忆

学习是指人和动物依赖于经验来改变自身行为以适应环境的神经过程。记忆是将学习到的信息进行存储和读出的神经过程。学习和记忆是相互联系的两个神经过程。学习是记忆的基础，记忆是学习发展的结果。

1. 学习的形式 学习分为非联合型学习和联合型学习两种形式。非联合型学习也称为简单学习，不需要在刺激和反应之间形成某种明确的联系，包括习惯化和敏感化。当一个非伤害性刺激连续作用时，机体对它的反应逐渐减弱，此现象称为习惯化。例如，人们对有规律出现的强噪音会逐渐减弱反应。相反，在一个强烈的伤害性刺激作用后，机体对弱刺激的反应增强，此现象称为敏感化。联合型学习需要在神经系统接受刺激与机体产生反应之间建立某种确定的联系。条件反射的形成就属于联合型学习。

2. 记忆的过程 通过感觉器官进入大脑的信息量是非常大的，估计仅1%的信息能够保留较长时间，大部分都会被遗忘。根据记忆保留时间的长短可将记忆分为短时程记忆、中时程记忆和长时程记忆。短时程记忆的保留时间只有几秒到几分钟。中时程记忆保留时间可由几分钟到几天，是短时程记忆向长时程记忆转化的中间环节。在短时程记忆的基础上，反复运用，则可使其转入长时程记忆，可保留几天到数年，甚至终生保持记忆。

人类的记忆过程可分为感觉性记忆、第一级记忆、第二级记忆和第三级记忆四个连续的阶段。感觉性记忆是指通过感觉系统获得信息，储存在大脑的感觉区内，储存的时间不超过1秒钟。将感觉性记忆获得的不连续的信息进行加工处理，整合形成新的连续的印象就可转入第一级记忆。信息在第一级记忆中停留时间平均约几秒钟。感觉性记忆和第一级记忆属于短时程记忆。通过反复运用使信息在第一级记忆中循环，可延长信息在第一级记忆中停留的时间，促进信息转入第二级记忆。第二级记忆是一个大而持久的储存系统，可持续数分钟至数年不等。某些长年累月反复多次运用的信息则不会被遗忘（如自己的名字），转入第三级记忆。第二级记忆和第三级记忆属于长时程记忆。

二、大脑皮质的语言功能

（一）大脑皮质的语言中枢

布罗卡（Broca）在1861年首先提出了大脑皮质语言功能定位。人类大脑皮质一定区域的损伤会导致各种语言活动功能障碍：①运动性失语症，此症是由中央前回底部前方（语言运动区）损伤引起，患者可以看懂文字，能听懂别人的谈话，但自己却不会说话，不能用词来表达自己的意思；②失写症，由于损伤额中回后部接近中央前回的手部代表区，患者可以听懂别人说话，看懂文字，自己也会说话，但不会书写，手的运动并不受影响；③感觉性失语症，由颞上回后部损伤所致，患者可以讲话与书写，也能看懂文字，但听不懂别人的谈话，即患者能听到别人发音，只是听不懂谈话的含义；④失读症，角回受损引起，患者的视觉和其他的语言功能均正常，但看不懂文字的含义。由此可见，语言活动的完整功能与广大皮质区域的活动有关，且各区域的功能密切相关。正常情况下，各区共同活动，以完成复杂的语言认知功能（图10-17）。

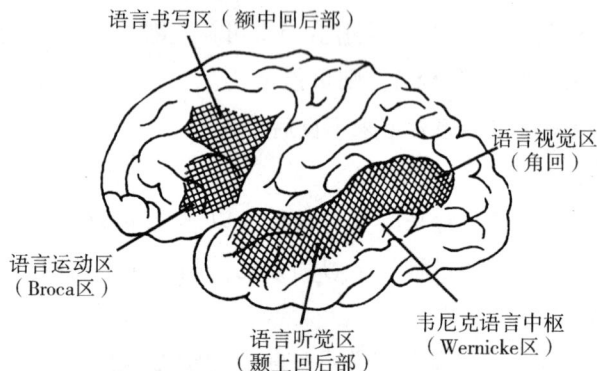

图10-17　人大脑皮层语言功能的相关区域

（二）大脑皮质功能的一侧优势

左侧大脑半球在语言活动功能上占优势，故称为语言中枢的优势半球。这种一侧优势的现象仅出现于人类。一侧优势现象除了与遗传因素有关外，主要是在后天生活实践中逐步形成的，这与人类习惯用右手劳动有密切的关系。优势半球一般在10~12岁逐步建立。如在12岁之前左半球受损，在右半球还可能再建立语言中枢。成年之后，如左半球受损，则右半球就很难再建立语言中枢。

一侧优势的现象充分说明人类两侧大脑半球功能是不对称的。左侧半球在语言活动功能上占优势，右侧半球在非语词性认知功能上占优势，如对空间的辨认、音乐的欣赏分辨、图像视觉认识、触－压觉认识等。但是，这种优势是相对的，因为左侧半球有一定的非语词性认识功能，而右侧半球也有一定的语词活动功能。

三、脑电图

大脑皮质的电活动有两种不同形式：一种是大脑皮质自发产生的节律性的电位变化，称为自发脑电活动；另一种是在感觉传入系统或脑的某一部位受刺激时，在大脑皮质某一局限区域产生的电位变化，称为皮质诱发电位。临床上使用脑电图机在头皮表面用双极或单极导联记录并描记到的自发脑电活动，称为脑电图（EEG）。如果将颅骨打开，直接在皮质表面记录到的电位变化，称为皮质电图。

正常脑电图的波形不规则，一般主要依据频率的不同，分为四种基本波形（图 10 - 18）。

1. α 波　α 波是成年人安静时的主要脑电波。频率为每秒 8 ~ 13 次，波幅为 20 ~ 100μV。α 波的波幅常由小逐渐变大，再由大变小，如此反复而形成梭形，每一梭形持续 1 ~ 2 秒。α 波在枕叶皮质最为显著。人类 α 波在清醒、安静、闭眼时出现。睁开眼睛或接受其他刺激时，α 波立即消失转而出现 β 波，这一现象称为 α 波阻断。当再次安静闭眼时，α 波又重现。

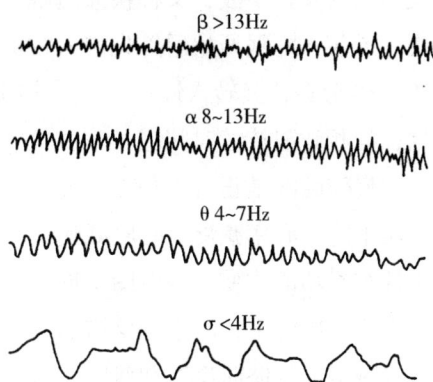

图 10 - 18　正常脑电波各种波形

2. β 波　频率为每秒 14 ~ 30 次，波幅为 5 ~ 20μV。因其较 α 波频率高而幅度低，故常称之为快波。当睁眼视物或接受其他刺激时即出现 β 波。一般认为，新皮质在紧张活动状态下出现 β 波，且在额叶和顶叶比较显著。

3. θ 波　频率为每秒 4 ~ 7 次，波幅为 100 ~ 150μV。成年人一般在困倦时出现。

4. δ 波　频率为每秒 0.5 ~ 3 次，波幅为 20 ~ 200μV。成年人在清醒时见不到 δ 波，但常在睡眠状态下出现，极度疲劳或麻醉状态下也可出现。婴儿常可见到 δ 波。

正常脑电图波形可随年龄和不同生理情况而发生相应的改变。临床上，癫痫患者或皮质有占位性病变（如肿瘤等）的患者，脑电波会发生变化。如癫痫患者可出现异常的高频高幅脑电波，或在高频高幅波后跟随一个慢波的综合波形。因此，利用脑电波改变的特点，并结合临床资料，可用来诊断癫痫或探索肿瘤所在的部位。

> **考点提示**
> 　脑电图基本波形的种类及特点。

四、觉醒与睡眠

觉醒和睡眠是一种昼夜节律性生理活动，是机体所必不可少的生理过程。人类觉醒时可以从事各种体力和脑力劳动，睡眠时精力和体力得到休息和恢复。若睡眠障碍常导致神经系统特别是大脑皮质活动失常，使记忆力减退、工作能力下降等。

正常人每天睡眠所需的时间依年龄、个体而有所不同。一般成年人每天需 7 ~ 9 个小时，新生儿 18 ~ 20 个小时，儿童的睡眠时间要比成年人长，老年人睡眠时间较短。

（一）觉醒状态的维持

动物实验发现，在中脑头端切断脑干网状结构后，动物会出现昏睡现象；刺激动物脑干网状结构能唤醒动物，这说明脑干网状结构具有上行唤醒作用，因此称为网状结构上行激动系统。上行激动系统主要通过非特异性感觉投射系统而到达大脑皮质。觉醒状态的维持与脑干网状结构上行激动系统的作用有关。觉醒状态包括脑电觉醒和行为觉醒两种。脑电觉醒状态表现为对新异刺激有探究行为；行为觉醒不一定有探究行为，但脑电波却呈现去同步化快波。

（二）睡眠的时相

睡眠分为特征不同的两种时相，慢波睡眠（脑电波呈同步化慢波）和异相睡眠（脑电波呈去同步化快波，又称快波睡眠，快速眼球运动睡眠）。整个睡眠过程中两个时相交替出现。成年人睡眠开始后首先进入慢波睡眠，持续 80 ~ 120 分钟后转入异相睡眠，后者维持 20 ~ 30 分钟，又转入慢波睡眠。整个睡眠过程中，如此反复交替 4 ~ 5 次，越接近睡眠后期，异相睡眠持续时间越长。

慢波睡眠是正常人所必需的。在慢波睡眠时感觉功能减退、运动反射和肌紧张减弱、血压下降、心率减慢、呼吸减慢、代谢率降低、体温下降、汗腺分泌和胃液分泌增强等自主性神经功能改变，脑电图呈同步化慢波。此相睡眠中，机体的耗氧量下降，但脑的耗氧量不变，同时生长激素分泌增多，有利于机体生长和体力恢复。异相睡眠期间各种感觉进一步减退，骨骼肌反射和肌紧张进一步减弱，肌肉几乎完全放松，伴有间断性阵发性表现（如眼球快速运动、部分躯体抽动、血压升高、心率加快、呼吸加快而不规则等），脑电图呈去同步化快波。此相睡眠时脑内蛋白质合成加快，促进学习和记忆功能，有利于精力恢复。

慢波睡眠和异相睡眠均可直接转为觉醒状态，但在觉醒状态下只能进入慢波睡眠，而不能直接进入异相睡眠。在异相睡眠期间，如果将其唤醒，80% 左右的人诉说他正在做梦，所以做梦也是异相睡眠的特征之一。动物实验表明，异相睡眠期间脑耗氧量增加，脑血流量增多，脑内蛋白质合成加快，但生长激素分泌减少。异相睡眠与幼儿神经系统的成熟有密切关系，可能有利于建立新的突触联系，促进记忆力和精力恢复。但是，异相睡眠期间会出现间断的阵发性表现，这可能与某些疾病在夜间发作有关，如心绞痛、哮喘、阻塞性肺气肿缺氧发作等。

（三）睡眠发生机制

关于睡眠的产生，有各种学说。目前较多的人认为，睡眠是一个主动过程，脑干尾端存在一个睡眠中枢，这一中枢向上传导可作用于大脑皮质，并与上行激动系统的作用相拮抗，从而调节睡眠与觉醒的相互转化。目前认为，慢波睡眠可能与脑干内 5 - 羟色胺递质系统的活动有关，异相睡眠可能与脑干内 5 - 羟色胺和去甲肾上腺素递质系统的活动有关。

> **考点提示**
>
> 睡眠时相的种类及区别。

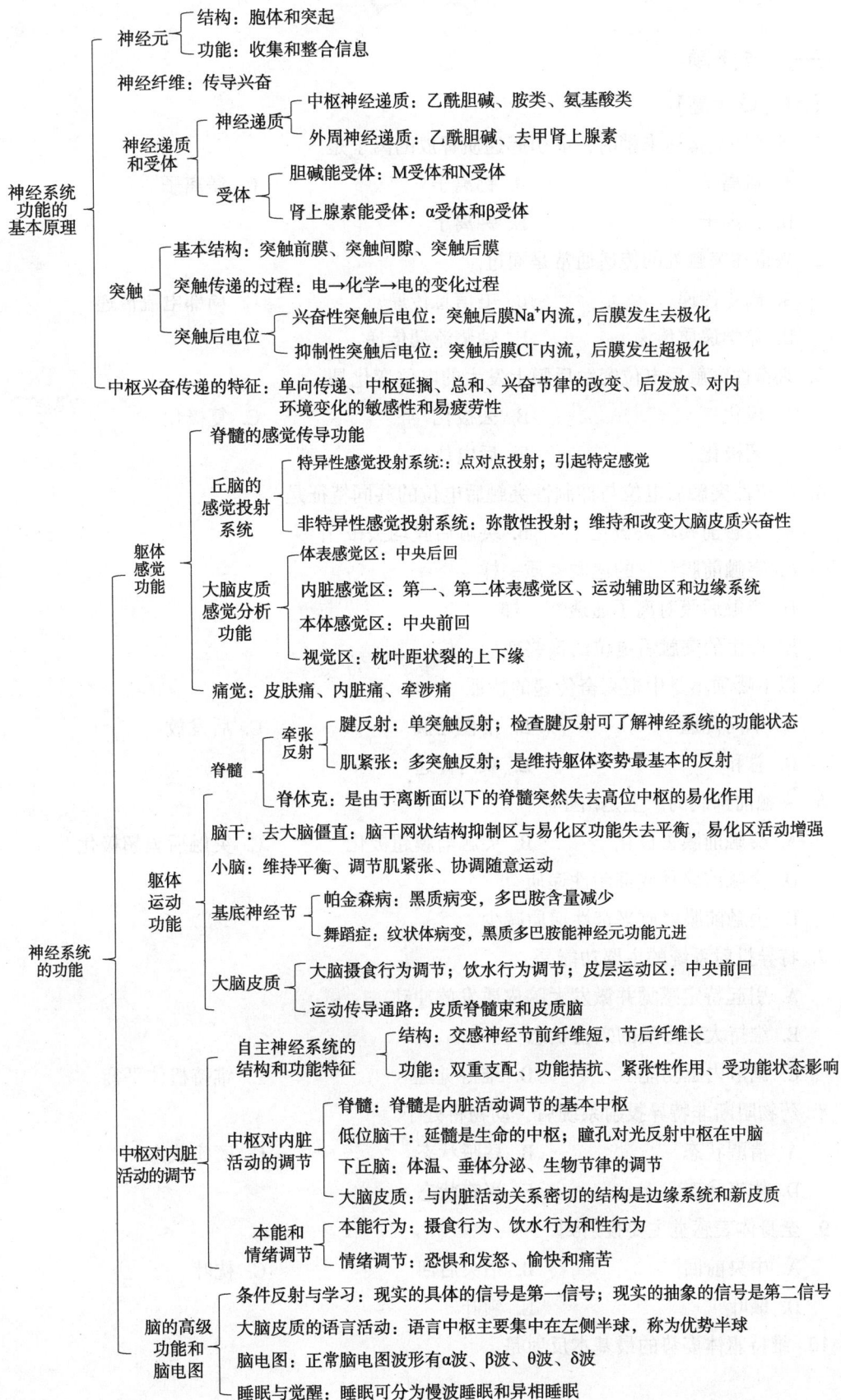

本章小结

神经系统功能的基本原理
- 神经元
  - 结构：胞体和突起
  - 功能：收集和整合信息
- 神经纤维：传导兴奋
- 神经递质和受体
  - 神经递质
    - 中枢神经递质：乙酰胆碱、胺类、氨基酸类
    - 外周神经递质：乙酰胆碱、去甲肾上腺素
  - 受体
    - 胆碱能受体：M受体和N受体
    - 肾上腺素能受体：α受体和β受体
- 突触
  - 基本结构：突触前膜、突触间隙、突触后膜
  - 突触传递的过程：电→化学→电的变化过程
  - 突触后电位
    - 兴奋性突触后电位：突触后膜Na^+内流，后膜发生去极化
    - 抑制性突触后电位：突触后膜Cl^-内流，后膜发生超极化
- 中枢兴奋传递的特征：单向传递、中枢延搁、总和、兴奋节律的改变、后发放、对内环境变化的敏感性和易疲劳性

神经系统的功能
- 躯体感觉功能
  - 脊髓的感觉传导功能
  - 丘脑的感觉投射系统
    - 特异性感觉投射系统：点对点投射；引起特定感觉
    - 非特异性感觉投射系统：弥散性投射；维持和改变大脑皮质兴奋性
  - 大脑皮质感觉分析功能
    - 体表感觉区：中央后回
    - 内脏感觉区：第一、第二体表感觉区、运动辅助区和边缘系统
    - 本体感觉区：中央前回
    - 视觉区：枕叶距状裂的上下缘
  - 痛觉：皮肤痛、内脏痛、牵涉痛
- 躯体运动功能
  - 脊髓
    - 牵张反射
      - 腱反射：单突触反射；检查腱反射可了解神经系统的功能状态
      - 肌紧张：多突触反射；是维持躯体姿势最基本的反射
    - 脊休克：是由于离断面以下的脊髓突然失去高位中枢的易化作用
  - 脑干：去大脑僵直：脑干网状结构抑制区与易化区功能失去平衡，易化区活动增强
  - 小脑：维持平衡、调节肌紧张、协调随意运动
  - 基底神经节
    - 帕金森病：黑质病变，多巴胺含量减少
    - 舞蹈症：纹状体病变，黑质多巴胺能神经元功能亢进
  - 大脑皮质
    - 大脑摄食行为调节；饮水行为调节；皮层运动区：中央前回
    - 运动传导通路：皮质脊髓束和皮质脑
- 中枢对内脏活动的调节
  - 自主神经系统的结构和功能特征
    - 结构：交感神经节前纤维短，节后纤维长
    - 功能：双重支配、功能拮抗、紧张性作用、受功能状态影响
  - 中枢对内脏活动的调节
    - 脊髓：脊髓是内脏活动调节的基本中枢
    - 低位脑干：延髓是生命的中枢；瞳孔对光反射中枢在中脑
    - 下丘脑：体温、垂体分泌、生物节律的调节
    - 大脑皮质：与内脏活动关系密切的结构是边缘系统和新皮质
  - 本能和情绪调节
    - 本能行为：摄食行为、饮水行为和性行为
    - 情绪调节：恐惧和发怒、愉快和痛苦
- 脑的高级功能和脑电图
  - 条件反射与学习：现实的具体的信号是第一信号；现实的抽象的信号是第二信号
  - 大脑皮质的语言活动：语言中枢主要集中在左侧半球，称为优势半球
  - 脑电图：正常脑电波形有α波、β波、θ波、δ波
  - 睡眠与觉醒：睡眠可分为慢波睡眠和异相睡眠

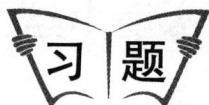

习题

一、选择题

【A1/ A2 型题】

1. 神经冲动抵达末梢时，能引起递质释放的离子是。
   A. 氯离子　　　　　　B. 钙离子　　　　　　C. 镁离子
   D. 钠离子　　　　　　E. 钾离子

2. 兴奋在突触处的传递通常是通过。
   A. 离子传递　　　　　B. 电信息传递　　　　C. 局部电流传递
   D. 化学递质传递　　　E. 轴浆流动传递

3. 兴奋性突触后电位突触后膜上发生的电位变化是。
   A. 极化　　　　　　　B. 去极化　　　　　　C. 复极化
   D. 超极化　　　　　　E. 后电位

4. 兴奋性突触后电位与抑制性突触后电位的共同特征是。
   A. 突触前膜均去极化　　B. 突触后膜均去极化
   C. 突触前膜释放的递质性质一样
   D. 突触后膜对离子通透性一样
   E. 产生的突触后电位的最终效应一样

5. 以下哪项不是中枢兴奋传递的特征
   A. 单向传递　　　　　B. 中枢延搁　　　　　C. 后发放
   D. 总和　　　　　　　E. 双向传递

6. 突触前抑制的产生是由于
   A. 突触前膜去极化　　B. 突触前膜超极化　　C. 突触后膜超极化
   D. 突触前膜释放抑制性递质
   E. 突触前膜释放兴奋性递质减少

7. 特异投射系统的主要功能是
   A. 引起特定感觉并激发大脑皮质发放冲动
   B. 维持大脑皮质的兴奋状态
   C. 调节内脏功能　　　D. 维持觉醒　　　　　E. 维持机体平衡

8. 药物阻断非特异投射系统后，动物将处于
   A. 清醒状态　　　　　B. 昏睡状态　　　　　C. 瘫痪状态
   D. 休克状态　　　　　E. 兴奋状态

9. 全身体表感觉主要投射到
   A. 中央前回　　　　　B. 中央后回　　　　　C. 枕叶
   D. 颞叶　　　　　　　E. 额叶

10. 维持躯体姿势的最基本反射是

A. 屈肌反射　　　　　　B. 条件反射　　　　　　C. 对侧伸肌反射

D. 肌紧张　　　　　　　E. 腱反射

11. 皮质运动区的部位是

A. 中央前回　　　　　　B. 中央后回　　　　　　C. 枕叶

D. 颞叶　　　　　　　　E. 额叶

12. 下列属于肾上腺素能纤维的是

A. 交感神经节前纤维　　B. 绝大多数交感神经节后纤维

C. 副交感神经节前纤维　D. 副交感神经节后纤维　E. 运动神经

13. M 受体的阻断剂是

A. 普萘洛尔　　　　　　B. 阿托品　　　　　　　C. 筒箭毒碱

D. 索他洛尔　　　　　　E. 酚妥拉明

14. 脊休克产生的原因是

A. 外伤所致的代谢紊乱　B. 横断脊髓时大量出血　C. 横断脊髓的损伤刺激

D. 断面以下脊髓丧失高位中枢的调控

E. 失去脑干网状结构易化区的始动作用

15. 下列哪项是内脏痛的主要特点

A. 刺痛　　　　　　　　B. 定位不明确　　　　　C. 必有牵涉痛

D. 对电刺激敏感　　　　E. 牵涉痛的部位是内脏在体表的投影部位

16. 按照频率由高到低次序排列，脑电波类型的顺序应是

A. β、α、θ 和 δ　　　　B. α、β、θ 和 δ　　　　C. θ、δ、β 和 α

D. β、θ、α 和 δ　　　　E. α、β、δ 和 θ

17. 人在困倦时脑电活动主要表现是

A. 出现 α 波　　　　　　B. 出现 β 波　　　　　　C. 出现 θ 波

D. 出现 δ 波　　　　　　E. 出现 δ 波和 β 波

18. 慢波睡眠中，哪种激素分泌明显增加

A. 促肾上腺皮质激素　　B. 生长激素　　　　　　C. 糖皮质激素

D. 醛固醇　　　　　　　E. 胰岛素

19. 对第二信号系统正确的叙述是

A. 它是人类特有的词语信号系统

B. 是接受现实具体刺激信号的系统

C. 先天具有的系统

D. 是人体在发育过程中随着第一信号系统活动不断加强而形成的

E. 是人和动物共有的信号系统

20. 所谓优势半球的优势主要是指

A. 空间辨认能力　　　　B. 语言功能　　　　　　C. 音乐欣赏、分辨

D. 触觉认识　　　　　　E. 语言功能和触觉认识

21. 下列不属于条件反射的是

A. 望梅止渴　　　　　　B. 画饼充饥　　　　　　C. 杯弓蛇影

D. 拥抱反射　　　　　　E. 谈虎色变

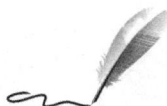

22. 下列不属于第一信号系统的是
    A. 声音
    B. 光线
    C. 语言
    D. 苹果
    E. 香味

23. 能使汗腺分泌增多的自主神经是
    A. 交感神经释放 ACh 作用于 N 受体
    B. 交感神经释放去甲肾上腺素作用于 M 受体
    C. 交感神经释放 ACh 作用于 M 受体
    D. 躯体运动神经释放 ACh 作用于 M 受体
    E. 副交感神经释放 ACh 作用于 M 受体

24. 属于交感神经功能特点的是
    A. 节后纤维都是肾上腺素能纤维
    B. 功能总与副交感神经相拮抗
    C. 在应激过程中活动明显增强
    D. 活动较副交感神经局限
    E. 交感神经兴奋时胃肠运动加强

25. 下列哪项不是下丘脑的功能
    A. 调节体温
    B. 生物节律控制
    C. 调节水平衡
    D. 调节摄食行为
    E. 调节胃肠运动

26. 交感神经节后纤维的递质是
    A. 去甲肾上腺素
    B. 乙酰胆碱
    C. 乙酰胆碱或去甲肾上腺素
    D. 5 – 羟色胺
    E. 多巴胺

27. α 受体的阻断剂是
    A. 酚妥拉明
    B. 六烃季铵
    C. 十烃季铵
    D. 普萘洛尔
    E. 阿托品

28. 骨骼肌终板膜上的受体是
    A. M 受体
    B. N_1 受体
    C. N_2 受体
    D. α 受体
    E. β 受体

29. 视觉代表区位于
    A. 中央后回
    B. 中央前回
    C. 颞叶皮质
    D. 枕叶皮质
    E. 岛叶皮质

30. 右侧大脑皮质中央后回受损，引起躯体感觉障碍的部位是
    A. 左侧头面部
    B. 右侧头面部
    C. 双侧头面部
    D. 左半身
    E. 右半身

31. 胆囊病变时的疼痛可能牵涉到
    A. 左肩部
    B. 右肩部
    C. 心前区
    D. 左上臂
    E. 脐区

32. 成年人从觉醒状态开始首先进入
    A. 快波睡眠
    B. 异相睡眠
    C. 异相睡眠和慢波睡眠
    D. 慢波睡眠
    E. 快波睡眠和异相睡眠

33. 第二信号系统是

    A. 人类独有的　　　　　　B. 高等动物独有的　　　　C. 低等动物独有的

    D. 人和高等动物共有的　　E. 高等动物和低等动物共有的

34. 自主神经系统神经末梢的化学递质主要是去甲肾上腺素和

    A. GABA　　　　　　　　B. ATP　　　　　　　　　C. 多巴胺

    D. 乙酰胆碱　　　　　　　E. 5 – HT

35. 震颤麻痹患者的主要病变部位是

    A. 尾核　　　　　　　　　B. 苍白球　　　　　　　　C. 底丘脑

    D. 黑质　　　　　　　　　E. 红核

36. 在中脑上下丘之间切断动物脑干，可出现

    A. 脊休克　　　　　　　　B. 肢体痉挛性麻痹　　　　C. 去大脑僵直

    D. 去皮质僵直　　　　　　E. 腱反射增强，肌张力降低

37. 下列关于脊休克的叙述，错误的是

    A. 与高位中枢离断的脊髓暂时丧失反射活动的能力

    B. 是由于离断的脊髓突然失去高位中枢的调节

    C. 脊髓反射逐渐恢复

    D. 反射恢复后发汗反射减弱

    E. 反射恢复后屈肌反射往往增强

38. 关于突触传递的下述特征中，错误的是

    A. 单向传递　　　　　　　B. 中枢延搁　　　　　　　C. 兴奋节律不变

    D. 总和　　　　　　　　　E. 易疲劳

39. 神经递质的释放过程是

    A. 入胞作用　　　　　　　B. 出胞作用　　　　　　　C. 易化扩散

    D. 主动运输　　　　　　　E. 单纯扩散

40. 当兴奋性递质与突触后膜受体结合后，引起突触后膜

    A. 钠、钾离子通透性增加，出现去极化

    B. 钠、钙离子通透性增加，出现超极化

    C. 钾、氯离子通透性增加，出现超极化

    D. 钾、钙离子通透性增加，出现去极化

    E. 钠、氯离子通透性增加，出现去极化

二、思考题

1. 简述丘脑的感觉投射系统。

2. 简述内脏痛的特点。

3. 简述自主神经系统的功能及意义。

扫码"练一练"

（蔡晓霞　付海荣）

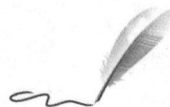

第十一章 内分泌系统

学习目标

1. **掌握** 激素作用机制；激素作用特点；生长激素、甲状腺激素、胰岛素和糖皮质激素的生理作用；肾上腺组织结构；垂体分泌活动的调节。

2. **熟悉** 内分泌系统组成；激素的概念；垂体分泌激素种类；生长激素、甲状腺激素、胰岛素和肾上腺激素分泌活动的调节。

3. **了解** 下丘脑与垂体的联系；下丘脑调节肽；胰高血糖素、甲状旁腺激素、降钙素、维生素D的生理功能。

4. 在内分泌疾病诊断治疗过程中，尊重患者权利与个人隐私，关怀患者心理健康，努力做好医学科学与人文精神的融合。

案例讨论

[案例] 吴女士，今年68岁，体型较胖。既往无高血压病史。近一年来，经常口渴，饮水较多，小便次数频繁且尿量较多，每天尿量约有4000ml，食欲旺盛但体重下降明显。初步体格检查：血压125/85mmHg，呼吸20次/分，脉搏80次/分，体温37℃。门诊初测：空腹血糖8.5mmol/L，餐后2小时血糖14.6mmol/L，糖化血红蛋白10.0%，尿常规：尿比重1.020，尿糖（＋＋），尿蛋白（＋）。

[讨论]

1. 请分析导致吴女士产生上述临床变化的原因是什么？

2. 如果你是医生将做出何种诊断，还需要做什么检查？

3. 根据诊断你将为吴女士日常生活提出何种建议？

第一节 概 述

内分泌系统是由内分泌腺和分散于某些组织、器官中的内分泌细胞组成的信息传递系统，内分泌系统与神经系统相互作用，密切配合，共同调节机体的各种功能活动，维持内环境的稳态。内分泌腺或内分泌细胞分泌的高效能生物活性物质统称为激素。内分泌系统分泌的激素并不通过导管排放到体表或体腔而是直接进入血液或组织液，由体液运送到所作用的靶器官，发挥调节作用。人体的主要内分泌腺包括下丘脑、垂体、甲状腺、甲状旁腺、肾上腺、胰岛、性腺、松果体。此外，还有一些内分泌细胞分散存在于组织器官中，如消化道黏膜、心、肾、肺等器官和组织（图11-1）。

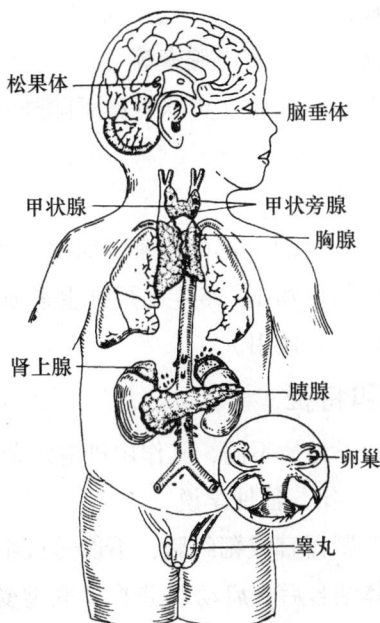

图 11 -1　人体主要内分泌腺

一、激素的信息传递方式

激素分泌后经体液运输至相应器官、组织、细胞，一般通过以下四种方式发挥作用：①大多数激素分泌后借助血液运输至远距离的靶细胞而发挥作用，这种方式称为远距分泌，如生长激素、甲状腺激素等。②某些激素可不经血液运输，仅由组织液扩散到邻近的细胞发挥作用，这种方式称为旁分泌，如消化道黏膜分泌的生长抑素对胃酸分泌的抑制作用。③某些内分泌细胞所分泌的激素在局部扩散后又返回作用于该内分泌细胞从而发挥对自身的反馈作用，这种方式称为自分泌，如下丘脑生长激素释放激素对自身释放的反馈作用。④下丘脑中的神经内分泌细胞，既能产生和传导神经冲动，又能合成和释放激素，它们产生的神经激素通过轴浆运输至神经末梢释放，再作用于靶细胞的方式称为神经分泌（图 11 -2）。

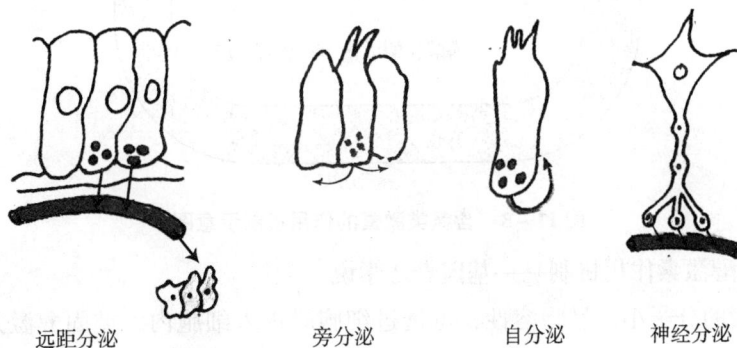

远距分泌　　　　　旁分泌　　　　自分泌　　　神经分泌

图 11 -2　激素的传递方式

二、激素的分类

激素的种类繁多，按其化学性质可将激素分为两大类。

（一）含氮激素

1. 肽类和蛋白质激素　主要有下丘脑调节肽、神经垂体激素、腺垂体激素、胰岛素、甲状旁腺激素、降钙素以及胃肠激素等。

2. 胺类激素 包括肾上腺素、去甲肾上腺素等。

含氮类激素容易被消化液分解而破坏（甲状腺激素除外），因此临床应用时不宜口服，应使用注射方式。

（二）类固醇激素

类固醇激素是由肾上腺皮质和性腺分泌的激素，如皮质醇、醛固酮、雌激素、孕激素以及雄激素等。另外，胆固醇的衍生物 1, 25 - 二羟维生素 D_3 也被视为类固醇激素。类固醇激素不易被消化液破坏，可以口服使用。

三、激素的生理作用和特征

含氮类激素和类固醇激素化学性质不同，其作用机制也完全不同。

（一）含氮激素作用机制——第二信使学说

含氮激素随血液循环运输至靶器官或靶细胞，不能通过细胞膜进入细胞，只能作为第一信使与细胞膜上的特异性受体结合后，启动 G 蛋白偶联型受体介导的跨膜信号转导或酶偶联型受体介导的跨膜信号转导激活膜上的腺苷酸环化酶系统；腺苷酸环化酶促使 ATP 转变为 cAMP，cAMP 作为第二信使使无活性的蛋白激酶（PKA）激活。催化细胞内多种蛋白质发生磷酸化反应，从而引起靶细胞各种生理生化反应。研究表明 cAMP 并不是唯一的第二信使，可作为第二信使的化学物质还有 cGMP、三磷酸肌醇、二酰甘油、Ca^{2+} 等（图 11 - 3）。

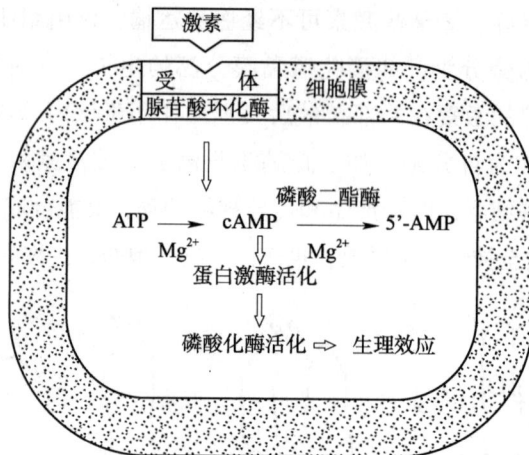

图 11 - 3　含氮类激素的作用机制示意图

（二）类固醇激素作用机制——基因表达学说

类固醇激素的分子小、呈脂溶性，可透过细胞膜进入细胞内。类固醇激素受体存在于细胞内，激素与胞质受体结合，形成激素 - 胞质受体复合物后，从而获得进入细胞核内的能力，激素 - 胞质受体复合物与核内受体相互结合，形成激素 - 核受体复合物，激发 DNA 的转录过程，生成新的 mRNA，诱导特殊功能蛋白质合成，引起相应的生物效应。甲状腺激素虽属含氮类激素，但其作用机制却与类固醇激素相似（图 11 - 4）。

（三）激素作用的一般特征

激素虽然种类繁多，作用复杂，但在发挥调节作用的过程中，具有以下共同特征。

1. 相对特异性 激素可由血液运送到全身各部位，被激素识别并发挥作用的器官、组织和细胞，分别称为该激素的靶器官、靶组织和靶细胞，此为激素作用的特异性。不同激素作用的特异性差别较大，有些激素特异性较强如促肾上腺皮质激素只作用于肾上腺皮质。有些激素如生长激素作用广泛，几乎遍及全身。激素的相对特异性是内分泌系统实现调节功能的基础。

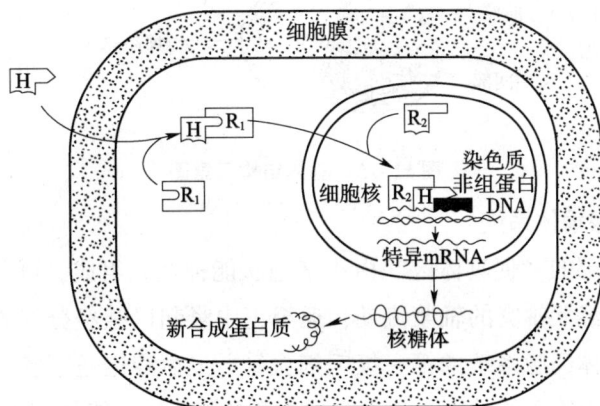

图11-4 类固醇激素作用机制示意图

2. 信息传递作用 激素本身并不直接参与细胞的物质和能量代谢过程，它只是化学信息传递者，将调节信息传递给靶细胞，促进或抑制靶细胞原有的生理、生化过程。

3. 高效能生物放大作用 血液中激素的含量很低，多在纳摩尔（nmol/L），甚至在皮摩尔（pmol/L）数量级，但其作用显著，因为激素与受体结合后，在细胞内发生一系列酶促逐级放大作用，从而发挥明显的生理作用，所以体液中激素浓度维持相对的稳定，对发挥激素的正常调节作用极为重要。

4. 激素间的相互作用 各种激素的作用可以相互影响、相互调节，主要表现是：①协同作用。当一种激素的作用加强另一种激素的作用时，称为协同作用，如生长激素、肾上腺素等均可使血糖升高。②拮抗作用。当一种激素的作用减弱另一种激素的作用时，称为拮抗作用，如胰高血糖素升高血糖而胰岛素则降低血糖。③允许作用。某些激素本身并不能对某器官或细胞直接发生作用，但它的存在却使另一种激素产生的效应明显增强，称为允许作用。如皮质醇本身不引起血管平滑肌收缩，但有它存在时，去甲肾上腺素才能有效地发挥缩血管作用。

第二节 下丘脑与垂体内分泌

一、下丘脑与垂体的功能联系

垂体位于颅底的垂体窝内，悬垂于脑的底面，通过垂体柄与下丘脑相连。垂体重量不到1g。女性的垂体较男性的稍大。垂体分为前叶、中间部、后叶及垂体柄，垂体柄包括结节部和漏斗，前叶、中间部和结节部合称为腺垂体，后叶和漏斗称为神经垂体（图11-5）。下丘脑通过垂体柄与垂体相连。垂体柄内有垂体门脉和下丘脑垂体束通过，下丘脑借助于二者分别与腺垂体和神经垂体建立密切的结构和功能联系，一起组成下丘脑-垂体功能单位。

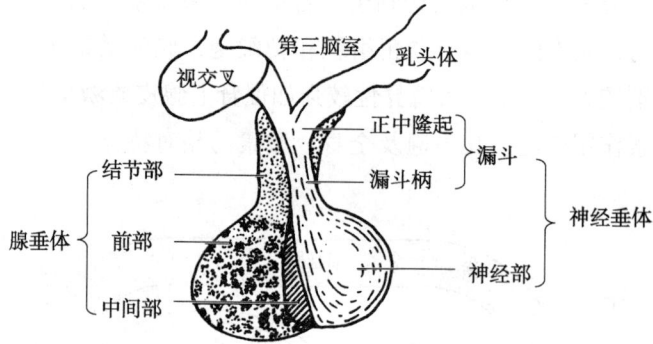

图 11-5　垂体结构示意图

（一）下丘脑-腺垂体系统

下丘脑内侧基底部的"促垂体区"由小细胞肽能神经元组成，可分泌至少9种下丘脑调节性肽，后者随神经元轴突的轴浆流动，运至正中隆起以神经分泌方式释放后，进入由垂体上动脉形成的垂体门脉系统的第一级毛细血管，经血液运送到腺垂体，再从第二级毛细血管网透出，作用于腺垂体的内分泌细胞进而调节腺垂体功能（图11-6）。

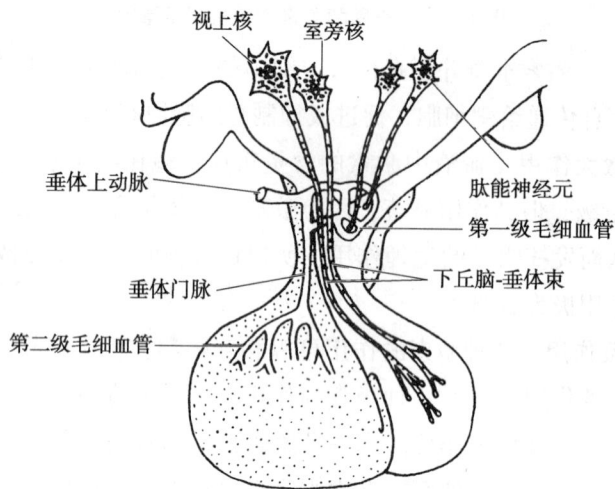

图 11-6　下丘脑与垂体功能联系示意图

（二）下丘脑-神经垂体系统

下丘脑前部视上核和室旁核的肽能细胞神经元，发出神经纤维，经垂体柄下行至神经垂体，这些神经纤维构成下丘脑-垂体束，视上核和室旁核合成的血管升压素和催产素，可经下丘脑-垂体束，通过轴浆流动的形式运输至神经垂体，并在此贮存。受到适宜刺激时，由神经垂体释放入血。

（三）下丘脑的内分泌功能

下丘脑中能分泌肽类激素的肽能神经元主要在视上核、室旁核及促垂体核团。视上核、室旁核主要分泌血管升压素和催产素两种神经垂体激素。

促垂体区核团位于下丘脑的内侧基底部，主要包括正中隆起、弓状核、腹内侧核、视交叉上核及室周核等，此区的肽能神经元可分泌一些神经肽，经垂体门脉到达腺垂体，调节腺垂体的分泌功能，故称其为下丘脑调节肽，目前已经确定的下丘脑调节性多肽主要有9种，其中化学结构清楚的5种称为激素；另外4种尚未弄清化学结构的称为因子（表11-1）。

表 11 - 1　下丘脑调节肽的种类、化学性质及作用

种类	化学性质	主要作用
促黑激素释放因子（MRF）	肽类	促进促黑激素的分泌
促黑激素释放抑制因子（MIF）	肽类	抑制促黑激素的分泌
生长激素释放因子（GHRH）	44 肽	促进生长激素的分泌
生长抑素（GHRIH）	14 肽	抑制生长激素的分泌
催乳素释放因子（PRF）	肽类	促进催乳素的分泌
催乳素释放抑制因子（PIF）	多巴胺	抑制催乳素的分泌
促甲状腺激素释放激素（TRH）	3 肽	促进促甲状腺激素的分泌
促性腺激素释放激素（GnRH）	10 肽	促进黄体生成素、促卵泡素激素的分泌
促肾上腺皮质激素释放激素（CRH）	41 肽	促进促肾上腺皮质激素的分泌

二、腺垂体

腺垂体是人体最重要的内分泌腺。分泌的 7 种主要激素均为蛋白质或肽类：生长激素（GH）、催乳素（PRL）、促黑激素（MSH）、促甲状腺激素（TSH）、促肾上腺皮质激素（ACTH）、卵泡刺激素（FSH）和黄体生成素（LH）。其中 TSH、ACTH、FSH 与 LH 均有各自的靶腺，分别形成下丘脑－垂体－甲状腺轴、下丘脑－垂体－肾上腺皮质轴、下丘脑－垂体－性腺轴，而 GH、PRL 与 MSH 则无靶腺，直接作用于靶组织或靶细胞起到各自的功能调节作用。

（一）生长激素

1. 促生长作用　GH 促进全身的生长发育，尤其是对骨骼、肌肉及内脏器官的作用更为显著也称为躯体刺激素，但对神经的生长和发育没有明显影响。GH 一方面促进骨骼的生长，使身材高大；另一方面促进蛋白质合成使肌肉发达。临床观察可见，人幼年时期 GH 分泌不足，则生长停滞、身材矮小，称为侏儒症；如幼年时期 GH 过多则患巨人症；成年后 GH 过多，由于骨骺已经钙化，长骨不再生长，出现手脚肢端短骨、面骨及其软组织增生，表现为手足粗大、鼻大唇厚、下颌突出等症状，称为肢端肥大症。

2. 促代谢作用　GH 促进蛋白质的合成，减少分解；促进脂肪分解，增强脂肪酸氧化，减少葡萄糖的消耗。抑制外周组织摄取与利用葡萄糖，提高血糖水平。生长激素分泌过多将产生垂体性糖尿病。

此外，应激反应时，血液中生长激素、促肾上腺皮质激素和催乳素的浓度增加，因此，GH 是参与应激反应的腺垂体分泌的三大激素之一。

考点提示

侏儒症的发生原因是幼年生长素分泌不足，巨人症的发生原因是幼年生长素分泌过多，肢端肥大症的发生原因是成年生长激素分泌过多。

（二）催乳素

催乳素可促进乳腺生长发育、引起并维持乳汁分泌；促进排卵和黄体生成，促进孕激素与雌激素的分泌；男性催乳素促进前列腺及精囊的生长，促进睾酮合成。催乳素也是参与人体应激反应的激素。

（三）促黑激素

促黑激素可促进黑素细胞中的酪氨酸酶的合成和激活，从而促进酪氨酸转变为黑色素，使皮肤与毛发等处的颜色加深。

三、神经垂体

神经垂体不含腺体细胞，不能合成激素。神经垂体释放的激素是在下丘脑视上核、室旁核产生而贮存于神经垂体的血管升压素与催产素。

（一）血管升压素

血管升压素又称抗利尿激素。在生理条件下，血浆中此激素的浓度很低，几乎没有升压作用，主要表现为抗利尿作用（详见第八章）。但在机体脱水或大失血等病理情况下，此激素释放显著增多产生收缩血管、升压作用（详见第四章）。此外，血管升压素还有增强记忆的作用。

> **考点提示**
>
> 尿崩症的发生原因是抗利尿激素合成减少，可通过注射抗利尿激素来治疗。

（二）催产素

催产素有刺激乳腺和子宫的双重作用，可使哺乳期乳腺导管周围肌上皮细胞收缩，引起乳腺排乳，维持乳腺正常的泌乳。催产素可促进妊娠子宫强烈收缩，对非孕子宫作用则较弱，又称为缩宫素。临床上常利用此作用来诱导分娩（催产）及防止产后出血。此外，催产素在痛觉调制、学习和记忆等功能调节中也具有重要作用。

第三节　甲状腺内分泌

甲状腺位于气管上端两侧、甲状软骨的下方，分为左、右两个侧叶，中间以峡部相连，呈 H 形。甲状腺侧叶呈锥体形且与环状软骨之间常有韧带样结缔组织相连，故吞咽时，甲状腺可随喉上下移动。甲状腺是人体内最大的内分泌腺体，平均重量为 20～30g。甲状腺由许多圆形或椭圆形滤泡组成，滤泡由单层上皮细胞围成，是甲状腺激素合成与释放的部位。滤泡腔内充满胶质，主要成分是含有甲状腺激素的甲状腺球蛋白，是甲状腺激素贮存库。甲状腺激素是体内唯一细胞外贮存的内分泌激素。甲状腺激素的合成详见图 11－7。

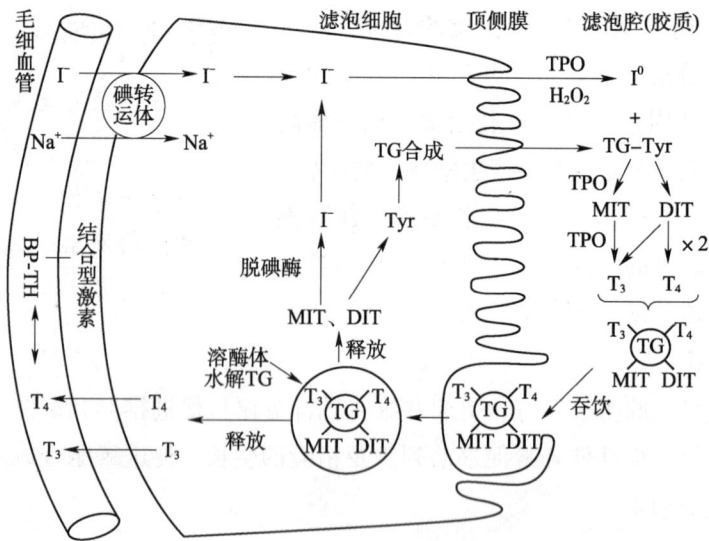

图 11－7　甲状腺激素的合成示意图

一、甲状腺激素的合成与代谢

甲状腺激素（thyroid hormone，TH）主要包括甲状腺素，又称四碘甲状腺原氨酸（T_4）和三碘甲状腺原氨酸（T_3）两种，T_4约占血液中甲状腺激素总量的90%，而T_3的生物学活性却比T_4大5倍。TH合成的基本原料为碘和甲状腺球蛋白，碘主要来源于食物，海带等海产品含碘丰富，甲状腺摄入碘的总量约8000μg，占全身含碘量的90%。碘的摄入量对甲状腺功能的维持十分重要，甲状腺球蛋白由腺泡上皮细胞合成分泌。TH的合成过程如下：甲状腺通过碘转运蛋白将血液中的I^-主动转运至甲状腺滤泡上皮细胞内，在过氧化物酶（TPO）的催化下被活化成I_2，活化的碘原子再在TPO催化下使甲状腺球蛋白上的酪氨酸残基碘化，生成一碘酪氨酸（MIT）和二碘酪氨酸（DIT）。已经生成的MIT残基和DIT残基，再缩合成四碘甲状腺原氨酸（T_4）和三碘甲腺原氨酸（T_3）。TPO对甲状腺激素的合成起关键作用，临床可以用硫氧嘧啶与硫脲类药物抑制过氧化物酶活性，治疗甲状腺功能亢进。

在腺垂体促甲状腺激素的作用下，滤泡上皮细胞顶端的微绒毛伸出伪足，将滤泡腔中胶质小滴吞饮入细胞内与溶酶体融合，胶质中的甲状腺球蛋白被水解，释放T_3、T_4入血，发挥生理效应。大约20%的T_3、T_4在肝降解，经胆汁进入小肠后排出。80%的T_4在外周组织中脱碘酶的作用下脱碘生成T_3，T_3进一步脱碘而失活。

二、甲状腺激素的生理作用

（一）产热效应

TH提高绝大多数组织的耗氧量和产热量，提高基础代谢率。甲状腺功能亢进时，患者体温偏高，喜凉怕热，极易出汗；而甲状腺功能低下时，患者体温偏低，喜热恶寒，基础代谢率降低。

（二）对物质代谢的影响

①蛋白质代谢：生理剂量的TH促进蛋白质的生成，特别是肌肉蛋白质的生成。TH分泌不足时，蛋白质合成减少，肌肉乏力，细胞间的黏蛋白增多，可引起黏液性水肿；TH分泌过多时，则加速蛋白质分解，特别是骨骼肌和骨的蛋白质分解，因而消瘦无力、血钙升高和骨质疏松。②糖代谢：TH促进小肠黏膜对糖的吸收，加速糖原分解，抑制糖原合成，并能增强皮质醇和生长激素等激素的升糖作用，但同时TH还可加强外周组织对糖的利用，又起到降低血糖的作用；因前者作用较强，故甲状腺功能亢进时，血糖常升高，甚至出现尿糖。③脂肪代谢：TH促进脂肪酸氧化，增强儿茶酚胺与胰高血糖素对脂肪的分解作用；TH既能促进胆固醇的合成，又可通过肝脏加速胆固醇的降解，而且分解的速度更快。所以，甲状腺功能亢进患者血中胆固醇含量低于正常。

（三）对生长发育的影响

TH是促进生长发育必需的激素，特别是对骨和脑的发育尤为重要，在婴儿时期作用最明显。胚胎时期缺碘或婴幼儿时期甲状腺功能低下，表现为智力迟钝、身体矮小为特征的呆小症（克汀病）。因此，在缺碘地区预防呆小症的发生，应在妊娠期注意补充碘，治疗呆小症必须抓时机，应在出生后3个月内及时补充。

（四）其他作用

TH能提高中枢神经系统的兴奋性。甲状腺功能亢进时，患者出现失眠、易怒、注意力不集中及肌肉颤动等症状。甲状腺功能低下时，患者常出现抑郁、记忆力减退、行动迟缓、

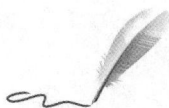

表情淡漠和嗜睡等症状。TH 可使心率增快，心肌收缩力增强，甲状腺功能亢进患者心动过速，心肌可因过度耗竭而致心力衰竭。TH 能促进食欲，甲状腺功能亢进患者常食欲旺盛，TH 促进眼球后结缔组织增生，甲状腺功能亢进患者常有眼球凸出。

三、甲状腺功能的调节

甲状腺功能活动主要受下丘脑 – 垂体 – 甲状腺轴的调节。此外，甲状腺受一定程度的自身调节。

（一）下丘脑 – 垂体 – 甲状腺轴的调节

下丘脑释放的促甲状腺激素释放激素（TRH），促进腺垂体促甲状腺激素（TSH）的合成和释放。TSH 促进甲状腺细胞增生，促进甲状腺激素的合成、释放。当血液中甲状腺激素浓度增高时，负反馈抑制腺垂体，使 TSH 合成与释放减少，同时降低腺垂体对 TRH 的反应性，抑制腺垂体 TSH 的分泌，最终使 T_3、T_4 浓度降至正常水平（图 11 – 8）。食物中缺碘会引起血液中 T_3、T_4 长期降低，对腺垂体的反馈性抑制作用减弱，引起 TSH 分泌异常增加，TSH 的长期效应是刺激甲状腺细胞增生，导致甲状腺组织肥大，临床上称地方性甲状腺肿。

（二）自身调节

甲状腺可根据机体碘的多少，自身调节其摄碘及分泌 TH 的能力，称为甲状腺的自身调节。当血碘含量不足时，甲状腺可增强其聚碘作用，相反，当血碘含量增加时，T_3、T_4 合成增加，但当碘超过一定限度后，T_3、T_4 的合成速度不但不再增加，反而明显下降，这种过量的碘所产生的抗甲状腺效应称为 Wolff – Chaikoff 效应（图 11 – 8）。临床上可用大剂量碘产生的抗甲状腺效应处理甲状腺危象，以缓解病情，也可在甲状腺手术前，给患者服用大剂量碘，可抑制甲状腺功能，使腺体萎缩，减少术中出血。

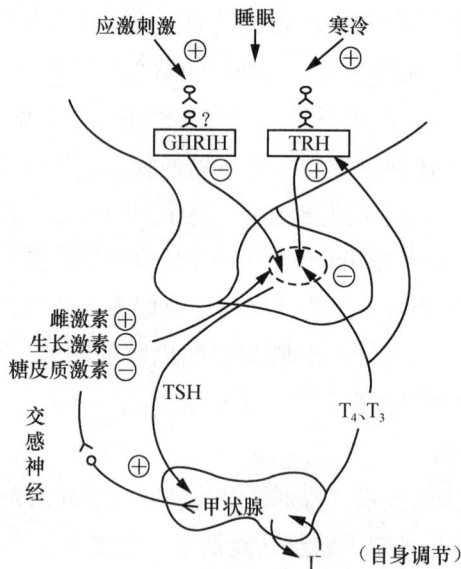

图 11 – 8　甲状腺激素分泌调节示意图

第四节　肾上腺内分泌

肾上腺位于腹膜之后、肾的内上方，包在肾筋膜内。肾上腺左、右各一个；左侧者近似半月形；右侧者呈三角形。肾上腺包括中央部的髓质和周围部的皮质两个部分，两者的结构与功能均不相同，实际是两种不同的内分泌腺。肾上腺皮质在光镜下观察分三层：自外向内依次分为球状带、束状带和网状带。球状带较薄，分泌盐皮质激素，主要为醛固酮。束状带位于皮质中间，构成皮质的大部分，分泌糖皮质激素，主要是皮质醇。网状带位于皮质最内层，分泌少量性激素。肾上腺髓质组织中含有嗜铬细胞，可分泌肾上腺素和去甲肾上腺素，它们均属于儿茶酚胺类化合物。

一、肾上腺皮质激素

盐皮质激素作用见泌尿系统，性激素作用见生殖系统，此处介绍糖皮质激素的作用。

（一）糖皮质激素的作用

人体血浆中糖皮质激素主要为皮质醇，其次为皮质酮。

1. 对物质代谢的影响　糖皮质激素对糖、蛋白质和脂肪代谢均有作用。①糖皮质激素可促进蛋白质分解，使氨基酸在肝脏转变为葡萄糖，促进糖异生；另一方面又有抗胰岛素作用，抑制外周组织对葡萄糖的利用，导致血糖升高。因此，糖皮质激素分泌过多（或过量服用此类药物）可引起血糖升高，甚至出现尿糖；相反，肾上腺皮质功能低下患者（如艾迪生病），则可出现低血糖。②糖皮质激素促进脂肪分解，增强脂肪酸在肝内氧化过程，有利于糖异生作用。肾上腺皮质功能亢进时，由于糖皮质激素对身体不同部位的脂肪作用不同，使脂肪重新分布，四肢脂肪组织分解增强，而面、肩、腹及背脂肪合成增加，呈现面圆、背厚、躯干部发胖而四肢消瘦的特殊体形。③糖皮质激素抑制蛋白质合成，促进肝外组织，特别是肌肉组织蛋白质分解。糖皮质激素分泌过多时，由于蛋白质分解增强，合成减少，将出现肌肉消瘦、骨质疏松、皮肤变薄、伤口愈合减慢、淋巴组织萎缩等。

2. 对水盐代谢的影响　糖皮质激素具有一定保钠、保水和排钾作用。此外，还能抑制血管升压素的分泌，增加肾小球滤过率，有利于水的排出。肾上腺皮质功能不全患者排水能力降低，严重时可出现"水中毒"，补充糖皮质激素可以使病情得到缓解而补充盐皮质激素则无效。

3. 对血细胞的影响　使红细胞及血小板数量增加；使中性粒细胞增加；使嗜酸性粒细胞数量减少；使淋巴细胞和浆细胞减少，淋巴组织萎缩，产生免疫抑制作用。

4. 对循环系统的影响　糖皮质激素对维持正常血压是必需的。糖皮质激素通过允许作用增强血管平滑肌对儿茶酚胺的敏感性，维持血压。另外，它能降低毛细血管的通透性，有利于维持血容量，又可防止血细胞逸出到血管外，产生抗过敏作用。肾上腺皮质功能低下时，血管平滑肌对儿茶酚胺的反应性降低，毛细血管扩张，通透性增加，血压下降，补充皮质醇后可恢复。

5. 对应激反应的影响　当机体受到各种伤害性刺激时（如中毒、感染、缺氧、饥饿、失血、创伤、手术、疼痛、寒冷及恐惧等），血液中促肾上腺皮质激素浓度和糖皮质激素浓度急剧升高，产生一系列非特异性全身反应，抵御上述种种有害刺激，称为应激反应。在这一反应中，下丘脑 - 腺垂体 - 肾上腺皮质系统功能增强，提高机体的生存能力和对应激刺激的耐受力，缓解伤害性刺激对机体的损伤。应激反应中，血液中儿茶酚胺、内啡肽、生长激素、催乳素、胰高血糖素等分泌均增加，说明应激反应是一种以 ACTH 和糖皮质激素分泌增加为主、多种激素参与、使机体抵抗力增强的非特异性全身反应。

如动物仅切除肾上腺髓质，可以存活较长时间，而切除肾上腺皮质时，机体应激反应减弱，对有害刺激的抵抗力大大降低，动物多在术后一两周内死亡，若能及时补充肾上腺皮质激素，动物的生命可以维持，说明肾上腺皮质是维持生命所必需的。

6. 对神经系统的影响 糖皮质激素可提高中枢神经系统兴奋性。当肾上腺皮质功能亢进时，患者常表现为烦躁不安、失眠、注意力不集中等。

7. 其他作用 糖皮质激素有促进胎儿肺表面活性物质的合成、增强骨骼肌的收缩力、抑制骨的形成、增加胃酸及胃蛋白酶原的分泌等多种作用。临床上使用大剂量的糖皮质激素及其类似物，可用于抗炎、抗过敏、抗毒和抗休克。此外，糖皮质激素能稳定溶酶体膜，防止蛋白水解酶在细胞缺氧时逸出，延缓细胞坏死，可在发生血栓、休克等致细胞缺氧的情况下应用糖皮质激素。

（二）肾上腺皮质激素分泌的调节

糖皮质激素的分泌受下丘脑 - 垂体 - 肾上腺皮质轴的调节：下丘脑促垂体区神经元合成释放的促肾上腺皮质激素释放激素（CRH），通过垂体门脉系统被运送到腺垂体，促进腺垂体促肾上腺皮质激素（ACTH）合成与分泌，进而引起肾上腺皮质合成、释放糖皮质激素增多。当糖皮质激素分泌过多时，可反馈性抑制 ACTH 和 CRH 的分泌，这种反馈称为长反馈。ACTH 分泌过多时，也能抑制 CRH 的分泌，这种反馈称为短反馈。由于下丘脑 - 腺垂体 - 肾上腺皮质功能轴的反馈调节，使血中糖皮质激素的含量维持在相对稳定（图 11 - 9）。

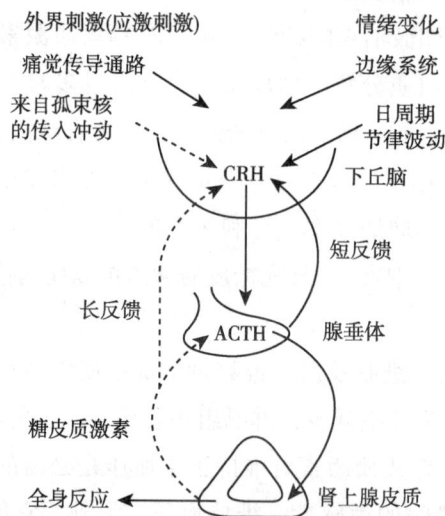

图 11 - 9 糖皮质激素的分泌调节示意图

由于受下丘脑生物钟控制，ACTH 分泌呈日节律波动，使糖皮质激素的分泌也出现相应的昼夜节律性波动。早晨 6 ~ 8 时达高峰，以后逐渐下降，白天维持在较低水平，午夜达最低水平，临床使用此类药物应注意用药时间，在早晨 8 点给药一次，其他时间不给，可提高疗效，降低副作用。

临床上长期大量应用糖皮质激素时，由于长反馈效应抑制了 ACTH 的合成与分泌，其至造成肾上腺皮质萎缩，分泌功能停止。如突然停药，患者可因肾上腺皮质功能低下，引起肾上腺皮质危象，甚至危及生命。故不能骤然停药，应逐渐减量停药或采取间断给予ACTH 的方法。

知识链接

急性肾上腺皮质危象

急性肾上腺皮质危象指由各种原因导致肾上腺皮质激素分泌不足或缺如而引起的一系列临床症状，可累及多个系统。临床表现为：大多患者有发热，体温可达40℃以上；有严重低血压，甚至低血容量性休克，伴有心动过速，可达160 次/分；四肢厥冷、发绀和虚脱；患者极度虚弱无力，精神萎靡、表情淡漠、嗜睡，也可表现为烦躁不安、惊厥甚至昏迷；消化道症状突出，表现为恶心、呕吐、腹痛、腹泻。患者有时会被误诊为急腹症而行手术治疗或延误诊断，最终导致昏迷，甚至死亡。治疗的根本目标是保持循环中有充足的糖皮质激素及补充钠和水的不足，包括静脉输注大剂量糖皮质激素、纠正低血容量和电解质紊乱、全身支持治疗。

二、肾上腺髓质激素

（一）肾上腺髓质激素的合成与分泌

肾上腺髓质合成、分泌的肾上腺素和去甲肾上腺素比例约为4:1。血液中的肾上腺素主要来自肾上腺髓质，去甲肾上腺素除来自肾上腺髓质的分泌外，还来自肾上腺素能神经纤维末梢的释放。肾上腺髓质接受交感神经节前纤维支配，与交感神经系统组成交感－肾上腺髓质系统，所以，肾上腺髓质激素的作用与交感神经紧密联系。

当机体遭遇紧急情况，如剧烈运动、焦虑、恐惧、创伤、疼痛、失血、脱水、窒息等情况时，交感神经活动加强，肾上腺髓质分泌的肾上腺素与去甲肾上腺素急剧增加，出现心率加快，心输出量增加，血压升高；内脏血管收缩，骨骼肌血管舒张，全身血流重分配保证重要器官的血液供应；支气管舒张，呼吸加快加深；糖原分解，血糖升高；脂肪分解，保证能源物质的供应；组织耗氧量增加，产热量增多；汗腺分泌增加，散热增强；中枢神经系统兴奋性提高，机体处于警觉状态，反应灵敏，上述反应都是特定情况下，由于交感神经－肾上腺髓质系统激活所引起，即应急反应。应急反应有助于充分调动机体的贮备能力，更好的适应环境，从而克服环境急剧变化。

引起应急反应的各种刺激也是引起应激反应的刺激。应急反应是以交感－肾上腺髓质系统活动加强为主，发挥作用快；而应激反应是以下丘脑－腺垂体－肾上腺皮质轴活动加强为主，影响广泛。当机体受到有害刺激时，两个系统同时发生反应，相辅相成，共同提高机体的适应能力。

（二）肾上腺髓质激素分泌的调节

1. 交感神经的作用 交感神经兴奋时，节前纤维末梢释放乙酰胆碱，作用于髓质嗜铬细胞上的 N 型受体，促进肾上腺素和去甲肾上腺素的分泌。

2. 促肾上腺皮质激素的作用 ACTH 通过糖皮质激素直接或间接刺激肾上腺髓质，使肾上腺素和去甲肾上腺素合成与分泌增加。

3. 反馈调节　去甲肾上腺素合成过多时，可反馈抑制限速酶酪氨酸羟化酶的活性，使去甲肾上腺素合成减少；同样，肾上腺素过多时也可反馈抑制限速酶苯乙醇胺氮位甲基转移酶的活性，使肾上腺素合成减少。

第五节　胰岛内分泌

胰岛是散布在胰腺腺泡间大小不等的细胞团，为胰腺的内分泌部分。占胰腺总体积的 1%～2%，主要由 A 细胞、B 细胞、D 细胞及 PP 细胞 4 种内分泌细胞组成。A 细胞约占胰岛细胞的 20%，分泌胰高血糖素；B 细胞占胰岛细胞的 60%～70%，分泌胰岛素；D 细胞占胰岛细胞的 10%，分泌生成抑素；PP 细胞数量很少，分泌胰多肽。

一、胰岛素

胰岛素是含 51 个氨基酸残基的蛋白质，由 A 链（21 个氨基酸残基）和 B 链（30 个氨基酸残基）组成，胰岛素在血液中的半衰期是 5 分钟，主要在肝内灭活。胰岛素是调节糖、脂肪、蛋白质代谢的重要激素，对机体能源物质的贮存和人体生长发育具有重要作用。

（一）胰岛素的生理作用

1. 糖代谢　胰岛素促进组织、细胞对葡萄糖的摄取和利用，加速糖原合成并抑制糖异生，促进葡萄糖转变为脂肪，因此，胰岛素有降低血糖水平的作用，是调节血糖浓度的主要激素。当胰岛素缺乏时，血液中葡萄糖不能被细胞贮存和利用，使血糖升高。当血糖超过肾糖阈时，将出现尿糖，引起糖尿病。

2. 脂肪代谢　胰岛素使葡萄糖进入脂肪细胞转化成磷酸甘油，促进肝细胞和脂肪细胞合成脂肪酸，两者再形成三酰甘油，因此胰岛素促进脂肪的合成与储存，同时，胰岛素还抑制脂肪的分解，降低血中脂肪酸的浓度。当胰岛素缺乏时，脂肪代谢紊乱，血脂升高，容易引起动脉硬化，造成心脑血管系统疾病，脂肪酸分解加强，在肝内氧化生成大量酮体，可引起酮血症和酸中毒。

3. 蛋白质代谢　胰岛素促进细胞对氨基酸的摄取和利用，并直接作用于核糖体，加速翻译过程，促进蛋白质合成；胰岛素还可抑制蛋白质分解和糖异生；胰岛素在与生长激素共同存在时可明显地促进机体生长和发育。此外，胰岛素还能促进钾离子进入细胞，使血钾浓度降低。

> **考点提示**
>
> 糖尿病的发生原因是胰岛素分泌不足或胰岛素受体缺乏，故临床上糖尿病分为胰岛素依赖型（1 型）和非胰岛素依赖型（2 型）。

（二）胰岛素分泌调节

1. 血糖浓度　血糖浓度是调节胰岛素分泌最重要的因素。血糖升高可直接刺激 B 细胞，使胰岛素分泌增加，从而降低血糖，餐后葡萄糖的入血可促进胰岛素大量分泌。血糖浓度降低时，胰岛素分泌减少，通过这一反馈调节，使血糖浓度维持在正常水平，胰岛素是体内唯一能够直接降低血糖的激素。

2. 氨基酸和脂肪酸的作用　多种氨基酸如精氨酸、赖氨酸都可刺激胰岛素分泌。此外，血液中脂肪酸和酮体大量增加时，也可促进胰岛素的分泌。

3. 激素的作用　胃泌素、促胰液素、胆囊收缩素和抑胃肽等胃肠激素均可促进胰岛素分泌；胰高血糖素、生长激素、糖皮质激素、甲状腺激素等均可通过升高血糖间接引起胰岛素分泌增加，因此长期大剂量使用这些激素，可能使 B 细胞衰竭而导致糖尿病；胰高血糖素还可直接刺激 B 细胞分泌胰岛素。肾上腺素抑制胰岛素的分泌；胰岛 D 细胞分泌的生长抑素则通过旁分泌作用抑制胰岛素的分泌。

4. 神经调节　胰岛受迷走神经与交感神经支配。刺激迷走神经，可通过乙酰胆碱作用于 M 受体直接促进胰岛素的分泌，也可通过引起胃肠激素的释放，间接促进胰岛素的分泌。交感神经兴奋时，则通过去甲肾上腺素作用于 α_2 受体，抑制胰岛素的分泌。

> **考点提示**
>
> 长期高糖、高蛋白、高脂饮食可持续刺激胰岛 B 细胞分泌，致使胰岛 B 细胞功能衰竭引起糖尿病。

知识拓展

对糖尿病患者控制血糖的最好的办法是使用胰岛素。1922 年加拿大的外科医生弗雷德里克·班廷首次成功地提取了胰岛素并发现胰岛素治疗糖尿病的价值，因而被称为"胰岛素之父"。1923 年丹麦哥本哈根大学教授克罗格创办现今全球最大的胰岛素制造商诺和诺德，专门从事胰岛素的大规模工业生产，但因采用从动物胰腺提取的方法获得胰岛素，其成本高，来源受限。1969 年我国学者采用化学合成的方法成功获得具有生物活性的结晶牛胰岛素。1978 年，美国学者采用基因重组方法生产人胰岛素获得成功，现在，已经用发酵方法大量获得胰岛素，成本低廉，长效、速效的剂型相继出现了。

二、胰高血糖素

胰高血糖素是由 29 个氨基酸残基组成的直链多肽。在血液中半衰期为 5～10 分钟，主要在肝内灭活，它的生物学作用与胰岛素的作用相互拮抗。胰高血糖素是促进分解代谢、动员体内供能物质的重要激素。

（一）胰高血糖素的作用

胰高血糖素是一种促进分解代谢的激素。具有很强的促进肝糖原分解及葡萄糖异生的作用，使血糖明显升高；促进脂肪的分解及脂肪酸的氧化，使血中酮体生成增多；促进蛋白质的分解并抑制其合成，使氨基酸迅速进入肝细胞，经糖异生转变为葡萄糖。

（二）胰高血糖素分泌的调节

血糖浓度是影响胰高血糖素分泌的重要因素。血糖浓度降低时，胰高血糖素分泌增加，反之则减少；氨基酸的作用与葡萄糖相反，氨基酸含量升高时可增加胰高血糖素分泌，血中氨基酸增多一方面促进胰岛素释放，可使血糖降低，另一方面还能同时刺激胰高血糖素分泌，对防止低血糖有一定的生理意义。交感神经兴奋时，胰高血糖素分泌增加，迷走神经兴奋时，分泌减少。

第六节　甲状旁腺、维生素 D 与甲状腺 C 细胞内分泌

甲状旁腺为扁椭圆形、黄豆大小的腺体，贴附在甲状腺侧叶的后面，数目和位置变化很大，通常有上、下两对，甲状旁腺主要分泌甲状旁腺激素。

甲状腺 C 细胞位于甲状腺滤泡之间及滤泡上皮细胞之间，又称滤泡旁细胞或亮细胞，主要分泌降钙素。维生素 D 是类固醇样化合物，为钙在胃肠道内的吸收所必需。甲状旁腺激素、降钙素以及维生素 D 共同调节钙磷代谢，维持血浆中钙、磷水平的相对恒定，血钙浓度保持相对稳定，对维持神经、肌肉等组织的正常兴奋性十分重要。

一、甲状旁腺激素

甲状旁腺激素（parathyroid hormone，PTH）是调节血钙水平最重要的激素，通过对骨和肾的作用使血钙升高，血磷降低。①使破骨细胞数量增加，加强溶骨过程，促进骨盐溶解，使骨基质中的磷酸钙转化为离子态钙释放入血，升高血钙水平；②促进肾远曲小管对钙的重吸收，升高血钙，同时抑制近曲小管对磷的重吸收，使尿磷增多，血磷降低；③甲状旁腺激素通过活化维生素 D 间接促进胃肠道钙的吸收，从而使血钙增加。甲状旁腺激素的分泌主要受血钙浓度变化的影响。血钙浓度升高，甲状旁腺激素分泌减少；血钙浓度降低，甲状旁腺激素分泌增加。

二、降钙素

降钙素（calcitonin，CT）作用于骨和肾引起血钙和血磷的降低。降钙素可抑制破骨细胞的活动，减少骨质溶解，增强成骨细胞活动，促进骨中钙、磷沉积，从而使血钙向骨转移，降低血钙与血磷浓度；降钙素能抑制肾小管对钙、磷的重吸收，钙、磷从尿中排出增加；此外，降钙素还抑制小肠对钙和磷的吸收。降钙素的分泌主要受血钙浓度反馈性调节。血钙增多时降钙素分泌增加；进食引起的胃肠激素分泌（如促胃液素）也可刺激降钙素的分泌；甲状旁腺激素通过升高血钙也可间接促进降钙素的分泌。

三、维生素 D

维生素 D（vitamin D，VD）又称胆钙化醇。人体内的胆钙化醇有两个主要来源：①主要由皮肤中 7-脱氢胆固醇经日光中紫外线照射转化而来，多数温带和赤道带居民体内 75% 以上维生素 D 来源于此途径。②当环境妨碍皮肤暴露于阳光时，维生素 D 必须靠食物来源得到，食物中的维生素 D 主要来自动物性食品，如肝、蛋、乳等。维生素 D 无生物活性，首先在肝内转化成 25-羟维生素 D_3，再经肾脏的 1α-羟化酶作用转变为具有生物活性的 1,25-二羟维生素 D_3 [1,25-$(OH)_2$-VD_3]。1,25-二羟维生素 D_3 主要作用是升高血钙、血磷。机体需要的钙主要源于食物，在胃酸提供的酸性环境下，食物中的钙盐转化离子钙在小肠上部吸收入血，1,25-二羟维生素 D_3 可促进小肠对钙、磷的吸收过程；它可促进骨钙代谢，具有动员骨钙及骨盐沉着双重作用；此外，1,25-二羟维生素 D_3 还能促进肾小管对钙和磷的重吸收，尿钙、尿磷排出量减少。儿童时期缺乏维生素 D，可引起佝偻病，成人缺乏维生素 D 则导致骨质疏松症。血钙和血磷浓度降低是促进 1,25-二羟维生素 D_3 生成的主要因素；甲状旁腺激素、催乳素、生长激素也可促进 1,25-二羟维生素 D_3 生成；而糖皮质激素则抑制其生成；此外，1,25-二羟维生素 D_3 还具有自身负反馈调

节作用。

第七节　其他内分泌腺和激素

一、松果体

松果体位于第三脑室顶的后上方松果体窝内,受交感神经节的节后纤维支配。松果体分泌的主要激素为褪黑素,其分泌受光照调节,白天分泌减少,夜晚分泌增加。褪黑素的分泌在6岁左右达到高峰,而后随年龄增长逐年降低。褪黑素有中枢抑制作用,促进睡眠;能够调节机体生物节律,使其与环境物理周期同步;褪黑素还可增强机体的免疫能力,并具有抗肿瘤、抗衰老作用;褪黑素还能抑制性腺活动。

二、胸腺

胸腺位于前纵隔上部,胸骨柄后部,青春期前,人的胸腺较发达,青春期达到顶点,重量25~40g,后逐渐退化。胸腺为淋巴器官,兼有内分泌功能,合成、分泌多种肽类激素,如胸腺素。胸腺素具有免疫调节作用,能促进淋巴干细胞成熟并转变为具有免疫功能的T淋巴细胞,参与细胞免疫调节。

三、前列腺素

前列腺素是一种二十碳不饱和脂肪酸,其前体是花生四烯酸,全身组织细胞几乎都能产生前列腺素。前列腺素因在精液中首先被发现,故而得名。按分子结构的差异,前列腺素可分为A、B、C、D、E等多种类型。前列腺素在各组织局部产生和释放,并在局部发挥作用,属于局部激素。

前列腺素几乎对人体各个系统的功能均有影响,其作用极为广泛而复杂。前列腺素的种类不同,对不同组织、细胞的作用也明显不同。例如,PGE和PGF能使血管平滑肌舒张;PGE_2可使支气管平滑肌舒张,PGF却使支气管平滑肌收缩;PGE_2有明显的抑制胃酸分泌的作用;TXA_2能使血小板聚集,PGI_2抑制血小板聚集。前列腺素对于心血管活动、体温调节、神经系统、内分泌及生殖系统活动均有不同程度的调节作用。

本章小结

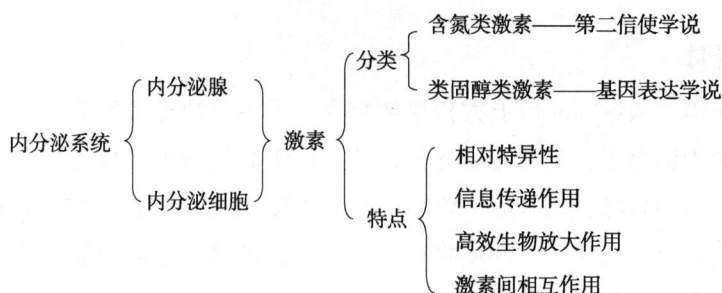

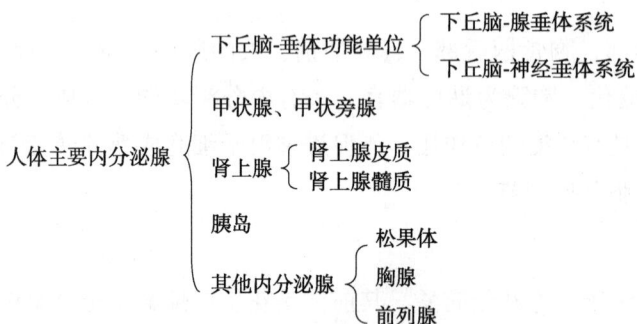

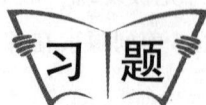

一、选择题

【A1/ A2 型题】

1. 神经垂体激素是

   A. 催乳素和生长激素　　B. 抗利尿激素和醛固酮　　C. 血管升压素和催产素

   D. 催乳素和血管升压素　　E. 抗利尿激素和生长激素

2. 血中激素浓度极低，但生理作用却非常明显，这是因为

   A. 激素的半衰期长　　B. 激素的特异性高　　C. 激素分泌的持续时间长

   D. 细胞内存在高效能的生物放大系统　　E. 激素的信息传递效应

3. 调节胰岛素分泌最重要的因素是

   A. 肾上腺素　　B. 自主神经　　C. 血中游离脂肪酸

   D. 血糖浓度　　E. 迷走神经兴奋

4. 地方性甲状腺肿的主要发病原因是

   A. 食物中缺碘　　B. 食物中缺乏酪氨酸　　C. 摄入碘过多

   D. 促甲状腺素过少　　E. 三碘甲状腺原氨酸过多

5. 呆小症是由于婴儿期

   A. 甲状腺激素分泌不足　　B. 生长激素分泌不足　　C. 食物中缺乏蛋白质

   D. 食物中缺铁　　E. 食物中缺钙

6. 甲状腺手术不慎，将甲状旁腺切除了，会发生

    A. 甲状腺肿大   B. 肾上腺皮质功能衰竭   C. 低血糖休克

    D. 手足抽搐   E. 呆小症

7. 幼年时生长激素分泌不足可引起

    A. 肢端肥大症   B. 巨人症   C. 甲状腺功能亢进

    D. 库欣综合征   E. 侏儒症

8. 下列哪种激素不是腺垂体分泌的

    A. 催产素   B. 催乳素   C. 生长激素

    D. 黄体生成素   E. 促甲状腺素

9. 对脑和长骨发育最为重要的激素是

    A. 生长激素   B. 性激素   C. 甲状腺激素

    D. 促甲状腺激素   E. 1，25 - 二羟维生素 D_3

10. 下丘脑与腺垂体的功能联系是

    A. 视上核 - 垂体束   B. 室旁核 - 垂体束   C. 垂体门脉系统

    D. 交感神经   E. 神经元轴突

11. 糖皮质激素过多会产生。

    A. 侏儒症   B. 水中毒   C. 向心性肥胖

    D. 巨人症   E. 呆小症

12. 临床上长期服用泼尼松，对腺垂体的影响是

    A. 促进生长激素分泌   B. 促进 ACTH 分泌   C. 抑制 ACTH 分泌

    D. 促进甲状腺激素分泌   E. 促进 FSH 分泌

13. 脑垂体切除的动物不会出现

    A. 生长停滞   B. 甲状腺萎缩   C. 性腺萎缩

    D. 肾上腺皮质萎缩   E. 肾上腺髓质萎缩

二、思考题

1. 长期大量使用糖皮质激素类药物的患者，如果需要停止服药时，是否可以立即停药？应该如何停药，为什么？

2. 食物中长期缺碘会引起甲状腺发生哪种改变，为什么？

3. 试从生理学角度分析侏儒症与呆小症的形成原因及两种疾病的区别。

（骆晓峰）

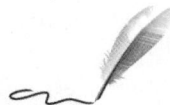

扫码"练一练"

第十二章 生 殖

📖 学习目标

1. **掌握** 睾丸和卵巢的基本生理作用。
2. **熟悉** 雄激素的内分泌功能及调节；雌激素与孕激素的内分泌功能及调节。
3. **了解** 妊娠与分娩的过程及机制。

案例讨论

[案例] 患者，女性，26岁，婚后5年未孕。月经初潮年龄为12岁，平时月经不规律，每30～60天来一次月经，每次3～6天，经量适中，颜色较深，无痛经，白带无异味，量不多。妇科检查：子宫大小正常，前位子宫，双侧卵巢肿大，皮质下可见多个中小卵泡排列。

[讨论]

1. 此患者不孕原因有哪些？
2. 卵巢在受孕中有什么作用？
3. 月经与受孕的关系？

生殖是指生物体发育到一定阶段后能够产生与自己相似的子代个体的过程。性腺主要指男性的睾丸、女性的卵巢。睾丸可分泌男性激素睾丸酮（睾酮），其主要功能是促进性腺及其附属结构的发育以及副性征的出现，还有促进蛋白质合成的作用。卵巢可分泌卵泡素、孕酮、松弛素和雌性激素，此外，还分泌少量的雄激素和抑制素。此外还有附睾、输精管、精囊腺、前列腺、尿道球腺、阴茎等附属性器官。

第一节 男性生殖

一、睾丸的功能

（一）睾丸的内分泌功能

男性激素的分泌主要由睾丸的间质细胞和精曲小管的支持细胞完成。睾丸间质细胞分泌雄激素，支持细胞分泌抑制素。

1. 雄激素 主要包括睾酮、脱氢表雄酮、雄酮等几种，其中以睾酮的生物活性最强。

正常男性在20～50岁，睾丸每日分泌4～9mg睾酮，血浆睾酮浓度为（22.7±4.3）nmol/L。50岁以上随年龄增长，睾酮的分泌量逐渐减少。有昼夜周期性波动，早晨醒来时最高，傍晚最低，但波动范围最小。血浆中98%的睾酮呈结合状态，只有2%的处于游离状态，二者可以互相转化，只有游离状态的睾酮才有生物活性。睾酮主要在肝内被灭活，代谢产物大部分以 17 – 氧类固醇结合型由尿排出，少量经粪便排出。

睾酮的生理作用，主要有以下几个方面。

（1）维持生精作用，睾酮自间质细胞分泌后，可经支持细胞进入曲细精管，睾酮可直接或先转变为活性更强的双氢睾酮，与生精细胞的雄激素受体结合，促进精子的生成。

（2）刺激生殖器官的生长发育，促进男性副性征出现并维持其正常状态。

（3）维持正常的性欲；睾丸功能低下的患者，血中雄激素水平较低，常出现阳痿和性欲低下，用雄激素治疗效果较好。

（4）促进蛋白质合成，特别是肌肉和生殖器官的蛋白质合成，同时还能促进骨骼生长与钙磷沉积和红细胞生成等。

（5）影响胚胎分化，雄激素可以诱导含 Y 染色体的胚胎向男性分化，促进内生殖器的发育。如果睾酮在胚胎期含量过低，则可能引起男性假两性畸形。

2. 抑制素 抑制素是睾丸支持细胞分泌的糖蛋白激素，由 α 和 β 两个亚单位组成，抑制素对腺垂体的卵泡刺激素（FSH）分泌有很强的抑制作用，而同样生理剂量的抑制素对黄体生成素（LH）分泌却无明显影响。

> **考点提示**
> 睾丸的主要功能是分泌雄激素和生精作用。

（二）睾丸的生精功能

睾丸的生精作用是指精原细胞发育为成熟精子的过程。精子是在睾丸的精曲小管生成的。精曲小管上皮又由生精细胞和支持细胞构成。原始的生精细胞为精原细胞，紧贴于精曲小管的基膜上，从青春期开始，精原细胞分阶段发育形成精子，精子生成的过程为：精原细胞→初级精母细胞→次级精母细胞→精子细胞→精子。在精曲小管管壁中，各种不同发育阶段的生精细胞是顺次排列的，即由基膜至管腔分别为精原细胞、初级精母细胞、次级精母细胞、精子细胞、分化中的精子，直至成熟精子脱离支持细胞进入管腔，从精原细胞发育成为精子约需两个半月。支持细胞为各级生殖细胞提供营养，并起着保持与支持作用。为生精细胞的分化发育提供合适的微环境，支持细胞形成的血睾屏障防止生精细胞的抗原物质进入血液循环而引起免疫反应。

精子生成需要适宜的温度，阴囊内温度较腹腔内温度低 2℃ 左右，适于精子的生成。在胚发育期间，由于某种原因睾丸不降入阴囊而停留在腹腔内或腹股沟内，称隐睾症，则曲细精管不能正常发育，也无精子产生。如果对发育成熟的动物睾丸进行加温处理，或施行实验性隐睾术，则可观察到生精细胞退化萎缩。

新生的精子释入精曲小管管腔内，本身并没有运动能力，而是靠小管外周肌样细胞的收缩和管腔液的移动运送至附睾内。在附睾内精子进一步成熟，并获得运动能力。附睾内可贮存小量的精子，大量的精子则贮存于输精管及其壶腹部。而性活动中，通过输精管的蠕动把精子运送至尿道，精子与附睾、精囊腺、前列腺和尿道球腺的分泌物混合形成精液，在性高潮时射出体外。正常男子每次射出精液为 3 ~ 6ml，每毫升精液约含二千万到四亿个精子，少于二千万精子，不易使卵子受精。另外，长期吸烟、酗酒、接触放射性物质和某些药物等可导致精子活力降低、畸形精子数量增加，甚至出现少精或无精，从而引起男性不育。

二、睾丸功能的调节

睾丸的生精过程和内分泌功能均受下丘脑－腺垂体的调节。下丘脑、腺垂体、睾丸在功能上密切联系，构成下丘脑－腺垂体－睾丸轴。睾丸分泌的激素又对下丘脑－腺垂体进行反馈调节，从而维持生精过程和各种激素水平的稳态。此外，睾丸还存在复杂的局部调节机制。

（一）下丘脑－腺垂体对睾丸活动的调节

下丘脑分泌的促性腺激素释放激素（GnRH）经垂体门脉系统直接作用于腺垂体，促进腺垂体促性腺激素细胞合成和分泌卵泡刺激素（FSH）和黄体生成素（LH）。LH 主要作用于间质细胞，而 FSH 主要作用于生精细胞与支持细胞。动物实验证明，幼年动物摘除垂体后，导致睾丸及附属性器官不能发育成熟，呈幼稚状态。如果把成年雄性动物垂体摘除后，睾丸发生萎缩，生精细胞和间质细胞发生退变，数量减少，生精过程停止，睾酮分泌减少，附属性器官也发生萎缩。如果给摘除垂体的动物及早补充垂体促性腺激素，则上述现象可以避免或逆转。毁损下丘脑 GnRH 神经元所在部位，或下丘脑病变涉及这些区域，将使睾丸萎缩，功能丧失。

睾丸间质细胞膜上存在 LH 受体。LH 与间质细胞膜上的 LH 受体结合，激活腺苷酸环化酶，促进细胞内 cAMP 的生成。cAMP 再激活依赖 cAMP 的蛋白激酶，促进蛋白质磷酸化过程，从而使胆固醇进入线粒体内合成睾酮，所以 LH 又称间质细胞刺激素（ICSH）。当血中睾酮达到一定浓度后，便可作用于下丘脑和垂体，抑制 GnRH 分泌，进而抑制 LH 的分泌，产生负反馈调节作用，可使血中睾酮浓度稳定在一定水平。

（二）睾丸激素对下丘脑－腺垂体的反馈调节

LH 与 FSH 对生精过程都有调节作用，LH 的作用是通过睾酮实现的。生精过程受 FSH 与睾酮的双重控制。实验表明，FSH 起着始动生精的作用，而睾酮则有维持生精的效应。支持细胞膜上存在 FSH 受体，FSH 与受体结合后，经 cAMP－蛋白激酶系统，促进支持细胞蛋白质合成，这些蛋白质中可能有启动精子生成的成分。在 FSH 作用下，促进支持细胞分泌雄激素结合蛋白（ABP），ABP 与睾酮和双氢睾酮结合转运至曲细精管内，提高曲细精管内雄激素的局部浓度有利于生精过程。实验证明，FSH 能刺激支持细胞分泌抑制素，而抑制素对腺垂体的 FSH 分泌有负反馈调节作用。

此外，FSH 还可激活支持细胞内的芳香化酶，促进睾酮转变为雌二醇，雌二醇对睾丸的活动也有调节作用，它可降低腺垂体对 GnRH 的反应性，并可能作用于间质细胞，在局部调节睾酮的分泌。

综上所述，一方面下丘脑－腺垂体调节睾丸的功能；另一方面睾丸分泌的激素又能反馈调节下丘脑和腺垂体的分泌活动。下丘脑、腺垂体、睾丸在功能上密切联系，互相影响，上下统一，称为下丘脑－腺垂体－睾丸轴（图 12 - 1）。此外，睾丸支持细胞与间质细胞之间，还能以旁分泌的方式进行局部调节。

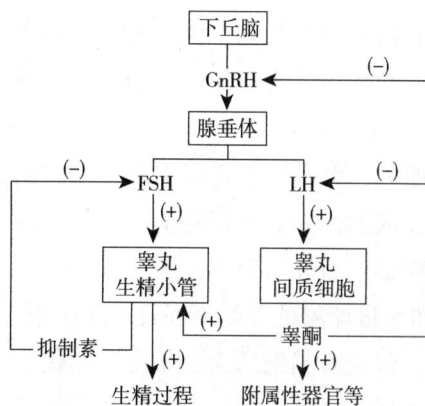

图 12 - 1　睾丸功能的调节示意图

第二节　女性生殖

女性的主性器官是卵巢。副性器官包括输卵管、子宫、阴道及外阴等。卵巢具有产生成熟卵子的生卵作用和分泌激素的内分泌功能。在中枢神经系统和下丘脑－腺垂体系统的调控下，成熟女性卵巢的活动呈周期性变化；而卵巢分泌的激素除可使子宫内膜发生周期性变化而产生月经周期外，还对下丘脑－腺垂体激素的分泌进行反馈性调节。

一、卵巢的功能

（一）卵巢的内分泌功能

卵巢是一个重要的内分泌腺，可分泌多种激素，主要有雌激素（主要为雌二醇）、孕激素（主要为孕酮）。此外，卵巢还分泌少量的雄激素。雌二醇是 C–18 类固醇激素，孕酮是 C–21 类固醇激素。

雌激素和孕激素在血中主要以结合型存在，游离型存在的量很少。雌激素95%为结合型，其余5%为游离型；孕酮在血中约有98%为结合型，其余2%为游离型，雌激素和孕激素主要在肝脏代谢失活，这些代谢产物与葡萄糖醛酸或硫酸结合，随尿排出体外，少部分经粪便排出。

1. 雌激素生理作用　雌激素主要的作用是促进女性生殖器官的生长发育和副性征的出现，并使其维持在正常状态。此外，雌激素对代谢也有明显的影响。

（1）促进女性生殖器官的生长发育　雌激素能促进卵巢、输卵管、子宫、阴道、外阴等生殖器官的发育和成熟，并维持其正常功能。如在青春期前雌激素过少，则生殖器官不能正常发育；雌激素过多，则会出现早熟现象。

1）卵巢　雌激素可协同FSH促进卵泡发育。FSH在雌激素的协同下，诱发并增加卵泡上LH受体，从而使卵泡对LH的敏感性增加。可见，排卵前的雌激素高峰一方面通过正反馈诱导LH峰的出现；另一方面协同FSH使卵泡上的LH受体增加，有利于LH与受体结合，并诱发排卵。因此，雌激素是卵泡发育成熟并排卵的不可缺少的调节因素。

2）输卵管　雌激素促进输卵管发育和节律性收缩，使平滑肌细胞活动增强促进输卵管运动，有利于精子与卵子的运行。

3）子宫　雌激素促进子宫发育，引起子宫内膜增生、腺体数量增加，子宫颈分泌大量清亮、稀薄的黏液，有利于精子的穿透和成活。在雌激素的作用下，子宫平滑肌的兴奋性增高，提高子宫平滑肌对催产素的敏感性，参与分娩过程。

4）阴道　雌激素可使阴道黏膜上皮细胞增生，糖原含量增加，表浅细胞角化，黏膜增厚并出现皱折。糖原分解使阴道呈酸性（pH4～5），利于阴道乳酸菌的生长，从而排斥其他微生物的繁殖，所以雌激素能增强阴道的抵抗力。

（2）对乳房和副性征的影响　雌激素刺激乳腺导管和结缔组织增生，促进乳腺发育，乳房丰满而隆起，产生乳晕；并使全身脂肪和毛发分布及骨骼具有女性特征，音调变高，骨盆宽大，臀部肥厚，并使之维持成熟状态。

（3）对代谢的作用　雌激素对代谢的作用比较广泛，主要有：①雌激素刺激成骨细胞的活动，而抑制破骨细胞的活动，加速骨的生长，促进钙盐沉积，并能促进骨骺软骨的愈

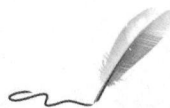

合，因而在青春期早期女孩的生长较男孩为快，而最终身高反而较矮；②雌激素可降低血浆胆固醇与β脂蛋白含量，并促进肝内某些蛋白质合成；③雌激素可使体液向组织间隙转移，促进肾小管对水和钠的重吸收，从而导致水、钠潴留。

2. 孕激素生理作用　卵巢黄体细胞分泌的孕激素以孕酮的作用最强。主要作用于子宫内膜和子宫肌，为受精卵的着床做准备和维持妊娠。由于孕酮受体含量受雌激素调节，因此孕酮的绝大部分作用都必须在雌激素作用的基础上才能发挥效应。

（1）对子宫作用　孕激素使增生的子宫内膜进一步增厚，发生分泌期的变化，并有腺体分泌，为胚泡的着床提供适宜环境；有利于孕卵在子宫腔的生存和着床。孕酮能使子宫平滑肌细胞膜发生超极化，兴奋性降低，活动能力减弱，并使子宫平滑肌对催产素的敏感性降低，防止子宫收缩，保持胚胎生长的环境，并可抑制母体的免疫排斥反应，因而不致将孕体排出子宫，故有安胎作用；孕酮还可使宫颈口闭合，宫颈黏液分泌减少而变稠，黏蛋白分子弯曲，交织成网，使精子难以通过。其综合作用是保证妊娠过程能安全顺利进行。如果缺乏孕酮，可能发生早期流产，临床上常用黄体酮治疗先兆流产。

（2）对乳腺作用　在雌激素作用的基础上，孕激素主要促进乳腺腺泡发育，并为分娩后的泌乳作好准备。

（3）产热作用　女性基础体温在排卵前先出现短暂降低，排卵日最低，而在排卵后升高0.5℃左右，直至下次月经来临，并在黄体期一直维持在此水平上，临床上常将这一基础体温的双相变化，作为判定排卵的标志之一。

（4）对平滑肌作用　孕激素能使消化管和血管平滑肌的紧张性降低。在妊娠期，孕激素浓度较高，此期易发生静脉曲张、输卵管积液、便秘、痔疮等。

3. 雄激素　女性体内分泌有少量的雄激素，是由卵泡内膜细胞和肾上腺皮质网状带细胞产生的。适量的雄激素配合雌激素可刺激阴毛及腋毛的生长。女子雄激素过多时，可引起男性化与多毛症。雄激素能增强女子的性欲，维持性快感，这可能是由于雄激素可促进阴蒂的发育并提高其敏感性。

（二）卵巢的生卵作用

卵巢是女性的主要性器官，具有生卵作用，还有内分泌功能。其中生卵作用是其最基本的生殖功能。

卵泡是卵巢的基本功能单位，由卵母细胞和卵泡细胞组成。卵巢的生卵作用是在下丘脑-腺垂体以及卵巢自身分泌的激素作用下进行的。卵子由卵巢内的原始卵泡逐渐发育而成。原始卵泡内含有一个初级卵母细胞，周围还有一层卵泡细胞。从青春期开始，在腺垂体促性腺激素的直接调控下，在青春期以前处于静止的部分原始卵泡开始发育。在每个月经周期中，一般每月有15~20个原始卵泡同时开始生长发育，但通常只有一个卵泡发育为优势卵泡，最后发育成熟并排卵。卵泡在发育过程中，卵泡细胞可向卵泡腔中分泌卵泡液，其中含有高浓度的雌激素。

卵泡在成熟过程中逐渐移向卵巢表面，卵泡成熟后破裂，次级卵母细胞连同放射冠、透明带和卵泡液脱离卵巢进入腹腔的过程，称为排卵。排卵大多发生在两次月经中间，若以28天为一个月经周期

考点提示

卵巢的主要功能是分泌雌激素、孕激素和生卵。

计算，排卵一般发生在下次月经来潮前的 14 天左右。卵子可由两侧卵巢轮流排出，也可由一侧卵巢排出。排出的卵即被输卵管捕捉，并送入输卵管中。排卵后，残余的卵泡壁塌陷，血液填充卵泡腔，凝固形成血体。随着血液被吸收，大量新生血管长入，血体转变为一个丰富的内分泌细胞团，外观呈黄色，称为黄体。在 FSH 和 LH 在作用下，黄体细胞分泌大量的孕激素，同时也分泌雌激素。排卵后 7~8 天，黄体体积发育达最高峰。若排出的卵未受精，黄体在排卵后第 9~10 天开始变性、退化，这种黄体称为月经黄体。退化的黄体逐渐转变为纤维组织，成为白体。若排出的卵受精，黄体细胞在胎盘分泌的人绒毛膜促性腺激素（hCG）的作用下，黄体继续发育并维持 6 个月左右，以适应妊娠的需要，称为妊娠黄体。

二、卵巢功能的调节

在下丘脑 GnRH 的控制下，腺垂体分泌 FSH 和 LH，两者作用于卵巢，促进卵泡发育、成熟卵泡排卵、黄体形成以及合成雌激素和孕激素，同时雌激素和孕激素对下丘脑 - 腺垂体的活动也有反馈性调节作用，因下丘脑和腺垂体均存在雌激素和孕激素受体。在卵泡期开始时，血液中雌激素水平较低，对腺垂体 FSH 和 LH 分泌的反馈性抑制作用较弱，在下丘脑 GnRH 的作用下，FSH 的分泌呈逐渐增高的趋势。在排卵前，由于卵泡产生大量的雌激素，血液中雌激素水平增高，此时雌激素通过正反馈促进 GnRH 的释放，引起排卵前 LH 和 FSH 分泌和排卵。而孕激素则抑制雌激素的上述正反馈作用。在黄体期，虽然血浆雌激素水平较高，但由于黄体酮的抑制作用，雌激素不能产生正反馈作用，此时 FSH 和 LH 分泌受到抑制。

卵巢的周期性活动受下丘脑 - 腺垂体的调节，而卵巢分泌激素的周期性变化又使子宫内膜发生周期性变化，卵巢分泌激素的同时又对下丘脑 - 腺垂体活动进行反馈调节，形成下丘脑 - 腺垂体 - 卵巢轴。

三、月经周期

女性在青春期前，下丘脑 GnRH 神经元尚未发育成熟，下丘脑对卵巢激素的反馈抑制作用比较敏感，GnRH 的分泌很少，使腺垂体促性腺激素及卵巢激素处于低水平状态。进入青春期后，下丘脑 GnRH 神经元已发育成熟，对性激素的负反馈抑制作用的敏感性降低，GnRH 的分泌增加，卵巢开始出现周期性变化，表现为卵泡的生长发育、排卵与黄体的形成，周而复始。

（一）月经周期的概念及分期

正常女性生育期，在卵巢激素周期性分泌的影响下，子宫内膜发生周期性剥落出血，从阴道流出的现象，称为月经。月经具有明显的周期性，大约一个月出现一次，称为月经周期。月经周期的长短因人而异，平均为 28 天，在 20~40 天范围内均属正常，每次月经持续 3~5 天。但每个女性自身的月经周期是相对稳定的。一般情况下，我国女性在 12~14 岁出现第一次月经，称为初潮。初潮后的一段时间内，月经周期可能不规律，一般 1~2 年后逐渐规律起来。到 50 岁左右，月经周期停止，称为绝经。

月经周期中子宫内膜的周期性变化一般分为三个期：即月经期、增生期和分泌期。前两期相当于卵巢的卵泡期，而分泌期相当于黄体期。

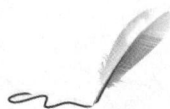

（二）月经周期形成机制

1. 月经期的形成 从月经开始到流血停止，相当于月经周期的第 1~5 天。本期的主要特点是子宫内膜脱落、阴道流血。此期由于排出的卵子未受精，卵巢内的黄体退化、萎缩，雌激素和孕激素的分泌急剧减少，子宫内膜突然失去性激素的支持，引起子宫内膜功能层中螺旋小动脉收缩、痉挛，造成子宫内膜缺血、缺氧，子宫内膜的功能层失去营养而剥离、出血，经阴道流出。月经期内，子宫内膜脱落形成的创面容易感染，应注意保持外阴清洁，并避免剧烈运动。

2. 增生期的形成 从上次月经停止之日起到卵巢排卵之日止，相当于月经周期的第 6~14 天。本期的主要特点是子宫内膜增厚，腺体增多。此期，卵巢中的卵泡处于发育和成熟阶段，并不断分泌雌激素，雌激素促使月经后的子宫内膜修复增殖，其中血管、腺体增生，但腺体尚不分泌。因此，增殖期是雌激素作用于子宫内膜的结果。卵泡到此期末才发育成熟并排卵。

3. 分泌期的形成 从排卵日起到月经到来日止，相当于月经周期的第 15~28 天。本期的主要特点是子宫内膜出现分泌现象。此期，排卵后的残留卵泡细胞增殖形成黄体，分泌雌激素和孕激素。后者进一步促使子宫内膜增生变厚，血管髓质、腺体增大，为受精卵的植入提供适宜环境。

四、妊娠

妊娠是指子代新个体的产生和孕育的过程，包括受精、着床、妊娠的维持及胎儿的生长。

（一）受精

受精是指精子穿入卵子并与卵子结合的过程，精子与卵子相互融合后称为受精卵。正常情况下，受精部位一般在输卵管的壶腹部（图 12-2）。因此，只有精子和卵子都适时地到达该部位，受精过程才能顺利实现。每一个精子和卵子各含 23 个染色体，受精卵则含有 23 对染色体。因此具有父母双方的遗传特性。

1. 精子的运行 射入阴道的精子进入输卵管与卵子相遇的过程比较复杂。精液射入阴道后穹窿后，很快（约 1 分钟）就变成胶胨样物质，则精液不易流出体外，并有暂时保持精子免受酸性阴道液的破坏作用。但是，阴道内的精子绝大部分被阴道内的酶杀伤失去活力，存活的精子随后又遇到宫颈黏液的拦截。月经中期在雌激素的作用下，宫颈黏液清亮、稀薄，其中的黏液蛋白纵行排列成行，有利于精子的穿行，而黄体期在孕激素的作用下，宫颈黏液变得黏稠，黏液蛋白卷曲，交织成网，能阻止精子通过。总之，宫颈作为精子在女性生殖道内要通过的第一个关口，它在排卵时，为精子的穿行提供了最优越的条件。一部分精子靠本身的运动及射精后引起的子宫收缩进入子宫腔内。精液中含有很高浓度的前列腺素，可刺激子宫发生收缩，收缩后再松弛造成宫腔内负压，可把精子吸入宫腔。精子进入输卵管后，在其中的运行主要受输卵管蠕动的影响。月经中期在雌激素的作用下，输卵管的蠕动由子宫向卵巢方向移行，推动精子由峡部运动至壶腹部。黄体期分泌的大量孕酮能抑制输卵管的蠕动。一次射精虽能排出数以亿计的精子，但最后只有极少数活动能力强的精子能到达受精部位，到达的时间在性交后 30~90 分钟。精子在女性生殖道内的受精能力大约只能保持 48 小时。

2. 精子获能　大多数哺乳动物，精子必须在雌性生殖道内停留一段时间，方能获得使卵子受精的能力，称为精子获能。精子经过在附睾中的发育，已经具备了受精能力，但在附睾与精浆中存在去获能因子，它使精子的受精能力受到抑制。当精子进入雌性生殖道内后，能解除去获能因子对精子的抑制，从而使其恢复受精能力。获能的主要场所是子宫，其次是输卵管，宫颈也可能有使精子获能的作用。

3. 顶体反应　精子与卵子在输卵管壶腹部相遇后尚不能立即结合，顶体外膜与精子头部的细胞膜首先融合，继之破裂，形成许多小孔，释放出顶体酶，以溶解卵子外围的放射冠及透明带，这一过程称为顶体反应。在顶体蛋白酶的作用下，使透明带发生部分水解，促进精子能突破透明带的一个局限区到达并进入卵细胞内，在一个精子穿越透明带后，精子与卵细胞接触，激发卵细胞发生反应，精子进入卵细胞后立即激发卵细胞完成第二次成熟分裂，并形成第二极体。进入卵细胞的精子，其尾部迅速退化，细胞核膨大形成雄性原核，随即与雌性原核融合，形成一个具有 46 个染色体的受精卵。

（二）着床

着床是胚泡植入子宫内膜的过程，经过定位、黏着和穿透三个阶段。着床成功的关键在于胚泡与子宫内膜的同步发育与相互配合。胚泡的分化与到达子宫的时间必须与子宫内膜发育程度相一致。胚泡过早或过迟到达子宫腔，将使着床率明显降低，甚至不能着床。在着床过程中，胚泡不断地发出信息，使母体能识别妊娠发生相应的变化。胚泡可产生多种激素和化学物质，如绒毛膜促性腺激素，它能刺激卵巢黄体转变为妊娠黄体，继续分泌妊娠需要的孕激素。通常胚泡着床部位在子宫底部或子宫体的前壁或者后壁上，多见于后壁。有时胚泡着床在子宫以外的部位，称为宫外孕，最常见的部位是输卵管。如果影响子宫内膜和胚泡的同步发育，即可达到避孕的目的。如临床上在宫腔内安置避孕环等就是干扰胚泡植入的一种常用的避孕方法。

（三）妊娠的维持及激素调节

正常妊娠的维持有赖于垂体、卵巢和胎盘分泌的各种激素相互配合，在受精与着床之前，在腺垂体促性腺激素的控制下，卵巢黄体分泌大量的孕激素与雌激素，导致子宫内膜发生分泌期的变化，以适应妊娠的需要。如未受孕，黄体按时退缩，孕激素与雌激素分泌减少，引起子宫内膜剥脱流血；如果受孕，在受精后第六天左右，胚泡滋养层细胞便开始分泌绒毛膜促性腺激素，以后逐渐增多，刺激月经黄体变为妊娠黄体，继续分泌孕激素和雌激素。胎盘形成后，胎盘成为妊娠期一个重要的内分泌器官，大量分泌蛋白质激素、肽类激素和类固醇激素。调节母体与胎儿的代谢活动。

1. 人绒毛膜促性腺激素（HCG）　HCG 是由胎盘绒毛组织的合体滋养层细胞分泌的一种糖蛋白激素，卵子受精后第六天左右，胚泡形成滋养层细胞，开始分泌 HCG，但其量甚少。妊娠早期形成绒毛组织后，由合体滋养层细胞分泌大量的 HCG，而且分泌量增长很快，至妊娠 8～10 周，HCG 的分泌达到高峰，随后下降，在妊娠 20 周左右降至较低水平，并一直维持至妊娠期末。如无胎盘残留，于产后四天尿中 HCG 消失。在妊娠过程中，尿中 HCG 含量的动态变化与血液相似。因为 HCG 在妊娠早期即出现，所以检测母体血中或尿中的 HCG，可作为诊断早孕的准确指标。

2. 类固醇激素　胎盘本身不能独立产生类固醇激素，需要从母体或胎儿得到前身物质，再加工制成孕激素与雌激素。

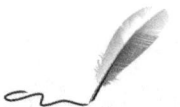

（1）孕激素 由胎盘合体滋养层细胞分泌，胎盘不能将醋酸盐转变为胆固醇，而能将自母体进入胎盘的胆固醇变为孕烯醇酮，然后再转变为孕酮。胎儿肾上腺虽能合成孕烯醇酮，但由于缺乏 3β - 醇甾脱氢酶，故不能将孕烯醇酮转变为孕酮，而胎盘此种酶的活性很强，能把来自胎儿和母体的孕烯醇酮转变为孕酮。

（2）雌激素 胎盘分泌的雌激素主要为雌三醇，合成的途径是，胎儿肾上腺的脱氢异雄硫酸盐先在胎儿肝中羟化，形成 16α - 羟脱氢异雄酮硫酸盐，然后随血液进入胎盘，在胎盘内脱去硫酸基，成为 16α - 羟脱氢异雄酮，再经芳香化酶的作用，转化为雌三醇。由此可见，雌三醇的生成是胎儿、胎盘共同参与合成的。检测母体血中雌三醇的含量多少，可用来判断胎儿是否存活。

3. 其他蛋白质激素和肽类激素 胎盘还可分泌人绒毛膜生长激素、绒毛膜促甲状腺激素等。

人绒毛膜生长激素（HCS）为合体滋养层细胞分泌的单链多肽，含 191 个氨基酸残基，其中 96% 与人生长激素相同，因此具有生长激素的作用，可调节母体与胎儿的糖、脂肪与蛋白质代谢，促进胎儿生长。

五、分娩与哺乳

（一）分娩

分娩是指成熟胎儿及其附属物从母亲子宫内娩出体外的过程。分娩是一个极其复杂的生理过程，子宫的节律性收缩是分娩的主要动力。自然分娩的过程可分为三个产程：第一产程是从规律的子宫收缩到子宫颈完全扩张，初产妇需 11 ~ 12 小时；第二产程是指胎儿经子宫和阴道娩出体外的过程，持续 1 ~ 2 小时；第三产程是指胎儿娩出母体后 10 分钟左右，胎盘与子宫剥离，胎盘、胎膜和脐带等附属物排出体外的过程，同时子宫平滑肌强烈收缩，压迫血管防止过量失血。分娩是一个正反馈调节过程。分娩时缩宫素分泌增多，使子宫产生节律性收缩。宫缩将胎儿压向子宫颈，又反射性引起更多的缩宫素释放，进一步使子宫收缩，直至胎儿完全娩出为止。

（二）哺乳

乳腺是乳房的其中一个组成部分，主要作用是分泌乳汁，为婴儿提供多种营养物质，其中免疫球蛋白可增强婴儿的免疫力，而各种蛋白、激素和生长因子既可直接作用于婴儿的胃肠道，促进消化系统的生长发育，也可吸收进入血液循环作用于其他组织器官。因此母乳喂养对于婴儿的正常发育十分重要。

虽然妊娠期催乳素、雌激素、孕激素分泌增加，但并不泌乳。因为此时母体血液中雌激素、孕激素浓度过高，抑制催乳素的泌乳作用。分娩后，由于胎盘的娩出，雌激素和孕激素的浓度大大降低，对催乳素的抑制作用解除，乳腺开始泌乳。在哺乳期，婴儿吸吮乳头，引起排乳反射，促使乳汁排出。

知识拓展

　　不孕不育，分为不孕症和不育症。成人男女双方同居一处并有正常性生活一年以上，没有采用任何避孕措施的情况下没有怀孕者称不孕不育症。因女性原因导致的称不孕症，虽能受孕但因种种原因导致流产而不能获得存活婴儿的称为不育症。因男性原因导致配偶不孕者，称男性不育症。生育力正常的夫妇，60%在无避孕性生活后3个月怀孕。不孕夫妇，如果不治疗，1年内怀孕的机会为14%～20%，2年内怀孕的机会为25%～30%，如果治疗，高达70%的不孕夫妇可以怀孕。

　　进入"全面二孩"时代已经一年多了。根据中华人民共和国国家统计局的统计数据，2016年新出生人口中有45%为"二孩"。尽管不少夫妻有生育二孩的意愿，但是因为年龄偏大，不仅女方面临难以怀孕、生产可能存在风险，男性精子质量也令人担忧。

　　优生优育是计划生育具体内涵的延伸，是新的历史条件下对计划生育的具体化体现。我国是人口大国，巨大的人口压力会制约社会的发展，所以做好优生优育既是提高人口素质的重要手段，也是制约人口发展的重要手段，对未来社会整个民族的发展有重要的作用。所以大家应该坚持做好优生优育，为子孙后代的良性发展创造有利条件。

　　优生就是让每个家庭都有健康的孩子，优育就是让每个出生的孩子都可以受到良好的教育，优生优育的措施包括禁止近亲结婚、提倡遗传咨询和产前诊断等。

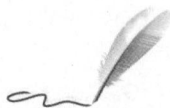

本章小结

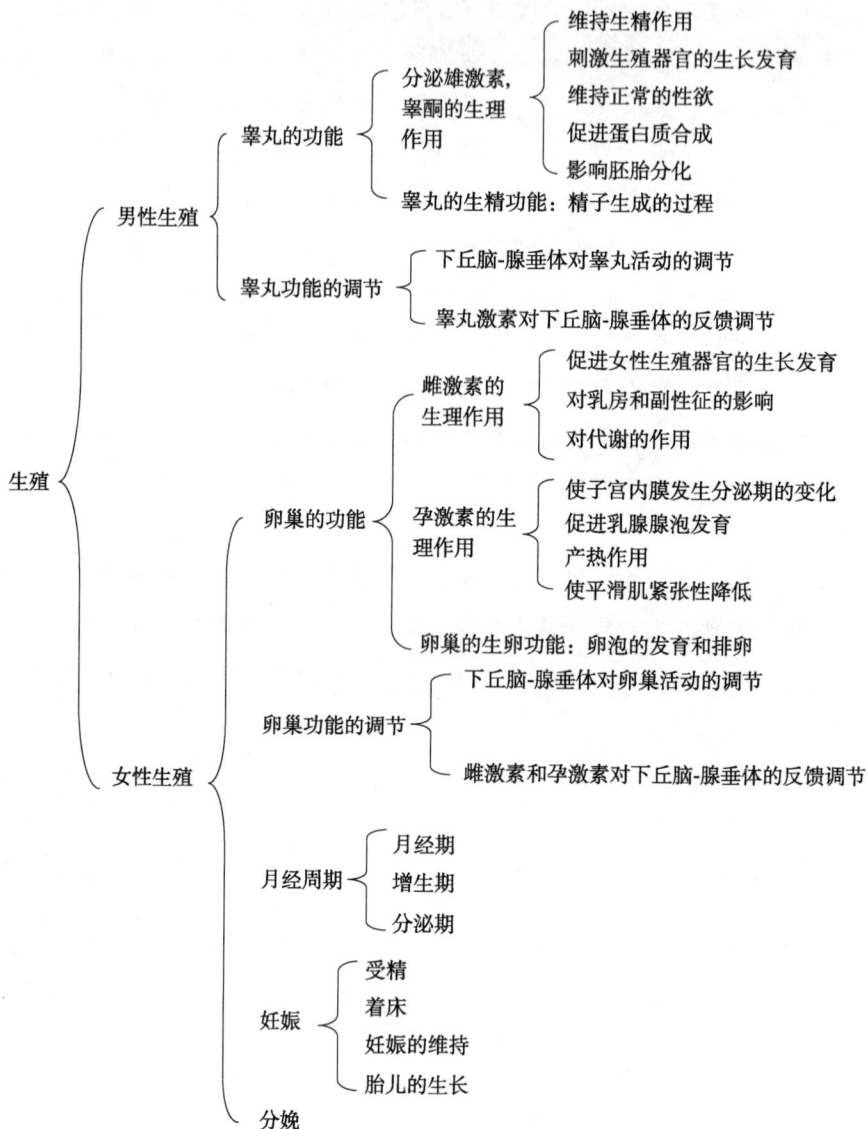

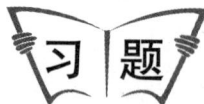

一、选择题

【A1／A2 型题】

1. 体内精子储存在

  A. 睾丸　　　　　　　B. 前列腺　　　　　　C. 精囊腺

  D. 附睾和输精管　　　E. 尿道球腺

2. 睾酮的主要产生部位是

A. 睾丸生精细胞　　　　B. 睾丸间质细胞　　　　C. 睾丸支持细胞

D. 曲细精管上皮细胞　　E. 肾上腺皮质网状带细胞

3. 关于睾酮作用的叙述，错误的是

A. 刺激男性附属性器官发育　　B. 刺激男性副性征出现　　C. 促进肌肉与骨骼生长

D. 始动生精的作用　　　　　　E. 维持正常性欲

4. 睾丸间质细胞主要产生

A. 睾酮　　　　　　　　　　　B. 雄性激素结合蛋白（ABP）

C. 睾酮和 ABP　　　　　　　 D. 人绒毛膜促性腺激素

E. 雌激素

5. 下列不能合成雌激素的是

A. 卵巢　　　　　　　　B. 黄体　　　　　　　　C. 胎盘

D. 子宫　　　　　　　　E. 肾上腺皮质

6. 下列哪项不属于雌激素的生理作用

A. 使卵泡发育成熟排卵　　B. 使子宫内膜发生分泌期变化

C. 使输卵管运动增强　　　 D. 刺激阴道上皮细胞增生角化

E. 促进乳腺发育

7. 出现月经是由于血液中何种激素的浓度急剧下降所致

A. 生长激素　　　　　　B. 雌激素　　　　　　　C. 孕激素

D. 雌激素和孕激素　　　E. 雌激素和生长激素

8. 排卵后形成的黄体可分泌

A. 孕酮　　　　　　　　B. 黄体生成素　　　　　C. 卵泡刺激素

D. 雌激素和孕酮　　　　E. 黄体生成素和孕酮

9. 关于孕酮的生理作用的叙述，下列错误的是

A. 使子宫内膜呈分泌期变化

B. 使子宫肌活动减弱　　　C. 抑制母体免疫排斥反应

D. 促进乳腺腺泡发育　　　E. 使排卵后基础体温降低

10. 在月经周期中，形成雌激素分泌第二个高峰的直接原因是

A. 卵泡刺激素分泌增加　　B. 黄体生成素分泌增加

C. 雌激素的正反馈作用　　D. 雌激素的负反馈作用减弱

E. 孕激素的正反馈作用

11. 妊娠时维持黄体功能的主要激素是

A. 雌激素　　　　　　　B. 孕激素　　　　　　　C. 卵泡刺激素

D. 黄体生成素　　　　　E. 绒毛膜促性腺激素

12. 女性基础体温在排卵后升高 0.5℃左右，并在黄体期维持在此水平。基础体温的升高与下列哪种激素有关

A. 雌激素　　　　　　　B. 孕激素　　　　　　　C. 卵泡刺激素

D. 黄体生成素　　　　　E. 甲状腺激素

13. 精子必须在女性生殖道内停留一段时间方能获得使卵子受精的能力，这种现象称为

A. 受精　　　　　　　　B. 着床　　　　　　　　C. 顶体反应

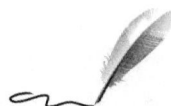

    D. 精子获能　　　　　　　E. 精子去获能

14. 雄激素

    A. 由精原细胞分泌　　　　B. 由间质细胞分泌　　　　C. 由肾上腺皮质分泌

    D. 由支持细胞分泌　　　　E. B + C

15. 生长卵泡可分泌

    A. 雌激素　　　　　　　　B. 孕激素　　　　　　　　C. 抑制素

    D. FSH 和 LH　　　　　　E. A + C

16. 关于卵巢功能的描述，错误的是

    A. 产生卵子并分泌性激素

    B. 卵泡分泌雌激素

    C. 黄体分泌雌激素和孕激素

    D. 性激素在排卵时随卵泡液排出

    E. 可分泌少量雄激素

17. 子宫内膜脱落引起月经的原因是

    A. 血中雌激素浓度高　　　B. 血中孕激素浓度高

    C. 血中雌激素、孕激素浓度都高

    D. 血中雌激素、孕激素浓度都降低

    E. 血中雌激素浓度高，孕激素浓度降低

18. 关于雌激素作用的说法，错误的是

    A. 促使子宫内膜、血管腺体增生，腺体分泌

    B. 激发女性副性征出现并使其维持

    C. 促进女性附性器官生长发育

    D. 促进阴道上皮细胞增生角化并合成大量糖原

    E. 促进肾对水、钠的重吸收

19. 育龄妇女排卵在

    A. 月经周期的第 1~5 天　　B. 月经周期的第 14 天左右

    C. 月经周期的第 5~14 天　D. 月经周期的第 8~10 天

    E. 月经周期的第 28 天

二、思考题

1. 试述睾酮、雌激素和孕激素的生理作用。

2. 试述月经周期与内分泌的关系。

3. 试述月经周期中下丘脑、腺垂体、卵巢和子宫的相互关系。

扫码"练一练"

（李　琳）

参考答案

第一章

1. E   2. B   3. D   4. A   5. D   6. E   7. D   8. B   9. D   10. E
11. B   12. B   13. A   14. A   15. A   16. A   17. D   18. A   19. D   20. C

第二章

1. D   2. A   3. C   4. D   5. A   6. D   7. C   8. D   9. D   10. D
11. B   12. E   13. C   14. E   15. E   16. E

第三章

1. C   2. B   3. A   4. A   5. D   6. B   7. A   8. C   9. D   10. B
11. C   12. B   13. A   14. A   15. C   16. D   17. C   18. C   19. D   20. D

第四章

1. C   2. D   3. E   4. B   5. A   6. A   7. B   8. B   9. E   10. C
11. D   12. B   13. B   14. E   15. A   16. C   17. D   18. D   19. B   20. A
21. C   22. D   23. B   24. D

第五章

1. C   2. B   3. B   4. A   5. C   6. D   7. D   8. A   9. B   10. B
11. C   12. D   13. A   14. C   15. D   16. C   17. B   18. C   19. D   20. A
21. D   22. C   23. B   24. C   25. D   26. B   27. D   28. C   29. B   30. B

第六章

1. E   2. A   3. C   4. A   5. D   6. D   7. D   8. A   9. A   10. E
11. E   12. E   13. A   14. D   15. D   16. D   17. E   18. C

第七章

1. B   2. B   3. A   4. D   5. D   6. C   7. D   8. A   9. C   10. D
11. C   12. B   13. B   14. B   15. D   16. E   17. C   18. D   19. B

第八章

1. A   2. B   3. A   4. A   5. D   6. D   7. E   8. E   9. A   10. D
11. D   12. C   13. A   14. A   15. E   16. E   17. E   18. C   19. D   20. C
21. C   22. E   23. E   24. C   25. A   26. B

第九章

1. E   2. D   3. E   4. C   5. A   6. C   7. E   8. C   9. D   10. A

11. E　　12. B　　13. A

第十章

1. B	2. D	3. B	4. A	5. E	6. E	7. A	8. B	9. B	10. D
11. A	12. B	13. B	14. D	15. B	16. A	17. C	18. B	19. A	20. B
21. D	22. D	23. C	24. C	25. E	26. C	27. A	28. C	29. D	30. D
31. B	32. D	33. A	34. D	35. D	36. C	37. D	38. C	39. B	40. A

第十一章

1. C	2. D	3. D	4. A	5. A	6. D	7. E	8. A	9. C	10. C
11. C	12. C	13. E							

第十二章

1. D	2. B	3. D	4. A	5. E	6. B	7. D	8. D	9. E	10. E
11. E	12. B	13. D	14. B	15. A	16. D	17. D	18. A	19. B	

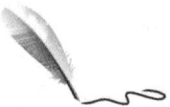

参考文献

[1] 叶本兰，明海霞．生理学[M]．北京：中国医药科技出版社，2016

[2] 唐晓伟．人体解剖生理学[M]．第3版．北京：中国医药科技出版社，2017

[3] 朱大诚．生理学[M]．北京：中国医药科技出版社，2016

[4] 白波．正常人体功能[M]．第3版．北京：人民卫生出版社，2014

[5] 朱大年，王庭槐．生理学[M]．第8版．北京：人民卫生出版社，2013

[6] 白波，杜友爱．生理学[M]．南京：江苏科学技术出版社，2013

[7] 姚泰．生理学[M]．第2版．北京：人民卫生出版社，2012

[8] 白波，王福青．生理学[M]．第7版．北京：人民卫生出版社，2014

[9] 朱启文，高东明．生理学（案例版)[M]．第2版．北京：科学出版社，2012

[10] 朱文玉．医学生理学[M]．第2版．北京：北京大学医学出版社，2010

[11] 韩济生．神经科学[M]．第3版．北京：北京大学医学出版社，2009

[12] 王庭槐．生理学[M]．第2版．北京：高等教育出版社，2008

[13] 梅岩艾，王建军．生理学原理[M]．第4版．北京：高等教育出版社，2008

[14] 冯志强．生理学[M]．北京：科学出版社，2007

[15] 范少光，汤浩．人体生理学[M]．第3版．北京：北京大学医学出版社，2006

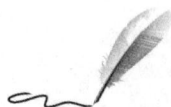